O MAL QUE NOS HABITA

GWEN ADSHEAD
EILEEN HORNE

O mal que nos habita

*Crime e compaixão pelo olhar
de uma psiquiatra forense*

Tradução
Pedro Maia Soares

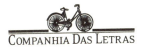

COMPANHIA DAS LETRAS

Copyright © 2021 by Gwen Adshead e Eileen Horne

Grafia atualizada segundo o Acordo Ortográfico da Língua Portuguesa de 1990, que entrou em vigor no Brasil em 2009.

Título original
The Devil You Know: Stories of Human Cruelty and Compassion

Capa
Bloco Gráfico

Imagem de capa
Nós, de Guga Szabson, 2020. Costura sobre feltro.

Preparação
Laura Chagas

Revisão
Clara Diament
Eduardo Santos

Dados Internacionais de Catalogação na Publicação (CIP)
(Câmara Brasileira do Livro, SP, Brasil)

Adshead, Gwen
O mal que nos habita : Crime e compaixão pelo olhar de uma psiquiatra forense / Gwen Adshead e Eileen Horne ; tradução Pedro Maia Soares. — 1ª ed. — São Paulo : Companhia das Letras, 2023.

Título original : The Devil You Know : Stories of Human Cruelty and Compassion.

ISBN 978-65-5921-501-0

1. Bem e mal – Aspectos psicológicos 2. Psicopatas – Psicologia I. Horne, Eileen. II. Título.

22-138408	CDD-155.232

Índice para catálogo sistemático:
1. Psicopatia : Psicologia forense   155.232

Inajara Pires de Souza — Bibliotecária — CRB PR 001652/0

Todos os direitos desta edição reservados à
EDITORA SCHWARCZ S.A.
Rua Bandeira Paulista, 702, cj. 32
04532-002 — São Paulo — SP
Telefone: (11) 3707-3500
www.companhiadasletras.com.br
www.blogdacompanhia.com.br
facebook.com/companhiadasletras
instagram.com/companhiadasletras
twitter.com/cialetras

Para Laura, cujo Espírito nos reuniu

A razão de existir mal no mundo é que as pessoas não são capazes de contar suas histórias.

Carl Jung, *Freud Letters*, v. 2

Sumário

Introdução 11

Nota das autoras 25

1. Tony 29
2. Gabriel 67
3. Kezia 102
4. Marcus 134
5. Charlotte 162
6. Zahra 190
7. Ian 221
8. Lydia 251
9. Sharon 280
10. Sam 306
11. David 338

Conclusão 373

Agradecimentos 375

Notas 377
Leituras complementares 385

Introdução

Nos tempos longínquos em que as pessoas costumavam conversar umas com as outras no avião, às vezes me perguntavam o que eu fazia. "Sou psiquiatra e psicoterapeuta e trabalho com criminosos violentos", eu respondia. A leve curiosidade se transformava em espanto. "Quer dizer que você realmente fala com essas pessoas?" Isso podia levar a um sermão improvisado sobre "o desperdício" que era "se preocupar" com "esses monstros"; ou então ouvia uma resposta mais perplexa "mas não se pode ajudá-los, eles nascem assim, não?". Se o ocasional companheiro de viagem fosse britânico, talvez se inclinasse na minha direção e dissesse baixinho: "Francamente, acho que o Parlamento deveria trazer a forca de volta". Hoje em dia, nas raras ocasiões em que alguém puxa conversa enquanto colocamos o cinto de segurança, tenho vontade de dizer que sou florista. Mas acho que todas as pessoas que são ao mesmo tempo fascinadas e repugnadas pela crueldade humana merecem uma resposta melhor e mais honesta sobre o tratamento da violência e daqueles que a praticam, e esse é o objetivo deste livro.

Há um provérbio latino que sugere que é melhor o diabo que você conhece do que o que não conhece. Se meus companheiros de viagem fossem um grupo de terapia, eu poderia testar suas habilidades de pensamento simbólico, pedindo-lhes que pensassem sobre esse ditado e o que ele lhes sugeria. Eu teria muitas expectativas em relação um grupo hipotético de terapia com "companheiros de assento de avião", uma provável turma conversadora e sociável. Poderíamos iniciar uma discussão falando sobre os demônios conhecidos da religião ou da fantasia. "E quanto ao diabo que não conhecemos?", eu poderia emendar. "Quem é ele para vocês?" "Obviamente, é algo alheio", um deles poderia dizer, "como uma daquelas pessoas terríveis com quem você trabalha." Com o tempo, espero que o grupo viesse a descobrir que diabo também pode significar um eu cruel e desprezível que vive em todos nós. Aceitar isso não seria fácil para alguns; parafraseando as lindas palavras da filha de Lear, "Nosso conhecimento de nós mesmos é sempre limitado".

Nas histórias a seguir, mostrarei o que meus colegas e eu fazemos com "aquelas pessoas" e como e por que a escuta e a compaixão podem fazer diferença. Não julgo aqueles que possam discordar, assim como não julgo meus pacientes, e entendo perfeitamente por que as pessoas têm opiniões fortes sobre o meu trabalho. Todo mundo sente fascínio pelo que chamamos de "mal", essa capacidade humana para a violência e a crueldade; prova mais do que suficiente disso se encontra nos espelhos que são nossas mídias de notícias e entretenimento. Mesmo com dados globais que mostram a tendência à constante redução de violência de todos os tipos na Era Moderna, nosso apetite por saber mais a respeito do tema aumentou. Eu mesma me incluo nisso: afinal, escolhi essa carreira.

Na década de 1980, quando eu estava na faculdade de medicina, a psiquiatria ainda era uma especialidade muitas vezes negligenciada ou desconsiderada, apesar do amplo reconhecimento, desde a Antiguidade, de que uma mente sã era essencial para um corpo são. (E, como um colega meu gosta de dizer, "Psiquiatras são médicos que cuidam da única parte do corpo que vota".) Quando era estudante, cheguei a considerar fazer cirurgia ortopédica, provavelmente porque queria consertar coisas e era atraída por sua eficácia pragmática. Mas também me sentia atraída pela psiquiatria e sua relação com a identidade e a comunicação humanas; achava que ela seria profundamente estimulante, tanto do ponto de vista intelectual, quanto do emocional. Eu via que a complexidade e o poder da mente humana eram imensos e que mudar mentes tinha um significado ao mesmo tempo pessoal e político.

Ao longo dos séculos, humanos recorreram com frequência às tecnologias disponíveis em busca de metáforas para a mente, e acho que a mais comum que ouvimos hoje em dia é aquela que a vê como um computador: uma máquina na qual a identidade está "programada". Dados sobre pensamentos ou emoções são "processados" e "arquivados"; nós "mudamos os modos operacionais" quando realizamos funções diferentes. Esse modelo de mente se presta a alguns tipos de pesquisa, mas tem pouco a dizer sobre a complexidade da experiência humana, sobretudo no espaço relacional em que todos vivemos nossas vidas. Físicos como Carlo Rovelli nos dizem que o universo é relacional, portanto a mente também deve sê-lo, e, se for esse o caso, precisamos de metáforas melhores, que reflitam a natureza orgânica, em constante evolução, da experiência psicológica.

Prefiro pensar na mente como um recife de coral: antiga, em camadas e misteriosa, não sem sombras e perigos, mas contendo uma diversidade nutritiva; pode parecer caótica, mas é um ecossistema complexo e estruturado, infinitamente fascinante e essencial para a vida humana. Sob estresse ambiental, muitos recifes branqueiam e secam, mas a ciência também mostrou que eles podem reagir à intervenção e se tornar mais resilientes. Na faculdade, logo aprendi que o estudo da psiquiatria exigiria um "mergulho profundo" abaixo da superfície, numa escuridão onde coisas de grande beleza, bem como perigos, podem aparecer. Eu levaria tempo para me aclimatar e aprender a respirar com facilidade.

Desde então, uma longa viagem profissional vem inspirando em mim o espanto e a admiração que associo ao oceano e suas profundezas ocultas — adoro a ideia de e. e. cummings de que é "sempre nós mesmos que encontramos no mar". Tem sido um trabalho imensamente gratificante e não raro imprevisível; mostrou-me como o bem e o mal, as ideias de certo e errado, assim como identidades como vítima e agressor, não estão gravados em pedra e podem coexistir. No início, pensava que o trabalho que estava exercendo era sobre fazer as pessoas se sentirem melhor, mas o tempo me ensinou que se tratava de ajudá-las a melhor "conhecerem suas mentes", o que é bastante distinto. Esse processo não é indolor para meus pacientes, e houve turbulência também para mim ao longo desse percurso. Descobri que é inevitável que eu vivencie alguns sentimentos angustiantes, embora eles tendam para uma profunda tristeza e frustração, mais do que para horror ou repulsa. É minha função reconhecer essas reações e retê-las com uma espécie de distanciamento compassivo, o que os budistas poderiam descrever como "pairar no Bardo".

No decorrer de minha formação em psiquiatria, descobri o trabalho forense, que analisa os modos mais sombrios da mente que às vezes dão origem a perigos. A palavra "forense" deriva do latim *forum*, um lugar para ouvir disputas legais. Além de fornecer avaliações, fazer diagnósticos e coordenar o atendimento de pacientes como qualquer outro especialista médico, os psiquiatras forenses lidam com o modo como uma sociedade reage e trata as pessoas que infringem a lei criminal. O trabalho levanta questões éticas e legais fascinantes sobre responsabilidade, atuação e culpa por ações cometidas quando as pessoas estão mentalmente doentes. Muitos psiquiatras forenses trabalham em hospitais de custódia como membros de uma equipe de profissionais que prestam cuidados conjuntos; eles são como "amigos de mergulho" que discutem um plano e compartilham a responsabilidade pela segurança uns dos outros. Sou colaboradora por natureza, como demonstra meu trabalho de terapeuta de grupo (e, com efeito, a redação deste livro), então o trabalho forense parecia uma escolha ideal para mim.

Depois de me graduar em psiquiatria forense, logo percebi que também queria uma formação em psicoterapia. Nos primeiros anos da profissão, a maioria dos psiquiatras também era terapeuta, mas no final do século XX essas disciplinas eram vistas como distintas e era considerado incomum que um psiquiatra também oferecesse terapia psicológica. Como outros especialistas médicos, eles costumavam atuar como gerentes de casos, com uma visão geral da avaliação e do tratamento. Para mim, no entanto, a arte da psiquiatria estava no diálogo e na história de vida das pessoas: eu queria trabalhar em profundidade com elas e proporcionar tempo e espaço para reflexão. No decurso da minha formação para me tornar terapeuta, envolvi-me em áreas específicas de investigação, como violência materna, trauma e trabalho em grupo, bem como ética médica e tratamento de médicos. Esses fatores e muito mais estão entretecidos na tapeçaria das vidas apresentadas neste livro. Um fio condutor importante foi meu estudo de afeições na infância em relacionamentos e sua associação com a violência posterior. Isso teve uma grande influência em meu pensamento sobre o comportamento humano, como mostrarei.

Todo crime violento é uma tragédia, para as vítimas e suas famílias assim como para os criminosos. Não estou aqui para argumentar que qualquer ação violenta deva ser perdoada, ou que nossas prisões e hospitais de custódia devam ser esvaziados. Acredito firmemente na justiça e nas consequências dentro de uma estrutura legal humana, e, diante de algumas das coisas terríveis que vi e ouvi, não tenho dúvidas de que um subgrupo de criminosos violentos deve ser mantido num local seguro. Também compreendo por que algumas pessoas sentem necessidade de condenar os perpetradores da violência: a vingança é um impulso humano básico, uma espécie de justiça selvagem que nos mantém presos em nosso medo e raiva, refletindo a própria crueldade que afirmamos abominar. Isso pode ser doloroso; há sabedoria na noção popular de que odiar outra pessoa é como tomar veneno e esperar que ela morra. E, como Gandhi e outros observaram, um indicativo de uma sociedade justa é tratarmos os piores de nós com compaixão.

Ao longo dos anos, passei a pensar em meus pacientes como sobreviventes de um desastre, no qual eles são o desastre e meus colegas e eu somos os primeiros socorristas. Eu os encontro num ponto de inflexão de suas vidas e os ajudo a entender e aceitar uma nova identidade, que pode parecer indelével; como um dos meus pacientes disse de maneira memorável: "Você pode ser um ex-motorista de ônibus, mas não um ex-assassino". O trabalho que fazemos exige que as pessoas assumam a responsabilidade por suas histórias, o que pode ser um processo difícil e demorado. Isso é feito no contexto de agendas políticas cambiantes que moldam os recursos e resultados da saúde mental. Lembro-me bem de, não muito depois de ter iniciado minha carreira forense, no início da década de 1990, nosso então primeiro-ministro do Reino Unido, John Major, dizer a famosa frase: "A sociedade precisa condenar um pouco mais e compreender um pouco menos". Sentenças mínimas obrigatórias e a onda de encarceramento em massa que se seguiu, junto com cortes drásticos nos serviços de saúde mental, tiveram consequências sociais terríveis e extensas, tanto no Reino Unido como no mundo todo. Muito foi escrito e dito sobre isso em outros lugares por pessoas com muito mais expertise do que eu; direi apenas que prendemos pessoas demais, essencialmente para alimentar o apetite público por punição, quando apenas uma pequena porcentagem delas é cruel ou perigosa demais para ser reabilitada na comunidade.

Passei minha vida profissional, mais de trinta anos até agora, trabalhando no Serviço Nacional de Saúde do Reino Unido (NHS). Durante boa parte desse tempo, estive vinculada ao Hospital Broadmoor, em Berkshire, cerca de oitenta quilômetros a oeste de Londres. Broadmoor foi construído em 1863 como parte do sistema vitoriano de asilos (termo do grego, que significa "refúgio"), que eram locais onde "lunáticos criminosos" podiam ser atendidos, às vezes indefinidamente. Com sua aparência de falso gótico e uma história de ter abrigado alguns dos criminosos violentos mais notórios do Reino Unido, Broadmoor ocupa há muito tempo uma posição particularmente perturbadora no imaginário britânico. Numa visita de treinamento nos meus tempos de estudante, com toda a certeza e ignorância da juventude, também eu pensei que era um lugar antiquado e até mesmo bárbaro. Quando de fato comecei a trabalhar lá, logo percebi o oposto. Nossos hospitais de segurança cumprem uma função importante e humana, e fico feliz em dizer que a maioria dos outros países desenvolvidos possui instalações psiquiátricas semelhantes que admitem pessoas da prisão ou oferecem uma alternativa adequada para aqueles que precisam.

Hoje, lugares como Broadmoor não são mais vistos como masmorras para pessoas que não podem ser ajudadas e nunca serão libertadas; ao contrário, a ênfase está na reabilitação e recuperação, com uma permanência média de cinco anos. Atualmente, existem cerca de duzentos leitos de pacientes em Broadmoor, menos da metade do número que havia quando entrei. Agora, muito mais pessoas são enviadas para hospitais de média e baixa segurança, nos quais também trabalhei ao longo dos anos. A maioria dos pacientes em qualquer uma dessas instituições é internada por um juiz após o julgamento, ou transferida da prisão para tratamento se há piora em sua saúde mental, ou (casos raros) transferida do atendimento ambulatorial psiquiátrico da comunidade devido ao risco que representa para outras pessoas.

Como alguns dos capítulos seguintes descrevem, também passei um tempo trabalhando com pessoas dentro de prisões como funcionária do NHS. Desde a década de 1990, é obrigatório que os serviços de saúde mental do Reino Unido atuem em prisões, assistindo presidiários com problemas psiquiátricos. "Equipes *inreach*" fazem o seu melhor para apoiar e tratar o número crescente e sem precedentes de prisioneiros, e vi em primeira mão que a demanda por cuidados de saúde mental nas prisões excede em muito a capacidade de atendimento e como o encarceramento exacerba as doenças mentais. Trata-se de uma crise conhecida que precisa de atenção urgente. Estima-se que 70% dos presidiários do Reino Unido de hoje tenham pelo menos dois problemas de saúde mental, que vão de depressão ao uso indevido de substâncias e dependência química ou psicose. As políticas de lei e ordem introduzidas nos últimos anos contribuíram para aumentos acentuados da população carcerária geral, a qual dobrou no Reino Unido desde que comecei minha formação em medicina — nos Estados Unidos, ela mais do que triplicou. Embora as taxas de criminalidade em geral tenham caído nesse período, o aumento acentuado nas taxas de encarceramento (que são mais altas na Inglaterra e no País de Gales do que em qualquer outro lugar da Europa ocidental) significa que o número relativo de pessoas com problemas de saúde mental que estão presas também cresceu.

Esse número é um reflexo dos graves problemas de desigualdade social e racial em nosso mundo, associados a abordagens cada vez mais punitivas dos infratores, e não de qualquer vínculo causal entre doença mental e crime. A imensa maioria das pessoas com doenças mentais nunca infringirá alguma lei, nem mesmo receberá uma multa de estacionamento, e, infelizmente, é muito mais provável que venha a ser vítima de crime. O pequeno número de pessoas com doença mental preexistente que acabam presas após cometer atos de violência não se dá bem no cárcere; as condições são difíceis o suficiente para alguém de mente e corpo sãos. A falta de recursos significa que apenas 10% a 20% dos presos receberão a ajuda e o tratamento de que precisam, se forem considerados com doença mental grave. Mesmo assim, o tempo de espera pode ser longo; a triagem para a mente não é tão simples e direta como o é para membros quebrados ou ferimentos por arma de fogo.

Meus colegas terapeutas e eu temos de conviver com a ambiguidade moral e a complexidade de saber que o sistema é falho e comprometido. Somos parte de uma democracia, na qual o povo vota em governos e nossas leis refletem a vontade da maioria; isso significa que os infratores são tratados dessa forma em nosso nome. Cada vez que trabalho com uma pessoa que está passando por dificuldades, há muitas outras iguais a ela que nunca tratarei. Saber disso não significa que posso largar tudo em protesto e ir embora; todos os médicos procuram tratar o sofrimento e fazem a diferença que podem. Também há muitos indivíduos que recusam nossa ajuda, mesmo quando ela é oferecida; não se impõe terapia psicológica a ninguém.

Pouco foi escrito sobre o campo da psiquiatria forense para o público; em geral, as doenças mentais e o tratamento da violência são mitificados e deturpados, muitas vezes em forma de ficção ou em representações de crimes verdadeiros que tendem a ignorar nossa humanidade comum. Recentemente, comecei a sentir uma urgência em participar do que parece ser um momento de ajuste de contas no mundo em muitas frentes. Os intensos debates que acontecem ao nosso redor todos os dias por meio de tecnologias de comunicação rápida — e que tratam de várias questões sociais urgentes — me parecem impregnados de medo. E o que é mais assustador do que um "monstro" que comete um crime violento? Como um tubarão prateado que circula pelas sombras ao redor do recife, o criminoso violento é percebido apenas como um predador. Essa pessoa que já foi uma criança como qualquer um de nós, com ideias compartilhadas de alegria e tristeza, é afogada na polaridade e no ruído público da condenação.

Durante anos, dei palestras sobre os conceitos de violência e mal, e tive prazer em escrever para o público acadêmico e profissional ao longo de minha carreira. Mais recentemente, falei sobre o assunto algumas vezes na esfera pública e me senti pronta para convidar uma plateia mais ampla a vir comigo ao tipo de sessão de terapia em que aprendi tanto sobre a mente. Mas o trabalho que faço pode ser hesitante e desconexo; algumas pessoas têm dificuldade para falar sobre seus sentimentos ou pensamentos, enquanto outras não conseguem captar o que é real. Para traduzir minha experiência, uni forças com minha boa amiga Eileen Horne, dramaturga e contadora de histórias, profissões que — como a minha — há muito se ocupam em dar sentido ao sem sentido e usar a imaginação para gerar compaixão. Juntas, traçamos o arco da minha vida profissional, com um leque de histórias que também permitiriam alguma reflexão sobre as mudanças tectônicas no NHS e os desenvolvimentos nas terapias psicológicas e no sistema judiciário no decorrer de três décadas. Minha experiência ocorreu no Reino Unido, mas, quando relevantes, fazemos referências a pesquisas, dados e práticas profissionais em outros países, em especial nos Estados Unidos.

Há um equilíbrio de gênero no livro, embora as mulheres representem menos de 5% da população de criminosos. Isso se dá porque estive muito envolvida em pesquisas sobre violência feminina e trabalhei com muitas mulheres violentas, e era vital garantir que suas vozes fossem ouvidas. Cerca de 25% dos capítulos apresentam pessoas não brancas, em proporção aproximada à da população de prisões e hospitais de custódia, um fato revelador tendo em vista que nosso censo mais recente indica que as pessoas não brancas constituem 13% da população total do Reino Unido. Seria desonesto ignorar que existem relações tóxicas de cultura, etnia e raça em nosso sistema de justiça criminal que promovem vieses e preconceitos (inclusive os meus) nos serviços forenses.

Por fim, embora a maior parte de meu trabalho tenha sido em hospitais de custódia com perpetradores de homicídio incluo neste livro discussões sobre outros crimes violentos, como incêndio criminoso, assédio e crimes sexuais cometidos por pessoas que tratei quando estavam na prisão ou em liberdade condicional. Dois capítulos são sobre pessoas que nem mesmo foram acusadas de um crime, situações em que tive de considerar o perigo em potencial que elas representavam. Em cada caso, conto como conheci o paciente e em qual contexto, como nossas interações se desenvolveram (inclusive meus passos em falso), e também relato outras revelações, desafios e ocasionais ameaças. Alguns assuntos comuns que surgem na terapia serão familiares a muitos leitores, como a dificuldade para colocar o trauma no passado, a necessidade de abandonar velhos modos de ser ou identidades que não são mais úteis e a busca por maneiras saudáveis de administrar e comunicar raiva ou desespero. Às vezes há progresso, às vezes os problemas são intratáveis, como na vida real. Nesse percurso, uso noções populares de diagnósticos familiares, como narcisismo e psicopatia, e exploro mitos em torno de crimes "telegênicos", como assassinatos em série e síndrome de Munchausen por procuração.

Cada capítulo cobre um terreno diferente, mas um tema importante aqui e em todo o trabalho forense são os fatores de risco comuns para a violência. Um de meus colegas descreve muito bem a prática de violência como um cadeado de bicicleta. Uma combinação de fatores causadores de estresse se alinha: os primeiros dois "números" são provavelmente sociopolíticos, refletindo atitudes em relação a masculinidade, vulnerabilidade ou pobreza; grosso modo, a maior parte da violência no mundo é cometida por homens jovens e pobres. Os dois "números" seguintes podem ser específicos no caso do criminoso, como o uso indevido de uma substância ou tipos variáveis de adversidade na infância. O "número" final, aquele que faz com que o cadeado se abra e libere um ato de crueldade nocivo, é o mais intrigante. Ele tende a ser idiossincrático, algo na ação da vítima que só tem significado para o agressor: pode ser um simples gesto, uma frase familiar, ou mesmo um sorriso. No centro do meu trabalho com criminosos está sempre a busca por esse significado e como ele pode se encaixar em toda a sua história de vida, em sua autonarrativa. Encontrá-lo pode ser como rastrear um animal esquivo, um peixe minúsculo nadando num labirinto de corais. Requer tempo e mente aberta, disposição para olhar e um pouco de luz.

Um de meus professores e mentores mais influentes foi o dr. Murray Cox, outro médico psicoterapeuta de Broadmoor. Ele sempre falava sobre a importância de tentar escutar a poesia inconsciente que pode ser ouvida até mesmo daqueles que parecem perigosamente alheios. Um de seus exemplos favoritos vinha de um paciente que disse, certa vez: "Eu sou cego porque vejo demais, então estudo sob uma lâmpada escura". Essa metáfora notável resume meu propósito ao escrever este livro. Todos nós podemos ficar cegos às vezes, seja por medo, intolerância ou negação. A pessoa sentada ao meu lado no avião que considera meus pacientes monstros também pode "ver demais" quando assiste às notícias e lê as manchetes diárias no Facebook ou no Twitter. Convido os leitores a se aventurarem bem abaixo do nível da superfície, a darem mergulhos profundos até o lugar onde histórias sombrias contêm muita iluminação. Juntos encontraremos indivíduos, não pontos de dados ou criaturas míticas, e mostrarei como suas vidas permearam a minha e o que eles podem nos ensinar.

Não será fácil. É preciso um tipo radical de empatia para sentar-se com um homem que decapitou outra pessoa, ou uma mulher que esfaqueou um amigo dezenas de vezes, ou alguém que abusou do próprio filho, por exemplo. Enquanto eles se submetem ao processo terapêutico, você pode perguntar: "Que direito eles têm a emoções como amor, tristeza ou arrependimento?" (penso em Shylock gritando: "Se você nos fura, não sangramos?"). Compreendê-los exigirá usar a imaginação, ir aonde eles andam para ver o que veem; foi o grande oceanógrafo Jacques Cousteau que disse: "A melhor maneira de observar um peixe é tornar-se um peixe". Algumas coisas que vou pedir que você olhe serão difíceis de esquecer, mas sei por experiência própria que ganhar novas percepções a partir de experiências que nos são estranhas é transformador, e estarei ao seu lado, trabalhando para transformar sofrimento em significado. Capítulo por capítulo, à medida que a luz fica mais forte, espero que o leitor ou leitora seja capaz de visualizar novas possibilidades de aceitação e mudança.

Gwen Adshead

Nota das autoras

Estas histórias são ambientadas no contexto da assistência à saúde mental, conforme prestada pelo Serviço Nacional de Saúde do Reino Unido. Como muitos leitores saberão, o NHS foi fundado após a Segunda Guerra Mundial com o princípio de que a assistência à saúde deveria ser prestada pelo Estado e custeada pelo Tesouro público, porque todos os cidadãos se beneficiam de uma população saudável. Mas os custos do NHS aumentaram à medida que as pessoas passaram a viver mais, e as técnicas e medicamentos usados pelos médicos se tornaram cada vez mais caros, de modo que uma série de governos tentou mudar o NHS para um modelo mais baseado no mercado a fim de lidar com as despesas. A assistência à saúde no Reino Unido está se tornando uma mercadoria que as pessoas compram e vendem, mais próximo do modelo americano; um número cada vez maior daqueles que podem pagar optam por reforçar seu acesso cada vez menor ao NHS com apólices de seguro-saúde privado. A reestruturação contínua tem se concentrado em reduzir custos, principalmente cortando serviços, de modo que o NHS de hoje entrega muito menos valor do que costumava, sobretudo em relação à prestação de cuidados de saúde mental, como indicam muitas de nossas histórias. As referências aos "trustes" do NHS nas histórias que se seguem significam as unidades de negócios individuais (semelhantes ao modelo americano de *health maintenance organization*, ou HMOs) que foram criadas em todas as regiões do Reino Unido após uma enorme reestruturação feita em 2001.

Abordamos uma ampla gama de questões relacionadas a crimes, saúde mental, psiquiatria forense e ao tratamento de transtornos mentais, todos tópicos de pesquisa vastos por mérito próprio. Este não é um livro didático ou uma revisão abrangente, tampouco pretende ser uma reivindicação de expertise em todos os temas que surgem. Dada a complexidade da extensa literatura e dos debates sobre a mente humana, pareceu-nos melhor acrescentar poucas notas a cada capítulo com sugestões de leituras, assim como algumas referências a fontes de dados ou citações diretas. Elas estão no final do livro e têm a intenção de sinalizar um caminho para quem quiser saber mais.

Quando a palavra "criminoso" aparece no texto, ela não é tida como pejorativa ou usada para desumanizar; trata-se de um termo da lei que denota pessoas que foram condenadas por um crime. A palavra "normal" também surge com frequência, em geral entre aspas porque é um adjetivo carregado de significados que desafia uma definição fácil num mundo de bilhões de habitantes. As autoras não fazem suposições sobre o que é "normal" em nenhum sentido categórico em relação a nenhum grupo de pessoas ou instituição; uma das primeiras coisas que os psiquiatras descobrem em sua formação é que "normal" é como tofu numa sopa apimentada, ganha sabor a partir de seu contexto. A normalidade aparente pode muito bem ser um véu que esconde o perigo, como mais de um dos pacientes que descrevo irá demonstrar.

Outra palavra-chave que tivemos em mente no decorrer da escrita é "privilégio", em dois sentidos. Em primeiro lugar, é um verdadeiro privilégio testemunhar pessoas que correm riscos para compartilhar o que Shakespeare chamou de "nossas fragilidades nuas", e nós respeitamos isso. Em segundo lugar, o privilégio é um conceito médico-legal vital, que significa que as informações do paciente e as conversas com ele devem ser resguardadas para conhecimento privado. O dever de proteger a privacidade no trabalho forense se estende além dos infratores com quem trabalhamos, para suas vítimas e ambos os conjuntos de famílias, e estas histórias foram construídas com honra e respeito a todos. Obviamente, não é possível, do ponto de vista legal ou ético, descrever casos médicos individuais, mas, com base em muitos encontros e estudos de caso conduzidos ao longo dos anos, criamos conjuntos; os onze retratos em mosaico apresentados aqui são clínica e psicologicamente corretos, mas não serão encontrados no Google.

Gwen Adshead e Eileen Horne
Dezembro de 2020

1. Tony

"Quem quer atender um assassino em série?" Estávamos na reunião semanal do departamento de psicoterapia do hospital, na qual os casos são discutidos e distribuídos. A maioria das pessoas havia assumido um caso novo e estávamos nos últimos. Houve algumas risadas curtas em resposta à pergunta irônica do chefe da reunião, mas ninguém se ofereceu. "Mesmo? Ninguém aceita?" Eu estava louca para levantar a mão, mas, sendo a pessoa mais nova na sala, temia que pudesse ser vista como profissionalmente ingênua ou com um interesse lascivo. Deu para sentir o invisível encolher de ombros coletivo de meus colegas ao redor da mesa. O público, alimentado pelo entretenimento popular e pela mídia, fica infinitamente fascinado por aquelas raras pessoas que cometem múltiplos homicídios. Mas na minha profissão, elas provocam muito menos interesse. A reabilitação na sociedade nunca será uma opção para elas. Como um dos meus colegas comentou comigo, "Sobre o que mais eles falam além de morte?".

Eu tinha muito que aprender. Estávamos em meados da década de 1990 e fazia pouco tempo que eu havia começado a trabalhar no Hospital Broadmoor, uma instituição do NHS situada entre colinas e bosques numa área pitoresca do sudeste da Inglaterra, não muito longe do Eton College e do Castelo de Windsor. Depois de me qualificar como psiquiatra forense alguns anos antes, ficara contente com a oportunidade de trabalhar meio expediente como médica substituta, indo a Broadmoor conforme a necessidade, enquanto concluía minha formação adicional como psicoterapeuta. Para desenvolver minhas habilidades, eu precisava passar o máximo de horas possível oferecendo terapia individual para pacientes enquanto estava sob supervisão. Parecia-me que um homem que não vai a lugar algum teria muito tempo — e, se ele quisesse falar sobre a morte, bem, isso estava no meu currículo.

Talvez cause surpresa o fato de que tivemos essa discussão. As atitudes e os recursos de assistência à saúde mental voltados para criminosos, estejam eles no hospital ou na prisão, variam consideravelmente em todo o mundo. Meus colegas da Europa e da Oceania trabalham em sistemas semelhantes aos do Reino Unido, nos quais se oferece alguma terapia individual, mas muitos outros países não possuem nada do tipo. Descobri que meus colegas americanos, em particular, sempre comentam sobre as diferenças. Tendo visitado vários países diferentes para observar em primeira mão como as coisas funcionam, fiquei impressionada com o fato de que são aqueles que conheceram a ocupação militar no século passado, como a Noruega e a Holanda, que têm as atitudes mais humanas e progressistas em relação ao tratamento da saúde mental de criminosos violentos. Alguns estudos sugerem que essa experiência torna mais fácil que eles entendam esses seres humanos como violadores de regras que estão doentes, em vez de como "pessoas ruins".

"Eu pego o caso", falei. "Qual o nome dele?" Olhei para meu supervisor enquanto falava, esperando que ele me apoiasse. Ele sorriu em concordância. "Divirta-se, Gwen." Um dos médicos mais experientes se intrometeu. "Eu vi um desses caras na prisão durante anos. Tudo o que ele fazia era falar sobre suas aulas de arte e como ele era bom em pintar naturezas-mortas..." Na verdade, esse comentário me deixou intrigada, mas, antes que eu pudesse perguntar a respeito, o chefe me entregou a carta de recomendação, dizendo: "Ele é todo seu. Tony X [...] matou três homens, decapitação, acho. Ah — aliás, ele pediu terapia". O colega mais velho me lançou um olhar cúmplice e recomendou: "Tome cuidado".

Só mais tarde meu supervisor, um homem de enorme experiência, me contou que só atendera um assassino em série, e que havia sido para fazer uma avaliação psiquiátrica, não uma terapia de longa duração. Fiquei contente por poder ter acesso ao seu conhecimento e apoio à medida que eu seguia adiante. Até hoje valorizo muito a sensação de ser apoiada por meus colegas e sinto falta dela quando trabalho fora de ambientes institucionais. Confessei a ele que, na qualidade de estagiária, me considerava afortunada por ter essa oportunidade. Mas comecei a me sentir um pouco intimidada. Tratei de me preparar o melhor que pude, mas logo percebi que, embora houvesse muitos relatos perturbadores sobre assassinos em série, havia poucos disponíveis sobre como falar com um deles, e nada sobre como oferecer-lhe terapia.

Por definição, assassinos em série matam repetidamente, mas não há acordo oficial sobre o número de vítimas necessário para se tornar membro desse clube macabro. No passado, muito se debateu sobre essa questão, com algum consenso de que seria em torno de três ou mais, embora a atenção pública sempre tenha sido inevitavelmente dada ao subconjunto menor de indivíduos extraordinários que matam dezenas de pessoas em eventos separados. Foi um pouco desconcertante ler sobre a presença de médicos entre eles, os quais tinham acesso fácil e os meios para cometer seus crimes, muitas vezes agindo sem despertar suspeitas durante anos. Um período de calma ou intervalo entre os assassinatos também é um critério possível, e não se considera que a escolha de suas vítimas seja aleatória. Os que cometem matanças num rompante, que podem tirar a vida de muitas pessoas em um mesmo dia, tendem a não ser incluídos nessa categoria, e, por alguma razão que nunca entendi totalmente, tampouco os políticos e líderes responsáveis pela morte de milhares ou até milhões de seus semelhantes.[1]

Tendo em vista o extenso volume de livros de ficção, filmes e programas de TV sobre o assunto, seria fácil ter a impressão de que matar várias pessoas é um crime comum que acontece o tempo todo, em todos os lugares. Os dados fornecem um cenário diferente. Há evidências de que o assassinato em série pode ocorrer e de fato acontece em todo o mundo, e há registros de sua ocorrência em todos os continentes, mas, mesmo considerando que haja subnotificação, dados imprecisos ou deliberadamente obscurecidos e criminosos que escaparam, sabemos que esse tipo de homicídio múltiplo é extremamente raro. Não posso dar números mais definitivos sobre esse tipo de crime do que os que posso dar sobre a maioria das outras formas de violência; a única coisa certa nesse campo é a incerteza, por uma variedade de razões, de subnotificação a diferentes padrões de classificação e métodos de coleta de dados ao longo do tempo e em diferentes regiões geográficas. Uma consulta em mecanismos de busca sobre números globais de assassinatos em série resulta em mais de 6 milhões de artigos e respostas. A maioria deles concorda que os serial killers são predominantemente do gênero masculino e uma espécie em extinção, que entrou em declínio em anos recentes; isso está de acordo com as estatísticas globais de crimes de todos os tipos que demonstram uma redução lenta da violência nos últimos 25 anos.

Um estudo recente com foco nos últimos cem anos, conduzido pelo professor Mike Aamodt, da Universidade Radford, Virgínia, em 2016, criou um banco de dados que mostrou que 29 assassinos em série foram capturados e identificados nos Estados Unidos em 2015, em comparação com um pico de 145 durante a década de 1980.[2] Alguns dados do FBI citados apontam para um número muito mais alto (mais de 4 mil em 1982, por exemplo),[3] o que apenas enfatiza a dificuldade da coleta de dados e a falta de critérios universais de comparação; mas todas as fontes que encontrei corroboram a ideia de que é um número em declínio. Algum mérito disso deve ser atribuído aos métodos de detecção e vigilância aprimorados e às unidades especializadas criadas por diferentes organismos de aplicação da lei para estudar e deter os assassinos. Outro grande fator provável é o uso generalizado de celulares e mídias sociais, que torna muito mais difícil para as pessoas (sejam elas vítimas ou predadores) desaparecerem sem deixar rastros.

Os organismos policiais não publicam listas comparativas de assassinos em série país por país, mas, com base no mesmo estudo de Radford, os Estados Unidos ocupam a liderança por uma margem considerável, com quase 70% de todos os assassinos em série conhecidos no mundo, e esse dado é corroborado por outras fontes que consultei, da Wikipédia a vários artigos jornalísticos. Em contraste, a Inglaterra, que ocupa o segundo lugar nessa estatística, apresenta 3,5%, a África do Sul e o Canadá vêm em seguida, com cerca de 2,5%, e a China, com sua população muito maior, tem pouco mais de 1% do total. Não sei por que os Estados Unidos dominam desse modo, mas teorias abundam, indo de ideias sobre a falta de regulamentação de armas à aplicação descentralizada da lei e aos perigos do ultraindividualismo americano. Pode até ser que os americanos sejam melhores em detectá-los e nos contar sobre eles, graças a uma imprensa livre e a um governo relativamente aberto. Mas o número de assassinos em série capturados nos Estados Unidos por ano ainda é minúsculo em relação à população total do país, que tem mais de 300 milhões de habitantes, assim como é diminuto em comparação com o número de homicídios "habituais". Em um grande centro urbano americano, como Chicago ou Nova York, quatrocentos assassinatos em apenas um ano são considerados comuns. Em contraste, esse número representa dois terços da taxa anual de homicídios em toda a Inglaterra e País de Gales.

Na época em que conheci Tony, eu sabia que alguns assassinos em série já haviam sido admitidos como pacientes em Broadmoor, pessoas com pseudônimos criados por tabloides, como Estripador ou Estrangulador. Embora a maioria dos homicidas internados no hospital tenha matado apenas uma única vítima quando estava mentalmente doente, esses poucos assassinos recorrentes contribuíram para a fama de Broadmoor de uma espécie de receptáculo sombrio de um mal indizível. Eu conhecia essa reputação, reforçada pela aparência do hospital de fortaleza vitoriana de tijolos vermelhos, embora o processo de modernização já tivesse iniciado quando comecei a trabalhar lá em 1996. Lembro-me de no começo ficar impressionada com as portas, câmaras e portões aparentemente intermináveis, que exigiam um complexo sortimento de chaves que precisavam ser retiradas todas as manhãs no setor de segurança e ficar presas ao meu corpo o tempo todo por um grande e pesado cinto de couro. Foi laborioso no início, mas me acostumei. Na verdade, desenvolvi um apego sentimental ao cinto extragrande que me deram quando estava grávida do meu primeiro filho, e ainda o tenho.

Uma vez dentro dos portões, minha primeira impressão foi a de um campus universitário, com diferentes edifícios espalhados e caminhos entre eles. Havia jardins bem cuidados e árvores floridas. O melhor de tudo era o terraço, que oferecia uma vista magnífica para quatro condados. Sempre achei que era um enorme ato de bondade dar àqueles homens e mulheres um lugar para caminhar, com uma perspectiva que convidava ao pensamento e à esperança mais amplos. Altos muros de tijolos vermelhos circundavam o perímetro do terreno; sempre os vi como um divisor de águas valioso entre minha vida pessoal e profissional, permitindo que eu deixasse meu trabalho para trás todas as noites, mantido em segurança até meu retorno.

No dia de minha primeira sessão com Tony, cheguei cedo para falar com a equipe da ala e ter certeza de que a sala que eu havia reservado para trabalhar não tinha sido surrupiada por outra pessoa; como em todos os hospitais em que já trabalhei, não havia salas de terapia suficientes em Broadmoor e sempre havia competição por espaço. Também queria arranjá-la ao meu gosto, com as cadeiras bem afastadas, a do paciente perto da janela e a minha mais próxima da porta. "Nunca deixe o paciente bloquear sua saída" era parte da sabedoria que absorvi no estágio e que mantenho como regra até hoje. Também há algo importante em permitir um espaço respeitoso para reflexão entre os participantes; aquela noção de etiqueta social à qual nos referimos como "não invadir o espaço de outra pessoa" é tão importante quanto na terapia, se não mais. Estudei o ângulo das cadeiras, como se o posicionamento exato pudesse me ajudar a fazer uma conexão com aquele estranho.

Estava nervosa e sabia que teria que confiar nos meus instintos. Para começar, eu não tinha muitas informações a respeito dele além do que pude tirar da carta de encaminhamento. Naquela época ainda havia um departamento de registros no hospital, e um clínico tinha autoridade para entrar e pedir a ficha de seu paciente, mas então, como agora, não havia um registro completo. Poderíamos montar uma colagem de sua história familiar, escolaridade, histórico médico, arquivos policiais, processo de julgamento ou documentação da prisão, mas sempre com lacunas. Em última análise, sabíamos que só poderíamos de fato conhecer uma pessoa falando com ela e esperando que ela se abrisse conosco.

Hoje, essa documentação do histórico é mantida em computadores, e não empilhada em caixas empoeiradas, mas isso não significa que haja um botão para pressionar ou um código para digitar que desbloqueie um tesouro de materiais valiosos. Pelo contrário, é mais difícil obter detalhes úteis agora, nesta era de maior governança da informação e novas proteções legais à privacidade, do que quando comecei. Saltamos obstáculos e precisamos contar com várias pessoas em diferentes funções que podem ou não estar dispostas a nos auxiliar. Às vezes me sinto um pouco como um daqueles infelizes detetives particulares da ficção que precisam conseguir encantar um policial amigável ou rastejar implorando por informações confiáveis a fim de descobrir pistas. Talvez esta seja uma das razões pelas quais gosto tanto de ler romances policiais nas minhas horas de lazer: é puro prazer sentar e deixar que outra pessoa resolva os problemas.

Eu não estava certa nem do que esperava obter com Tony naquele primeiro dia, nem do que o trabalho acarretaria. Como saberíamos se ele estava "melhor"? E o que isso significaria para um homem que tinha três sentenças de prisão perpétua e que dificilmente seria solto antes de ficar velho, se é que o seria? Eu também tinha alguns escrúpulos em "praticar" na mente de outro ser humano como parte de minha formação. Se o que eu estava oferecendo era inútil para ele, mas útil para mim, eu não estaria refletindo um pouco da crueldade dele e de seu comportamento abusivo? Lembrei a mim mesma que ele devia ter alguma necessidade ou propósito para ter solicitado terapia, e eu teria de descobrir qual era, mesmo que não fosse simples. A enganação é uma marca registrada da psicopatia, um distúrbio grave de personalidade que eu sabia que era associado a assassinos em série. Me dei conta de que era possível que Tony quisesse terapia apenas para ajudar a preencher o abismo de tempo que teria de encarar sob custódia. "Se for esse o caso", pensei, egoísta, "não vou aprender muito." Talvez eu tivesse sido tola ao assumir aquele trabalho, mas era tarde demais para desistir. Com o canto do olho, pude ver pelo vidro reforçado da porta que um homem se aproximava, escoltado por uma enfermeira, e era hora de começar.

"Senhor X? Bom dia, sou a dra. Adshead, obrigada por ter vindo para…" Ele me interrompeu, com voz rouca e um pouco brusca. "Tony." Pareceu que ele também podia estar ansioso. Ele me permitiu conduzi-lo e direcioná-lo para a cadeira perto da janela e se ajeitou numa posição confortável sem me olhar nos olhos. Desviar o olhar é útil para todos nós como uma forma de regular a intimidade, e eu não esperaria que alguém fizesse contato visual de início. Por outro lado, sabia que Tony trabalhara como garçom antes de sua condenação, uma função que exigia envolver-se e olhar pessoas estranhas nos olhos. Perguntei-me de passagem se ele havia ganhado boas gorjetas. Era charmoso com seus clientes? Com suas vítimas? Eu tinha consciência de que ele poderia tentar me encantar.

Comecei repassando algumas diretrizes importantes para a terapia em ambientes de segurança. A mais relevante delas era o princípio de que, embora ele pudesse esperar algum grau de confidencialidade médico-paciente, se ele me dissesse algo que sugerisse um risco para ele ou para outras pessoas, eu precisaria compartilhar essa informação com a equipe que cuidava dele. Nosso trabalho juntos faria parte do cuidado que sua equipe proporcionava, e expliquei que me relacionaria com os membros da equipe periodicamente, inclusive a equipe de enfermagem, o psicólogo da equipe e o psiquiatra que supervisionava seu tratamento. Tudo isso fazia parte de um esforço para mantê-lo seguro e garantir a continuidade. Disse-lhe que nossos encontros durariam cinquenta minutos e precisaríamos ater-nos a esse horário sempre que nos reuníssemos.

Procuro manter esse limite, apesar de os hospitais psiquiátricos serem muito diferentes dos confortáveis consultórios de Sigmund Freud. Ele estabeleceu a sessão de cinquenta minutos da "hora terapêutica", talvez para poder atender os pacientes na hora certa sem que eles se cruzassem na sala de espera, ou talvez quisesse apenas fazer uma pausa. Ao contrário de Freud ou da maioria dos psicoterapeutas que trabalham em consultório particular, não vejo os pacientes um após o outro no decorrer do meu trabalho, então não preciso desse intervalo. Todos os dias são diferentes, mas seria incomum para mim ver mais de dois ou três pacientes em um dia, em parte porque cada sessão deve ser escrita em detalhes em seguida, mas também porque preciso arranjar tempo para colaborar com os demais colegas que trabalham com os pacientes que vejo. Àquela altura eu já havia aprendido que os primeiros cinco ou dez minutos após uma sessão são inestimáveis para anotar frases ou ideias memoráveis que surgem durante a sessão, enquanto ainda estão frescas na cabeça. Não faço anotações enquanto as pessoas estão falando, não só porque isso pode fazer a interação parecer mais um interrogatório do que uma conversa; também não é uma boa ideia se o paciente for paranoico, por razões óbvias. A maioria dos terapeutas forenses treina para memorizar suas sessões. Quando estava trabalhando com Tony, eu ainda aprimorava essa habilidade e ficava ansiosa ao me esforçar para lembrar algumas das palavras exatas que as pessoas usaram, a fim de reter imagens e metáforas importantes e sua linguagem do eu. Descobri que me ajudava dividir a sessão em três partes, para tentar evitar que as coisas ficassem misturadas na minha memória. Nem sempre era uma operação simples, e ela teria me lembrado da observação de Philip Larkin (parafraseando Aristóteles), de que o romance, como uma tragédia, tem "um começo, uma bagunça e um fim".*

---

* Em inglês, "a beginning, a muddle and an end", em que *muddle* é um trocadilho com *middle*. (N. T.)

Tony assentiu com a cabeça enquanto eu explicava as diretrizes, sem parecer preocupado nem particularmente interessado. Achei que ele tinha a aparência de um ator — não um protagonista, mais o sujeito genérico que aparece atrás do ombro do poderoso chefe. Seus cabelos estavam rareando na testa, mas seus antebraços e mãos nus eram cobertos de tufos negros, e mais tufos brotavam do colarinho de sua camiseta. Ele era baixo e atarracado, beirando o sobrepeso; é difícil para nossos pacientes evitarem ganhar alguns quilos, pois os exercícios são um tanto limitados, a comida é rica em amido e certos medicamentos causam ganho de peso. Ele não mostrava qualquer hostilidade ou resistência, mas, depois que terminei minhas explicações, ficou em silêncio. Ele apenas ficou sentado comigo por muito, muito tempo, provavelmente vários minutos, e eu não sabia direito o que fazer.

Hoje não tenho certeza se deixaria um silêncio como aquele durar tanto tempo, especialmente numa primeira sessão com um paciente que poderia estar ansioso ou paranoico e poderia sentir isso como uma ameaça. Naquela fase de minha formação, entretanto, eu aprendera que o psicoterapeuta não deveria falar primeiro, deixando que o paciente iniciasse a sessão como quisesse. Esperei e, depois de um tempo, descobri que não me importava com o silêncio. Ao que tudo indicava, tampouco Tony, que puxava a cutícula do polegar preguiçosamente, sem olhar para mim. Contudo, tive a sensação de que ele estava usando esse tempo para me avaliar, considerando se poderia confiar em mim. Por fim, pensei numa saída. "Que tipo de silêncio é esse para você?", perguntei. Ele ergueu a cabeça, surpreso. Depois deu um sorriso amistoso e aberto. Vi como ele poderia ser atraente, como convenceria facilmente um cliente a pedir o prato do dia ou outra taça de vinho. "Ninguém nunca me fez uma pergunta como essa antes."

Eu lhe disse que a terapia às vezes pode envolver perguntas estranhas, tentando manter contato visual com ele enquanto falava.

Seus olhos eram tão escuros que pareciam quase pretos, como se a pupila fosse uma gema quebrada que se espalhara para a íris. Ele deixou seu olhar vagar para um lado, por cima do meu ombro, em direção ao painel de vidro da porta logo atrás de mim, que dava para o corredor. Havia sons de vida lá fora, ressaltados pelo zumbido da TV da ala, que estava sempre ligada — naquela época, costumava ficar sintonizada na MTV. Ouvi pessoas conversando, um murmúrio baixo e indistinto a alguma distância. Mais perto, alguém levantou a voz em reclamação para um membro da equipe do lado de fora, e nós dois ouvimos até eles se afastarem. Então ele me respondeu: "Eu estava pensando que era meio tranquilo aqui". Pensei ter detectado a dicção cuidadosa que associo àqueles para quem o inglês é a segunda língua. "Esta enfermaria é tão barulhenta", disse ele. "É?", perguntei. Tive a sensação de que ele não estava apenas se referindo àquele momento, que tinha uma observação mais geral a fazer.

"Há um homem no quarto ao lado do meu que fica gritando durante a noite e…" Ele interrompeu a frase, como se precisasse monitorar o que dizia, talvez querendo causar uma boa impressão e não parecer um reclamão. "Quer dizer, não quero reclamar, é melhor aqui do que na prisão, mas não durmo bem… então é bom ficar em silêncio por um tempo. E Jamie, meu enfermeiro principal, disse que isso era uma coisa boa para eu fazer, e ele é um cara legal. Confio nele." Pensei, mas não disse a Tony: "Mas não há nenhuma razão para você confiar em *mim* neste momento" — e fiz uma anotação mental para falar com Jamie o mais rápido possível. O comentário de Tony refletia o quão importante o papel dos enfermeiros principais pode ser; eles oferecem sessões individuais de suporte para seus pacientes e geralmente são quem melhor compreende o estado de espírito deles. Meu trabalho precisa estar integrado ao trabalho dos enfermeiros, que passam muito mais tempo com o paciente do que eu, e vim a confiar em suas observações e a respeitar muito suas percepções.

Com o tempo, como este caso e outros ilustrarão, vi como era essencial que os enfermeiros e o terapeuta trabalhassem em sincronia para que nada fosse esquecido — de modo semelhante a como professores e pais devem colaborar para ajudar no desenvolvimento e crescimento das crianças. Isso não quer dizer que nossos pacientes sejam infantis (embora alguns pareçam presos a suas memórias de infância), mas é inevitável que as demandas de um ambiente seguro limitem a autonomia e a liberdade dos pacientes, o que pode fazer com que eles se sintam como crianças e dependam de profissionais para ajudá-los a conseguir o que querem.

Em nenhum momento dessa entrevista inicial tive a impressão de que Tony estava no hospital de custódia por sua própria intenção, como uma alternativa feliz à prisão. A mídia parece ansiosa para perpetuar a ideia de que criminosos tentam ir para hospitais psiquiátricos como uma alternativa confortável à prisão, mas a realidade é muito diferente. A vida nesses hospitais é psicologicamente exigente. Na prisão, é possível se retrair e, até certo ponto, desaparecer no anonimato e na monotonia das rotinas, mas, em unidades de segurança, escolha e privacidade são severamente limitadas, e profissionais como eu aparecem o tempo todo, fazendo perguntas difíceis sobre estados de espírito e sentimentos. Na verdade, a maioria dos criminosos não quer ser encaminhada para serviços psiquiátricos (em inglês, há uma expressão desagradável para isso: ser *nutted off*) porque é estigmatizante e, ao contrário da maioria das sentenças de prisão, pode ser indefinida.

Perguntei a Tony se ele poderia me falar mais sobre seus problemas para dormir. Ele estava deprimido, e a insônia é uma maldição dos transtornos de ansiedade e de humor, mas fiquei intrigada por ele tê-la mencionado para mim tão rápido. "Tenho pesadelos." Isso era uma abertura. A maioria de nós não costuma introduzir a ideia de um sonho ou um pesadelo a outra pessoa se não quer desabafar. Existem alguns estereótipos arraigados de terapeutas que interpretam sonhos para explicar a mente das pessoas a elas mesmas, mas os melhores terapeutas seguem por onde os pacientes os conduzem e assumem que o paciente é o especialista em sua própria cabeça. Naquela época, porém, eu era como um aprendiz de piloto em psicoterapia, ávida por fazer tudo de acordo com o manual, e por um breve momento pensei que talvez devesse mergulhar no sonho de Tony como uma analista "de verdade". Seria isso o que ele queria? No entanto, quando perguntei se ele poderia me falar mais sobre seus pesadelos, Tony negou enfaticamente com a cabeça. O silêncio voltou. Recostei-me na cadeira, tentando parecer descontraída e transmitir com minha linguagem corporal que tudo bem ele ser reticente. Nunca é fácil para duas pessoas que não se conhecem falarem sobre coisas terríveis.

Minha mente viajou pelas lembranças de outras primeiras sessões, para meus colegas e mentores discutindo sobre como falar com pessoas que mataram e como ouvi-las. Logo eu estava a quilômetros de distância, e fui puxada de volta para a sala quando ele falou novamente. Sua voz era desafiadora. "Então, como isso funciona? A gente só fica sentado aqui? Você não vai me fazer mais perguntas?" Pareceu que ele não estava mais confortável com a paz na sala e usava as perguntas para perturbá-la. Respondi que poderia demorar um pouco para nos conhecermos e ficarmos confortáveis e que, nesse ínterim, era possível silêncios irem e virem, e eles talvez fossem diferentes em momentos diferentes. Lembrei-o de que ele havia dito antes que gostava do silêncio e perguntei se isso havia mudado. "Agora me sinto um pouco tenso por algum motivo", respondeu. Dei um soco no ar mentalmente diante dessa resposta que parecia inócua, porque ela revelava que Tony tinha a capacidade de perceber sua experiência mental e podia descrever como ela se alterava com o tempo. Ele também respondera a uma pergunta direta sem ficar na defensiva. Cada vez que atendo alguém na terapia, quero saber: essa pessoa está curiosa? Está disposta? Está interessada em sua própria mente? Aqueles eram bons sinais.

Eu sabia que às vezes as pessoas acham mais fácil responder perguntas no início da terapia, então fiz outra. Quis saber se ele via alguma conexão entre sua tensão e os pesadelos de que tinha falado. Ele cruzou os braços sobre o peito largo e pensei que queria me bloquear — também estava cobrindo seu coração, como se o protegesse de alguma ameaça percebida. "Não quero falar sobre os pesadelos. Vai ser perturbador para mim e não vejo como vai ajudar." Bem, isso estava bastante claro. Não tentei tranquilizá-lo. Um estranho paradoxo em psicologia é que o ato de tranquilizar pode transmitir a um paciente a sensação de que o terapeuta não quer de fato ouvir sobre o que quer que o esteja preocupando; isso pode se aplicar a outros ambientes — trabalho, escola ou em casa — sempre que as pessoas estão em um diálogo pessoal sobre assuntos emocionais. Eu sabia que precisava mostrar que estava lá para ouvir o que quer que ele tivesse a dizer, quando estivesse pronto, mesmo que fosse difícil. Mudando de assunto, lembrei-o de que eu estava lá a seu pedido e perguntei sem rodeios: "Pode me dizer por que você queria ver um terapeuta?". Mais uma vez, eu ainda estava encontrando meu caminho nesse trabalho e, com o benefício de muitos anos a mais de experiência, duvido que eu perguntasse um "por que" tão cedo, pois isso pode parecer intrusivo demais. Mas, mais uma vez, ele me respondeu de pronto: "Porque acho... sei que tenho que tentar entender o que fiz, e suponho que esse tipo de conversa pode ajudar. Eu te falei: foi o que Jamie me disse".

Usei a menção ao enfermeiro para prosseguir e explorar o que ele pensava sobre a equipe que cuidava dele de maneira mais geral, depois pedi que me contasse o motivo de ter sido transferido para o hospital. Ele me contou que já havia cumprido dez anos da sentença de prisão perpétua num presídio de alta segurança quando foi atacado em um patamar por alguns prisioneiros, que o chamaram de *nonce* — gíria pejorativa da prisão para criminoso sexual. Tony gaguejou um pouco ao me contar que três homens pularam sobre ele, o seguraram no chão e o apunhalaram com uma arma caseira que, mais tarde, ele descobriu que era uma escova de dentes afiada. Ele precisou de uma cirurgia de emergência e teve a sorte de sobreviver. Quando se recuperou do ataque, entrou em depressão, principalmente porque havia considerado um dos três agressores como seu amigo. Ele cometeu uma tentativa séria de suicídio, o que o levou a ser diagnosticado com depressão severa e, por fim, a ser transferido da prisão para o hospital para ser tratado.

Quando nossa primeira sessão se encerrava, perguntei-lhe se a sensação de tensão havia sumido. Ele disse que sim, que estaria disposto a me encontrar de novo, e acrescentou: "Não foi tão ruim quanto pensei que seria". Música para os ouvidos da psicoterapeuta forense. Mais tarde, procurei Jamie para me apresentar e perguntar mais sobre aqueles problemas do sono. Homem de fala mansa, gentil e com um sorriso caloroso, ele me disse que tinha vindo para a enfermagem de saúde mental depois de ter sido jardineiro paisagista, e me pareceu que suas observações tinham a precisão dos detalhes de um horticultor descrevendo suas flores. Ele parou para pensar a respeito de minha pergunta sobre os pesadelos de Tony e acrescentou algumas percepções sobre o impacto deles nos demais. "É um problema para nós, porque o homem do quarto ao lado reclama que Tony grita durante o sono, acordando-o o tempo todo. Mas não há muito o que se possa fazer. Não há outro quarto disponível para mudá-lo." Fiquei atônita com seus comentários. Enquanto fazia meu laborioso caminho de volta ao prédio da administração, câmara por câmara, portão por portão, tive um pensamento repentino: seriam o homem que gritava e o homem que reclamava da gritaria a mesma pessoa? Seriam ambos Tony?

Saí daquele primeiro encontro sem saber como avaliar Tony. A ideia mais comum sobre assassinos em série é que eles são todos psicopatas — mas eu não tinha certeza de que ela se aplicava a Tony. Não parecia ser o caso, mas talvez eu não soubesse. O conceito de psicopatia é complexo e surgiu pela primeira vez no discurso psiquiátrico na década de 1930, ganhando força após a Grande Depressão e a Segunda Guerra Mundial. Havia uma crescente preocupação social quanto a homens isolados, muitos deles vítimas emocionais da ruína econômica e da guerra, que pareciam desconectados das normas sociais, em estados mentais brutais que os levavam a tratar os outros como "coisas", em vez de seus semelhantes. Na década de 1970, esse tipo de comportamento antissocial seria definido no DSM-3, a terceira edição do *Manual diagnóstico e estatístico de transtornos mentais*, publicado periodicamente pela Associação Americana de Psiquiatria. Esse comportamento é descrito de forma semelhante no CID, o manual da *Classificação internacional de doenças* publicado pela Organização Mundial de Saúde. Tanto o DSM quanto o CID incluem uma versão do que é chamado de transtorno de personalidade antissocial (TPAS), e a maioria das pessoas argumenta que a psicopatia é uma forma grave dele.

Em 1941, o psiquiatra americano Hervey Cleckley publicou um estudo paradigmático, chamado *The Mask of Sanity* [A máscara da sanidade],[4] que trouxe a ideia de "psicopata" para o uso popular. É irônico pensar que Cleckley estava trabalhando em seu livro ao mesmo tempo que o governo nazista na Alemanha desenvolvia sua Solução Final — o massacre em massa de cidadãos judeus —, que foi acertada na Conferência de Wannsee, em janeiro de 1942, logo após a publicação de *The Mask of Sanity*. Sempre me perguntei o que Cleckley teria pensado daquela reunião, se tivesse sabido algo a seu respeito. Teria ele classificado todos os participantes como psicopatas?

Cleckley estudou um grupo de pessoas que pareciam "normais" e que até podiam ter um certo charme, mas que não se preocupavam com os sentimentos dos outros. Muitos dos indivíduos haviam sido encaminhados por seus pais ou cônjuges, que reclamavam de suas mentiras repetidas, natureza manipuladora, superficialidade emocional e falta de sinceridade, bem como aparente desrespeito por costumes ou regras sociais. O fator crucial era que esses homens e mulheres não pareciam sentir remorso ou se preocupar com a aflição que causavam às suas famílias; prometiam mudar seus hábitos, mas nunca o faziam. É importante observar que poucos dos psicopatas de Cleckley eram seriamente violentos ou cruéis; alguns talvez tenham cumprido penas curtas por briga ou roubo, mas não por violência grave. Também é notável que as três mulheres que ele escolheu incluir como exemplos de psicopatia feminina parecem ter sido assim qualificadas porque não obedeciam às regras sociais para mulheres daquela época; um dos indicadores principais de sua psicopatia era muito sexo extraconjugal.

Na década de 1970, o professor e psicólogo criminal canadense Robert Hare usou as características comportamentais dos indivíduos estudados por Cleckley para criar um indicador de psicopatia, a Escala de Psicopatia de Hare.[5] Ele a aplicou a uma grande amostra de prisioneiros condenados por crimes violentos e descobriu que uma minoria deles, cerca de um terço, pontuava alto em sua escala, com características-chave recorrentes, como falta de emoção e falsidade. O comportamento criminoso deles era extremo nos quesitos violência e variedade, e eles reincidiam com mais frequência do que aqueles com pontuação mais baixa. O trabalho de Hare despertou enorme interesse e gerou estudos ao redor do mundo. O campo acadêmico da psicopatia é imenso, e as ideias ainda estão em evolução; ainda não está claro quais são as causas da psicopatia e o que podemos fazer a respeito. O melhor palpite é que ela surge de uma interação complexa entre genética e ambiente, mas tenho certeza de que ainda há mais a ser descoberto a esse respeito. Estive menos interessada pelas causas do que pelas ideias para o tratamento de psicopatas, as quais começaram a aparecer nas décadas de 1960 e 1970. Começaram a se acumular indícios de que pessoas com psicopatia poderiam, se tivessem ao menos alguma capacidade de autorreflexão, responder bem a programas de prisão estruturados que combinassem terapia individual e em grupo. No entanto, o trabalho com indivíduos ainda deve ser abordado com cautela, em virtude do risco de o terapeuta ser enganado e explorado.

Na época em que conheci Tony, quase vinte anos depois da elaboração da escala de Hare, houve uma nova reviravolta: alguns pesquisadores começaram a questionar se a psicopatia de fato existia e, se existisse, se a violação de uma lei criminal era uma característica necessária de um psicopata típico. Levantou-se a sugestão de que poderia haver inúmeros psicopatas bem-sucedidos em nossa sociedade: aquelas pessoas charmosas, inteligentes e impiedosas que dirigem nossos bancos e indústrias ou invadem países pequenos. A complexidade da questão é que ela efetivamente torna a psicopatia o mesmo que ser durão e abusivo e, por isso, deveria ser um diagnóstico comum em culturas contemporâneas como a nossa. Mas, ao menos de acordo com os dados disponíveis, não parece ser esse o caso. Também não está claro para mim qual o sentido de aplicar esse rótulo às pessoas se elas não infringiram a lei, além de sugerir que elas são especialmente maldosas e desagradáveis, o que já sabíamos.

Como esse tipo de definição poderia se aplicar a Tony e a pessoas como ele? Por definição, os psicopatas que vemos em prisões e hospitais de custódia são fracassos sociais e, é óbvio, carecem de inteligência para evitarem ser detectados. Suspeito que os psicopatas criminosos mais hábeis jamais usariam a violência eles mesmos (embora pudessem contratar alguém para fazer o serviço em seu lugar), pois isso colocaria em risco seu bem-estar. Ao longo da minha vida, os psicopatas que encontrei não eram excepcionalmente brilhantes, nem socialmente capazes, e nada charmosos. Em geral, são tão desprovidos de empatia que não conseguem ver o efeito que causam nos outros, e é por isso que acabam se sabotando. É improvável que peçam terapia porque não querem se rebaixar pedindo nossa ajuda — e, de todo modo, pensam que sabem tudo. Só com base nesses critérios, não seria possível classificar Tony como psicopata, independente de quantas pessoas ele tivesse matado.

Eu esperava trabalhar com ele em longo prazo, construindo aos poucos uma aliança terapêutica, ou o que o psiquiatra e psicoterapeuta britânico pioneiro John Bowlby chamou de "base segura". Pode-se levar um ano para termos o tipo de confiança que permitiu que Tony se abrisse. Decidi voltar à questão que ele havia levantado no início: embora tivesse dito que preferia não falar sobre seus pesadelos, eu queria saber mais sobre a ligação entre eles e o problema do homem que gritava. Estava fascinada pela ideia de que Tony pudesse ter se localizado no "homem que gritava" usando um mecanismo psicológico chamado projeção, pelo qual transferimos nossos sentimentos ou desejos desconfortáveis para outra pessoa, como uma imagem projetada numa tela. Eu sabia que teria de avançar com cuidado porque a projeção é uma defesa que envolve um "teste de realidade" distorcido. Esse termo, ao qual voltarei, descreve a capacidade de distinguir entre o que é real e o que não é, e se alguém pode julgar e reagir a situações de maneira apropriada. Todos nós temos essa faculdade, mas ela é reduzida ou prejudicada em pessoas que sofrem de psicose.

A projeção do "homem que gritava" poderia significar que Tony estava mais doente do que parecia, e percebi que sua resistência a falar sobre seus pesadelos era um indicativo do caráter emocional e do poder da defesa. Se essa parede caísse rápido ou abruptamente demais, ele poderia entrar em contato com sentimentos horríveis que não conseguiria processar e voltar a ter comportamento suicida. Meu supervisor e eu também conversamos sobre se os pesadelos poderiam representar outra coisa na mente de Tony e se seria possível que "o homem ao lado" representasse alguma ideia ou pessoa que ele precisava manter atrás de uma barreira. Discutimos como eu precisava apoiar Tony e deixá-lo seguir em seu próprio ritmo, para que ele pudesse me contar sobre as coisas que mais temia. Acabamos por fazer algum progresso quando, depois de vários meses de trabalho conjunto, Tony me disse que estava pronto para falar sobre o conteúdo de seus pesadelos.

Eram sempre os mesmos, começou. Ele estava estrangulando um jovem bonito que tentava gritar e tinha que fazê-lo calar. Aumentava a pressão na garganta, via o pânico e o terror nos olhos de sua vítima e sentia uma crescente sensação de poder, "um barato". De repente, o rosto do jovem se tornava o rosto de seu falecido pai, distorcido pela raiva. A voz de Tony tremeu quando descreveu como ela então se transformava numa espécie de cabeça de Medusa masculina, com cobras emoldurando uma boca terrível e raivosa. No sonho, ele sempre tentava impedir a cabeça de falar, mas ela gritava com ele. As palavras eram indistintas, disse, mas ele sabia que era "algo desdenhoso e maldoso" e se sentia ao mesmo tempo apavorado e frustrado por não conseguir compreender o significado delas. Ele achava que precisava descobrir, e era nesse momento que acordava, suado, com o coração disparado, e ouvia os gritos do homem ao lado.

Esse pesadelo nos levou diretamente a falar mais sobre seus crimes e sua família. Eu sabia alguns fatos simples, mas queria ouvi-los dele. Começou dizendo que cresceu num lar católico com seu pai inglês e uma frágil e bela mãe espanhola que estava desamparada diante da violência do marido contra ela e os filhos. Tony me contou que se lembrava de se esconder sob as roupas da mãe no guarda-roupa para escapar dos punhos do pai, e de como ele amava os cheiros doces e tecidos macios, como uma espécie de antídoto para a masculinidade abusiva de seu pai. Às vezes ele experimentava coisas dela ou brincava com sua maquiagem quando estava sozinho, o que é uma parte normal do desenvolvimento, uma vez que os jovens exploram o que significa ser masculino e feminino. Essa atitude me fez pensar se Tony se identificara mais com a mãe do que com o pai, mas isso não parecia se encaixar quando ele me disse que, ao se aproximar da adolescência, começou a desprezar a mãe, rejeitar seu afeto e odiar sua fraqueza.

Na escola secundária, ele tinha baixa autoestima e se considerava feio; algo que eu ouviria novamente de pessoas que sofreram abusos e negligência na infância, entre elas Marcus, outro paciente incluído neste livro. Foram conduzidos estudos que mostram que essas crianças reagem à sua imagem no espelho com agitação e hostilidade. Elas tendem ainda a ter dificuldade para desenvolver um "cérebro social", o que significa que são incapazes de interagir bem com os outros e podem ter problemas persistentes de alterações de humor e controle do temperamento. Não era de surpreender saber que o jovem Tony não tinha muitos amigos em sua turma. Costuma-se dizer que crianças assim, caladas e duronas — os solitários com vidas familiares problemáticas —, são resilientes; com efeito, esse é um adjetivo habitualmente aplicado a todas as crianças, como se elas fossem plantas resistentes. É mais correto dizer que uma criança que carece de cuidados básicos, que vive numa seca emocional, entra em estado de dormência ou hibernação. Elas podem se desligar da realidade de seu mundo para se protegerem, e, como uma planta sob estresse da chuva ácida, ou que é plantada em solo pobre, sua mente para de crescer e florescer.

Tony me disse que sua reação às dificuldades na escola foi começar a malhar, aumentando sua massa muscular. Em pouco tempo, começou a atacar e intimidar outros meninos, descobrindo que isso o excitava sexualmente. Essa associação é algo que ouço com regularidade de agressores sexuais e é sustentada por um amplo corpo de pesquisas feitas no decorrer de muitas décadas. Os avanços da neurociência nos mostram que as áreas do cérebro que "acendem" quando se está com medo, estimulado ou excitado estão todas próximas umas das outras e usam as mesmas redes neuronais. Quando Tony falava sobre a excitação sexual que experimentava quando intimidava os outros, percebi que isso poderia ser um mecanismo de defesa: ele podia se sentir fálico e forte ao fazer outras crianças sentirem medo. Ele podia se livrar de seus próprios sentimentos horríveis de medo relacionados ao pai ao projetá-los em outra pessoa. Já ouvi muitos pacientes descreverem algo semelhante, sobre como seus atos de violência os ajudaram a se sentirem mais seguros e de alguma forma satisfeitos. Embora possa ser difícil para a maioria de nós se identificar com isso, é provável que todos nós já tenhamos sentido em algum momento um sentimento de "*Schadenfreude*", uma satisfação com o infortúnio de outra pessoa (a palavra é literalmente uma combinação das palavras que em alemão significam dano e alegria). Isso também é um mecanismo de enfrentamento, um lampejo de alívio causado pelo sofrimento de outra pessoa. No caso de Tony, esse lampejo se tornaria uma chama crepitante.

O jovem Tony tinha empatia e consciência social suficientes para se preocupar com esses sentimentos. Ele também ainda era ambivalente quanto a sua atração sexual por outros homens. Contou-

-me que sabia que isso seria um anátema para seus rígidos pais católicos, que achavam que os homossexuais deviam estar no inferno. Seu pai chamava homens gays de "fadas" e era cáustico a respeito de qualquer sinal de feminilidade em homens. Contudo, Tony fantasiava sobre como seria estar com outro homem e controlá-lo — alguém que fosse ao mesmo tempo bonito e fraco. Pensei na relação de poder entre sua mãe e seu pai e no menino assustado que testemunhava as interações deles através das ripas do guarda-roupa. Quando começou a brigar na escola, Tony contou que seu pai sempre reagia com elogios: "Agora você é um menino de verdade". Pode parecer um longo caminho do Marquês de Sade até Pinóquio, mas o pequeno boneco de madeira me veio à mente quando ele disse isso. Não pude deixar de pensar no amor encontrado por Pinóquio que o tornou real e na ligação com seu "pai" Gepeto, que lhe deu a vida.

Quando terminou a escola, Tony queria aprender a ser chefe de cozinha. Seu pai desdenhou dessa ambição ("são as mulheres que cozinham"), então Tony deixou sua cidade natal e se mudou para Londres no final da década de 1980. Durante o dia, conseguiu emprego de garçom num restaurante da moda, onde prosperou. Quando afinal consegui localizar os registros de seu julgamento, li o testemunho de seus colegas de trabalho, que o descreveram como popular e diligente, e que ficaram chocados com sua prisão por assassinatos em série. À noite, ele interpretava o homem durão nos bares gays locais, machão e desafiador. Ele conseguiu elaborar para mim que lhe convinha oscilar entre duas identidades: o garçom agradável e o predador sexual violento. Enquanto ele falava, visualizei sua descrição de como terminava seu turno no restaurante, se enfiava em um beco e trocava a camisa branca engomada e o avental pela camiseta regata com jaqueta de couro do outro Tony. Isso me lembrou de outros assassinos em série, sobre os quais li, que separavam cuidadosamente sua crueldade de suas vidas cotidianas, uma tela interna dividida que funciona como outro tipo de mecanismo de defesa, às vezes chamado de "duplicação" ["*doubling*"]. O termo foi cunhado pelo professor Robert Lifton em seu estudo de 1986 sobre médicos nazistas nos campos de extermínio, no qual descreve que eles tinham um "eu de Auschwitz", livre de todos os padrões morais, e um "eu humano" fora do campo, onde eram homens de família, profissionais e com princípios morais.[9]

Essa divisão foi destacada pelo FBI num simpósio realizado em 2008 sobre assassinatos em série.[10] A pesquisa por eles apresentada confirmou que, ao contrário do que se mostra em incontáveis séries de TV e romances, esses criminosos raramente são solitários e desajustados sociais. A maioria dos indivíduos que os especialistas do FBI estudaram tinha emprego, vida social e família. Em geral eram descritos como "bons vizinhos" e "colegas amigáveis", o que me lembrou do relato que ouvi uma vez de um especialista sobre um assassino em série que enfatizava que "sempre pagou seus impostos". O eu bom atua como um duplo para o eu alternativo cruel, que costuma ficar oculto, como na antiga ideia da pessoa boa e seu sósia malévolo. *O médico e o monstro* é um exemplo literário clássico disso.

Na terapia, as pessoas tendem a compartilhar o melhor de si mesmas, pelo menos no início. Achei que poderia levar algum tempo para Tony me revelar o que Jung chamaria de seu "eu sombrio", mas ele surgiu nas sessões mais rápido do que eu esperava. Eu me esforçava para ser cuidadosa com ele, mas, como acontece quando se tenta demais, era fácil cometer um erro de principiante. Um dia, estávamos conversando de novo sobre seus pesadelos e, nesse contexto, perguntei se poderíamos voltar ao que ele havia me contado sobre o "comportamento abusivo" de seu pai — uma expressão que ele usara. Vi o rosto de Tony ficar carregado; suas sobrancelhas pesadas se juntaram e ele lançou um olhar feroz para mim. Fiquei ansiosa, mas também confusa. Tinha certeza de que ele havia descrito a crueldade de seu pai desse modo, então presumi que esse termo fosse aceitável para ele. O que eu não havia entendido é que o fato de eu usar suas palavras deu-lhe uma realidade que ele não podia suportar; ele estava identificado demais com o pai, e suas palavras em minha boca o perturbaram. Suas mãos agarraram a borda da mesa que nos separava, os nós de seus dedos embranqueceram. Quase me encolhi, com receio de que ele fosse virar a mesa ou pular por sobre ela. Minha mão se moveu, pronta para apertar o alarme no meu cinto. Em vez disso, ele se levantou, jogou a cadeira para o lado, caminhou até a porta e saiu, batendo-a atrás de si.

Sua saída abrupta deixou a equipe tão preocupada quanto zangada. "O que aconteceu?" Senti que na verdade queriam dizer: "O que você fez com ele?". Os pacientes podem, às vezes, ter reações negativas como parte do processo de trabalho com um psicoterapeuta, e, embora saibam disso, os enfermeiros também têm de limpar a bagunça psicológica deixada para trás quando o terapeuta vai para casa. Um aborrecimento ["*upset*"] causado pela terapia pode tornar o paciente mais perigoso e agressivo com a equipe ou outros pacientes, ou pode até mesmo levar a autolesão. Tive de passar um bom tempo explicando o que havia acontecido e assegurando a equipe de que ninguém estava em perigo; Tony estava apenas irritado comigo, e irritação e risco de homicídio não são a mesma coisa.

Eu queria fazer progressos com ele, mostrar que era uma boa terapeuta, ou pelo menos podia vir a ser, se conseguisse calar a boca e ouvir. Quando fosse falar, eu precisaria ser mais delicada, mais cuidadosa com minhas palavras. Já me haviam apontado isso antes, durante a formação, e me disseram que era algo que exigia anos de prática e muitas tentativas e erros. Contei ao meu supervisor que senti uma grande decepção comigo mesma por não ter "desvendado" ou lido Tony corretamente. Ele ressaltou que essa era mais uma lição valiosa. Tendemos a nos concentrar na incapacidade que nossos pacientes têm de imaginar o que se passa na cabeça dos outros, visto que muitas vezes eles interpretam mal os sinais de suas vítimas ou entram em conflito na prisão porque não conseguem "desvendar" outros criminosos ou funcionários, mas era importante perceber como essa era uma armadilha fácil na qual qualquer um poderia cair — até mesmo um terapeuta experiente. Essa é uma aptidão que pode ser desenvolvida e aprimorada, explicou ele, tanto nos terapeutas quanto nas pessoas que tratamos.

Tony e eu fomos capazes de explorar isso juntos quando, algumas semanas depois, sua raiva abrandou e ele decidiu que estava pronto para voltar às sessões. Concordamos que o aborrecimento ["*upset*"] era necessário para que as mentes mudassem e crescessem, e falamos sobre o duplo significado da palavra: aborrecer alguém e derrubar alguma coisa, revelando assim algo novo e talvez desconfortável subjacente. Eu me dera conta de que precisava abrir mão de querer controlar esses aborrecimentos. Pude compartilhar com Tony algo do que meu supervisor me ajudara a compreender: que precisávamos permitir que nossas mentes fossem diferentes e em conflito — que isso poderia até ser frutífero. Fiquei aliviada ao ver que meu erro e a raiva de Tony não haviam destruído nosso trabalho conjunto, e retomamos nossas reuniões semanais com um novo entendimento.

Tony continuou a narrar sua história e, alguns meses depois, nos aproximamos do período em que os assassinatos começaram. Seu primeiro crime ocorreu após vários anos do que parecia ter sido uma vida louca na cena gay de Londres. Bem quando a epidemia de HIV estava explodindo, ele começou a experimentar todos os tipos de drogas e a ter múltiplos parceiros sexuais, vivendo a vida com um niilismo do tipo "tocando violino enquanto Roma arde". Ele adquirira o hábito de "sair à caça" em suas noites de folga, todas as quintas-feiras, em busca de homens em bares. Contou-me que gostava dos mais jovens, que eram "bonitos" e "carentes". Ele os seduzia sendo rude no início e depois os deixava pensar que o haviam suavizado. Eu já vira seu sorriso encantador e pensei que seu charme áspero poderia ser atraente para alguém que estivesse procurando amor e proteção masculinos. Achei que Tony poderia ter se atraído por homens mais jovens que o lembrassem de sua própria vulnerabilidade e necessidade de cuidado; ao matá-los, talvez estivesse matando essa parte de si mesmo. Não fiquei surpresa quando ele me disse que se sentia deprimido e suicida na época de seu primeiro crime.

Tony me contou que costumava sair de um bar com um homem para fazer sexo em um beco ou parque próximo. Disse que nunca dava a eles seu nome verdadeiro, de modo que, depois de socá-los com força no rosto após o orgasmo, podia fugir confiante de que não teria como ser denunciado. Mais tarde, parou de fugir e, em vez disso, passou a pegar as carteiras de suas vítimas, ameaçando encontrá-las e matá-las se fossem à polícia. Perdeu a conta de quantas vezes fez isso antes do primeiro assassinato. Ele começara a ouvir rumores nos bares sobre um "cara das quintas-feiras" que diziam ser um sádico, meio fora de controle, então decidiu deixar de frequentar os lugares habituais e ir para uma parte diferente da cidade. Foi quando conheceu sua primeira vítima de assassinato.

Era o rosto dele que Tony via nos pesadelos. Um garoto adorável, falou, "com olhos muito azuis". Ao dizer isso, engasgou e parou de falar. Não era fácil pensar naquilo, admitiu. Fiquei nervosa a respeito do que ele poderia me dizer. Uma coisa é ler sobre um assassinato no papel, outra muito diferente é ouvir diretamente do assassino. Quando começou, Tony mudou o tempo verbal para o presente histórico, o que, a princípio, me confundiu. Em seguida, me dei conta de que isso era comum em espanhol, que fora sua primeira língua. Mais adiante em minha carreira, em meu trabalho com sobreviventes de traumas e por meio de um estudo mais aprofundado sobre a natureza da memória traumática, descobri que era típico de muitas pessoas (não apenas agressores violentos) deslizar para o tempo presente ao descrever eventos dolorosos. A exploradora psicológica que existe em mim acha isso fascinante: essa distorção da realidade temporal é uma forma de sinalizar inconscientemente que as lembranças estão vivas para eles, que não estão arquivadas em algum lugar do passado ao qual pertencem. Sempre tento me lembrar desse tipo de mudanças de tempo verbal para reconstruí-la mais tarde, anotando as frases-chave que ficam gravadas na mente.

"Nós vamos para a casa dele, e durante todo o trajeto até lá, no táxi, estou pensando: 'vou fazer isso, vou ficar com ele'. Sei que posso matar este. Ele é tão jovem e confiante e tem um rosto tão adorável, penugem de pêssego, pele macia. A casa dele é um apartamento no alto de um prédio, então temos de subir dois lances de escada, tropeçando e apressando um ao outro para chegar logo e trepar. Bebemos um pouco quando chegamos lá e cheiramos *poppers*, depois começamos a nos beijar, e sinto um anseio de sufocá-lo que começa na minha virilha. Ele sorri para mim — aqueles olhos — e está tentando parecer tão sexy, e eu não aguento aquele olhar, aqueles olhos, e é aí que eu o agarro pelo pescoço. Ele não é forte. Sou mais forte, muito mais forte e logo... está feito. Olho para ele e sinto nojo. Bato no rosto dele, depois o chuto algumas vezes, até perceber que ele não está se movendo. Ele está morto. Aí penso que preciso sair de lá, mas tenho medo de que alguém encontre o corpo e eu esteja acabado. O que posso fazer? Me livrar dele, escondê-lo — mas como? Jogá-lo no rio ou num canal? É de madrugada e nem sei onde estamos, em que parte da cidade. Penso em arrastar seu corpo por todas aquelas escadas, mas isso com certeza vai acordar os vizinhos. Olho ao redor e decido que tenho de enfiá-lo numa sacola, mala ou algo do tipo e vasculho o lugar, encontro uma mala esportiva, mas mesmo que ele seja pequeno não cabe, e se seu corpo ficar rígido? Lá fora está começando a amanhecer. Preciso me apressar. Vejo que o fundo da casa dá para um bosque..."

Ele interrompeu a narração. Eu sabia o que ele ia dizer, e não seria fácil dizê-lo em qualquer idioma ou tempo verbal. Tony havia decapitado sua primeira vítima, tendo cortado a cabeça com uma faca de cozinha. O corpo e a cabeça foram encontrados próximos um do outro, jogados no bosque. Houve muita especulação pública medonha sobre o perfil da mente monstruosa que fizera tal coisa e o que tudo aquilo significava, mas eu estava prestes a descobrir que a justificativa era bastante prosaica. Tony manteve os olhos fixos no chão enquanto me dizia que percebeu rapidamente que a cabeça era a parte mais pesada do corpo, "como uma bola de boliche", e por isso "preciso cortá-la". "É difícil", disse ele, e depois, baixinho, "leva séculos." Esperei ele se recompor, sua respiração acelerada.

"Assim que terminar o trabalho", retomou, "ela pode ir numa sacola, enquanto o resto cabe em outra sacola, e então eu arrasto as duas escada abaixo, tentando não fazer muito barulho, esbarrar em qualquer coisa ou deixá-lo cair." Só então olhou para mim para checar minha reação, e lembro que consegui manter meu rosto imóvel, apenas balançando a cabeça, pensativa — não foi tão difícil quanto pode parecer, porque entendi que, para Tony, essa era a parte prática do "trabalho". Aprender a controlar as reações emocionais ao que os pacientes dizem é uma parte básica do treinamento de qualquer médico, Medicina elementar. Freud comparou o trabalho de terapia à cirurgia, e não teríamos em alta conta um cirurgião que abrisse o abdômen de alguém e empalidecesse ou mesmo saísse correndo da sala gritando "tem câncer por todo lado!". É por isso que fazemos terapia durante a formação, para nos conscientizarmos de coisas que podem nos afetar psicologicamente. Deixamos de lado nossos sentimentos em relação aos pacientes, sejam eles negativos ou positivos, e os discutimos com nossos supervisores. Durante a sessão em si, meu dever é focar nas experiências emocionais dos pacientes, não nas minhas.

Chegou a me ocorrer que a banalidade social dessa sessão em particular com Tony era absurda. Ali estavam duas pessoas numa sala falando sobre decapitação, mas para quem passasse e desse uma olhada pelo painel de vidro da porta não havia nenhum sinal de que estávamos tendo uma conversa tão bizarra. Podíamos estar falando sobre o clima. Não vi sentido em perguntar algo mais a Tony sobre a decapitação, uma solução pragmática para um problema difícil. Eu também tinha em mente a observação petulante do assassino em série Dennis Nilsen, de que as pessoas se interessavam mais pelo que ele havia feito com os corpos dos homens após a morte (desmembrou-os e jogou-os na privada) do que no fato de que os havia matado. Pedi a Tony que me contasse, quando estivesse pronto, o que aconteceu depois que ele se desfizera do corpo do jovem. Usei deliberadamente o pretérito, mas ele persistiu no presente histórico, neste estilo: "No dia seguinte, vou trabalhar e tudo me parece um sonho. Me convenço de que não é real, sabe? E quando ele é encontrado e sai no noticiário, apenas finjo que não sou eu".

Em *Júlio César*, Brutus descreve o mesmo sentimento: "Entre a execução de uma coisa terrível/ e o primeiro movimento, todo o ínterim é/ como um fantasma ou um sonho hediondo". O eloquente resumo de Shakespeare é psicologicamente perfeito e ainda antecipa as pesquisas modernas que mostram que perpetradores de violência entram em um estado onírico ou "dissociado" durante o crime. Isso faz com que seja difícil lembrar detalhes depois, e torna mais fácil pensar "não fui eu", ou "não aconteceu".

Tony prosseguiu e fez mais uma revelação, ainda no tempo presente: "Todo mundo está falando sobre isso no bar em que vou agora nas quintas-feiras. Eu também falo — até me ofereço para levar um garoto para casa para que chegue em segurança, e me sinto bem com isso. Mas então penso que posso fazer aquilo de novo a qualquer momento, e ninguém vai saber que sou eu. Vou fazer isso, e não importa, porque não é real". Assenti com a cabeça, pensando que esse tipo de negação era um impulso humano muito familiar, advindo de um desejo de preservar uma imagem de nós mesmos como pessoas boas. Já ouvi advogados de divórcio dizerem que muitos clientes, em sua primeira consulta, irão descrever como o casamento acabou porque o(a) futuro(a) ex não presta, enquanto eles são irrepreensíveis. Os advogados assentem e fazem uma anotação, mas sabem que essas alegações são apenas o começo da história, e o mesmo poderia ser dito na terapia. A negação de Tony era profunda e permitia que ele mantivesse o conhecimento de seu eu ruim fora da consciência; se sua violência fosse real, teria importância, e seria insuportável. Era notável o fato de ele ter ido tão longe a ponto de se convencer de que estava protegendo do perigo uma vítima em potencial.

Tony prosseguiu e me contou sobre os dois outros homens que havia apanhado em diferentes bares e matado, tendo se desfeito de seus corpos da melhor maneira que pôde. Ele não os decapitou, o que fez com que a polícia demorasse algum tempo para relacionar o primeiro assassinato aos seguintes. Por fim, eles o prenderam depois de encontrarem uma caixa de fósforos de seu local de trabalho no apartamento da última vítima. Após as negativas iniciais, Tony confessou e se declarou culpado dos três assassinatos. Ele pegou três sentenças de prisão perpétua, com uma "tarifa" mínima de vinte anos — o período necessário para que pudesse solicitar liberdade condicional. Hoje isso seria visto como muito brando, e ele provavelmente pegaria prisão perpétua sem qualquer chance de liberdade condicional.

Nem todas as sessões de terapia são feitas de grandes revelações como essa. Na maioria das vezes elas não têm nada de especial. Nos sentamos, conversamos, ouvimos, dois seres humanos explorando pensamentos juntos. Tony e eu não voltamos aos assassinatos, mas conversamos mais sobre seus pesadelos, que ele continuava a ter. Em uma de nossas sessões, ele reclamou com amargura que o paciente do quarto ao lado tinha ido falar com a equipe sobre *ele* gritar à noite, o que o deixara chateado. Ele confrontara o homem, acusara-o de mentir. Seguiu-se uma discussão, até que seu enfermeiro Jamie interveio e revelou que o outro paciente tinha razão, era Tony quem gritava à noite. Tony não conseguia acreditar naquilo. Mas também não achava que Jamie mentiria. Ele me disse que "não conseguia enfiar aquilo na cabeça", mas não discutiu mais a respeito. Considerei que o fato de Tony ser capaz de tolerar que seu enfermeiro dissesse algo que ele achava desconfortável poderia ser uma indicação de que ele estava achando a terapia útil. Eu acreditava que Jamie havia percebido isso e feito a coisa certa, e contei a Tony que eu havia me beneficiado de minhas próprias conversas com o enfermeiro. Tive a impressão de que Tony gostou de saber que Jamie e eu estávamos conectados, quase como um casal de pais que o tinha em mente.

Aquela conversa entre Tony e Jamie propiciou uma oportunidade para olhar as percepções de Tony quando ficava aflito. A mente pode desligar quando há coisas demais para absorver, expliquei a ele, e todos nós podemos atribuir a outras pessoas o que não gostamos em nós mesmos. Com base nessa ideia, perguntei-lhe se ele conseguia entender o que o homem da porta ao lado dizia quando gritava à noite. Ele conseguia distinguir alguma palavra? "Ele grita por socorro. Sem parar." Àquela altura teria sido demais para mim dizer-lhe isso, mas me ocorreu que o homem gritando por socorro poderia ser um fragmento de memória dos últimos gritos desesperados de um homem agonizante. Perguntei então se era possível que fosse Tony quem precisava de ajuda ao acordar dos pesadelos. Seu rosto ficou taciturno e ele não quis comentar. Eu não sabia se ele estava pronto para desistir de culpar outra pessoa pelos gritos noturnos. Mas ele não discordou de mim, por isso persisti na ideia de que "o vizinho" gritava coisas que ele mesmo não conseguia expressar, implorando por ajuda em seu nome.

Ele deixou cair o rosto entre as mãos, abafando a voz. "Não... Eu não quero... Não posso ser tão fraco." Falei com delicadeza que compreendia sua necessidade de não ser vulnerável, mas, por outro lado, como o lembrei, ele pedira para ver um terapeuta. "Isso é um pedido de ajuda, não?" Ele grunhiu, sem negar. Falei-lhe que eu estava mencionando isso porque pensei que poderia ser um lembrete de que havia uma parte de sua mente que *estava* pronta para ser vulnerável, que, na verdade, queria ser vulnerável. Ao ouvir isso, ele levantou a cabeça e eu mantive o contato visual, sabendo que havíamos chegado a um ponto crucial. "Tony, acho que você é corajoso o suficiente para olhar para uma coisa realmente difícil." A voz dele falhou, mas ele não desviou o olhar. "Eu não sou corajoso." Olhei-o bem nos olhos. "Você acha mesmo isso? Bem, eu vejo você como corajoso. É preciso ter coragem para pensar sobre a violência do passado, levar sua mente a sério e falar comigo sobre coisas que são perturbadoras. É só nos seus pesadelos que você tem medo. Aqui você demonstrou coragem de verdade."

A conversa ficou gravada nele, talvez não de imediato, mas ao longo das semanas seguintes, e ele parou de reclamar dos gritos do homem do quarto ao lado. Aos poucos, depois de mais muitos meses falando sobre sua vulnerabilidade e dor, seus pesadelos foram rareando e ele parou de perturbar a ala à noite. A equipe de enfermagem estava satisfeita com seu progresso, assim como eu. Outros membros da equipe clínica relataram que os sintomas de depressão de Tony também haviam diminuído. Eu não sabia para onde a terapia poderia levar quando embarcamos nessa jornada juntos, cerca de dezoito meses antes, então fiquei contente por seus sintomas terem melhorado. A equipe achava que ele estava pronto para retornar à prisão e cumprir sua pena, e eu concordei. Tony aceitava isso e começamos a nos preparar para encerrar nosso trabalho.

Lembrei-me de que certa vez tive dúvidas se valia a pena trabalhar com Tony, e que alguns de meus colegas também tiveram. Com certeza eu não havia imaginado como seria o progresso ou o final. Essa experiência inicial me ensinou que, não importa qual seja a história delas, se as pessoas são capazes de ter curiosidade a respeito de suas mentes, há uma chance de que possamos extrair sentido de um transtorno. Tony também aprendeu a lidar com pensamentos e sentimentos dolorosos, mesmo quando isso era desafiador, o que o ajudaria a lidar melhor com outros no futuro. Senti-me tão satisfeita quanto qualquer outro médico quando oferece um tratamento ao paciente e as coisas mudam para melhor. Descobri também algo sobre como eu poderia lidar com esse tipo de terapia de longo prazo, sobretudo ao cometer erros, como minha falta de jeito inicial ao usar a palavra "abuso" em relação ao pai de Tony. Foi possível recuperar a situação e seguir adiante a partir dos "aborrecimentos" — uma lição que se mostraria inestimável nos anos vindouros.

Um de nossos últimos encontros começou num belo dia de junho, quando o ângulo do sol me fez puxar a cortina da janela, mergulhando a sala numa semipenumbra. Eu não tinha como imaginar a direção que nossa discussão tomaria. Tony chegou rápido, até um ou dois minutos mais cedo. Fazíamos um pouco de silêncio enquanto nos acomodávamos, mas nessa altura ele já estava confortável o suficiente para começar a falar quando se sentisse pronto. Ele comentou abruptamente que o dia seguinte era o Dia dos Pais. Eu sabia que seu pai morrera alguns anos antes e não conseguia imaginar por que essa data poderia ser importante. "Meu pai teria 72 anos agora. Não é muita idade. Caiu morto um dia, sem mais nem menos, sem aviso." Ele sacudiu a cabeça. "Nenhum aviso." Tony me falara havia algum tempo sobre como seu pai parecera bem de saúde na aposentadoria, mas tivera um ataque cardíaco repentino. Havia sido um choque para todos, e a notícia lhe chegou com atraso porque ele praticamente perdera o contato com a família. Só soube da morte semanas após o ocorrido. "Mas muitos caras caem mortos quando não têm mais trabalho para fazer, certo?", comentou Tony sem emoção. Eu esperava que ele não estivesse relacionando isso ao final do nosso trabalho juntos.

Perguntei-lhe o que a expressão "Dia dos Pais" provocava nele; havia algo diferente a respeito este ano? Ele sacudiu a cabeça e tive a impressão de que ele se sentia frustrado, como se desejasse não sentir nada. "É só que… não houve adeus. Perdi o enterro e tudo", falou. Ele parecia estar quase chorando ao dizer isso, e eu lhe respondi que achava que devia ter sido muito difícil. Ele assentiu e ficamos sentados ali por um tempo, compartilhando um silêncio respeitoso, como se estivéssemos juntos num enterro. Por fim, perguntei: "Quando ele morreu?". Ele pensou um pouco, incerto. "Deve ter sido… mais ou menos no início de agosto. Logo antes daquele garoto ruivo." Eu não sabia a quem ele se referia. Ele não me havia descrito nenhuma de suas vítimas dessa maneira. "Deixe-me ver…", disse ele, os olhos no teto, tentando se lembrar do período. "Então, acho que deve ter sido… em 1988, e o garoto ruivo…"

Enquanto ele fazia as contas, acho que ambos percebemos ao mesmo tempo que ele estava falando de outro assassinato, alguém que viera antes do adorável garoto de olhos azuis que ele havia identificado previamente como "o primeiro". Suponho que eu deveria ter ficado assustada ou alarmada, mas me lembro de ter me sentido bastante distante e calma. "É possível, Tony, que tenha havido uma quarta morte? Que antes do jovem de olhos azuis tenha havido outro homem, esse garoto ruivo, que morreu?" Escolhi minhas palavras com cuidado, muito consciente de que essa conversa poderia ser legalmente importante. Eu não poderia usar a palavra principal "assassinato", porque caberia ao júri decidir, se isso chegasse ao tribunal. Os advogados de defesa de Tony poderiam argumentar que eu influenciara seu cliente, o coagira a fazer uma confissão falsa.

Fiquei abismada com o que estava acontecendo, pela maneira como as paredes e portas da mente erraticamente colocadas podem de repente esconder ou revelar atos e sentimentos insuportáveis. Dei-me conta de que abrir essa porta em particular teria sido impossível se Tony não tivesse conseguido falar sobre tudo o que acontecera antes. Apesar do horror do que ele estava dizendo, me senti honrada por ser sua testemunha naquele momento. Tony sacudiu a cabeça de um lado para o outro, sua angústia aumentando. "Eu não sei, eu não sei... Achei que tinha contado sobre ele, mas agora acho que não. Oh Deus..." Ele confessara os outros três assassinatos pouco depois de ser preso, então por que não confessou esse também? Perguntei se seria porque ele não tinha certeza se esse "garoto ruivo" estava morto quando o deixou — foi a única explicação em que consegui pensar. "Não. Ele estava morto mesmo. Eu simplesmente tinha esquecido", disse ele, enquanto seus olhos encontravam os meus. "Eu nem sabia que queria falar sobre isso hoje", acrescentou. "Mas aí está." Conversamos se seria possível que ele tivesse de alguma forma perdido essa lembrança, ou se ela tinha sido eclipsada pela morte de seu pai e seu luto.

Nosso tempo estava quase acabando e eu precisava informá-lo de algo que ele provavelmente já sabia: ele havia dito uma coisa importante que eu teria de compartilhar com outras pessoas. Precisávamos pensar juntos sobre o que viria a seguir. "Mas me diga, como eu esqueci isso todo esse tempo?", perguntou, parecendo genuinamente angustiado. "Como posso explicar por que não falei sobre isso antes?" Era uma excelente pergunta e pensei com muito cuidado em como responder. Sugeri que às vezes as pessoas precisam estar prontas para se lembrar de coisas, para enfrentar o que prefeririam não ver. Algo mais me ocorreu naquele instante. "Talvez essa lembrança também fizesse parte do pesadelo? Uma coisa terrível, como a cabeça da Medusa, que você não ousava olhar?" Tony concordou com a cabeça. "E talvez esteja vindo à minha mente agora porque vou voltar para a prisão. Como se eu precisasse ter minha mente clara primeiro." Concordei que era possível. Repassamos o que eu diria a Jamie e à equipe, e o que era provável que acontecesse em seguida, inclusive informar à polícia. Quando disse que ele também precisava falar com um advogado, ele perguntou: "Não posso simplesmente falar sobre isso com você?".

Olhei para ele, esse homem que queria tanto falar e que sentia as coisas tão profundamente. Pensei em como ele estava distante da imagem que eu tivera do assassino em série impiedoso e insensível, e o quanto trabalhar com ele me ensinara sobre o delicado manejo de meus sentimentos, algo essencial ao meu trabalho. Eu conseguia sentir grande compaixão e respeito por sua honestidade, como sentia naquele momento, e ainda assim levar em conta a terrível trilha de destruição que sua mente havia criado e a tragédia de cada uma das mortes que ele causara. "Claro", respondi. "Vamos conversar."

2. Gabriel

"Um homem foi preso hoje após um esfaqueamento num café no norte de Londres, num ataque aparentemente gratuito. Sua vítima está em estado crítico, lutando pela vida. Nosso repórter falou com a senhora X, que testemunhou o ataque quando ia para o trabalho. 'Fiquei apavorada... sério, ele veio do nada com aquela faca enorme... É terrível eles deixarem esses imigrantes perturbados entrarem no nosso país para ficar por aí agredindo pessoas inocentes.'" Muitas pessoas teriam desligado o rádio nesse momento, fosse em repulsa à agressão em si ou ao racismo impensado da reação da mulher. Mas pensei na hora sobre o homem que perpetrara o esfaqueamento e se ele acabaria sendo internado no hospital onde eu trabalhava, já que costumávamos receber casos de Londres.

E, como era de esperar, alguns anos depois, vim a ter a oportunidade de saber mais a respeito da história por trás da notícia dessa pessoa "perturbada", um homem chamado Gabriel, quando ele de fato acabou em Broadmoor. Depois que aceitei o caso, e antes de atendê-lo, procurei o departamento de registros para ter uma ideia melhor de sua história. Infelizmente, haviam enviado pouquíssimos dados quando ele fora transferido: não havia nenhuma informação a respeito de seu passado, nenhuma história familiar para me dar uma pista sobre sua vida. Encontrei sua foto de admissão e aproximei-a da luz, olhando para o rosto comprido e magro de traços finos, os ombros encurvados e o corpo esguio. Ele estava com o cenho franzido, olhos desconfiados e intensos. Pensei ter lido medo ali.

Pelo menos os registros continham algumas cópias das provas médicas do julgamento e pude revisar vários relatórios psiquiátricos de especialistas que confirmavam que Gabriel estava em estado grave de transtorno mental no momento do crime. Em seu julgamento, especialistas tanto da defesa quanto da acusação encontraram evidências de um sistema delirante paranoico arraigado e testes de realidade distorcidos que indicavam uma doença psicótica. Embora a maioria das pessoas com esse tipo de doença mental nunca machuque ninguém, no caso de Gabriel, seus sintomas aumentaram tragicamente o risco de ele infligir violência a outras pessoas.[1] Por sorte, a vítima sobreviveu ao ataque e a acusação que Gabriel enfrentou foi de tentativa de homicídio, mas o Crown Prosecution Service [Ministério Público] mostrou que estava disposto a abrandar a acusação. Primeiro Gabriel insistiu que estava agindo em autodefesa, mas depois foi enfim persuadido a se declarar culpado de lesão corporal grave e na sequência o tribunal ordenou que ele fosse internado em um hospital de custódia para ser tratado, com base no conselho médico de psiquiatras. Por uma sorte irônica na loteria da saúde mental, Gabriel teria acesso ao tipo de tratamento especializado que dificilmente estaria disponível para sua vítima ou os espectadores afetados por sua agressão. É provável que esse atendimento jamais estivesse disponível para ele antes (ou a menos) que tivesse cometido o crime.

Tal como acontece com muitos pacientes detidos segundo a legislação de saúde mental, a permanência de Gabriel no hospital foi considerada "indefinida". Ela dependeria do andamento de sua recuperação e da avaliação profissional a respeito da redução do risco para terceiros, cabendo ao Ministério do Interior supervisionar qualquer decisão quanto à sua libertação (responsabilidade que agora está nas mãos do Ministério da Justiça). Hoje, a permanência média em um hospital de custódia é de cerca de cinco anos, mas, quando conheci Gabriel, poderia ser muito maior — ele talvez ficasse na instituição por dez anos ou mais. Eu acabara de concluir minha formação e me qualificado como médica psicoterapeuta forense, mas continuava a trabalhar como psiquiatra forense, na maior parte do tempo avaliando pessoas para relatórios judiciais e pesquisando. Trabalhava também numa clínica de trauma do NHS, de modo que dividia meu tempo entre a clínica e Broadmoor. Era uma justaposição valiosa sob vários pontos de vista. Na clínica, achava especialmente útil poder tratar refugiados de diferentes partes do mundo, o que me ajudaria em meu trabalho com Gabriel.

Nesse período de idas e vindas entre o hospital e a clínica, também ganhei uma nova visão sobre a prevalência do transtorno de estresse pós-traumático (TEPT) em ambas as populações de pacientes. Faz parte do mito da violência a ideia de que as vítimas estão sempre amedrontadas e com vergonha enquanto os agressores são sempre raivosos e insensíveis. Minha experiência é de que existem muitos agressores envergonhados e traumatizados por seu crime e muitas vítimas que lutam muito para controlar seus compreensíveis sentimentos de raiva e de vingança. Tanto as vítimas quanto os agressores precisam de ajuda para lidar com sua dor psicológica; conforme foi lindamente enunciado pelo filósofo/sacerdote americano Richard Rohr, "Se não transformarmos nossa dor, com certeza a transmitiremos".[2]

Entre os documentos do julgamento, havia uma declaração da vítima de Gabriel que forneceu um ponto de vista que raramente vejo. As letras em negrito na página pareciam reluzir com a raiva e confusão do homem. "Lá estou eu, cuidando da minha vida, esperando meu café, quando esse rapazinho preto começa a gritar um monte de baboseiras para mim... sacudindo uma maldita faca grande e então ele vem até mim sem motivo..." Sua declaração terminava com a afirmação de que seu agressor "deve ser uma porra de um maluco". Senti a aflição do homem em cada palavra, o tempo presente revelando o quão "vivo" o terror era para ele. Lembrava a linguagem usada por alguns de meus pacientes na clínica de trauma, cujas experiências iam desde sobreviver a acidentes e desastres naturais até refugiar-se depois de terem sido vítimas de violações dos direitos humanos ou até mesmo de tortura. Eu esperava que, junto com o tratamento médico que receberia por seus ferimentos físicos, ele também obtivesse ajuda para seus ferimentos psicológicos.

Quando me pediram para vê-lo, Gabriel já havia passado muitos meses em nossa unidade de terapia intensiva para pacientes que são agressivos com os outros, o que significa que o foco está em primeiro lugar na redução de risco e na segurança. Durante parte desse tempo, ele teve que ficar recluso, a versão do hospital da "seg" (a unidade de segregação nas prisões), também conhecida como confinamento solitário. O isolamento social não é recomendado para alguém com doença mental grave; num recente processo de direitos civis nos Estados Unidos, um juiz descreveu o ato de segregar prisioneiros com problemas de saúde mental como equivalente a "privar um asmático de ar".[3] Estudei o problema, dei testemunho legal sobre isso e sei que não há respostas fáceis; seu uso em contextos seguros é um dos muitos desafios éticos do tipo "entre a cruz e a caldeirinha" enfrentados pelos profissionais médicos que trabalham no sistema de justiça. Há supervisão formal do uso (e mau uso) da segregação no Reino Unido, feita por grupos independentes como a Howard League e a Inspeção Independente de Prisões, e na Europa, feita pelo Comitê Europeu para a Prevenção da Tortura. A União Americana das Liberdades Civis e organizações semelhantes são ativas nos Estados Unidos, onde a aplicação do isolamento extremo nas chamadas prisões "*supermax*" é controversa e os efeitos do confinamento total são muito estudados.[4]

Depois de algum tempo, Gabriel pôde ir para uma ala de reabilitação, quando a medicação havia reduzido seu nível geral de paranoia e hostilidade. Entendi, no entanto, que ele ainda podia ser agressivo e perturbado, alternando com períodos de depressão e choro. Ele se agarrava à crença persistente de que a equipe de enfermagem entrava em sua cela à noite e o estuprava; essa também tinha sido uma característica de seu estado mental quando estava em prisão preventiva aguardando julgamento e não amainou com o tempo, apesar da medicação. Essa paranoia residual foi o motivo pelo qual fui convidada a examiná-lo.

Mesmo antes das mudanças profundas no NHS e dos anos subsequentes de austeridade e cortes crescentes nos serviços de saúde mental no Reino Unido, havia apenas dois ou três médicos psicoterapeutas na equipe de Broadmoor a qualquer momento, ao lado de um pequeno grupo de colegas psicólogos (não médicos). Quando conheci Gabriel, estávamos atendendo uma população de cerca de seiscentos pacientes. O triste conceito de triagem é familiar na medicina: se os recursos são curtos, trata-se as pessoas que têm mais chance de melhorar. Naquela época, duas décadas atrás, ainda era relativamente incomum que pacientes com doenças psicóticas "preenchessem os requisitos" e recebessem qualquer terapia psicológica. Pensava-se que eles sofriam de demasiada distorção da realidade para poderem se beneficiar da terapia; assim como existem pessoas fisicamente debilitadas demais para se submeterem a cirurgia, uma certa medida de bem-estar psicológico é necessária para o processo autorreflexivo da psicoterapia. Sofrer de crenças delirantes também pode deixar pessoas como Gabriel agitadas demais para se sentarem numa sala com alguém como eu por qualquer período de tempo, ainda mais por uma hora. Preso numa espécie de estado mental permanente de luta ou fuga, ele pode ser, como diz Gertrude sobre Ofélia em *Hamlet*, "incapaz de [sua] própria aflição".

Apesar de tudo isso, o psiquiatra chefe da equipe que cuidava de Gabriel queria testar uma teoria. Ele conhecia meu trabalho na clínica de trauma e me falou de sua ideia de que a contínua agressão e suspeita de Gabriel em relação aos enfermeiros à noite fosse TEPT. Alguns diagnósticos entram no discurso cotidiano porque, ao contrário de tantas outras siglas médicas, são autoexplicativos. Todos nós entendemos que passar por certos tipos de experiências assustadoras pode desestabilizar nossa mente. Os sintomas de TEPT são bem conhecidos, de hiperexcitação a flashbacks, pesadelos e insônia; eles são elementos cruciais de muitos romances, filmes e séries de TV do século XX. Mas descrições de TEPT podem ser encontradas lá atrás, como no relato de Heródoto da batalha de Maratona e em *Henrique IV*, de Shakespeare, quando a esposa de Hotspur fala de sua preocupação pelo marido, diz que "em teu tênue sono, eu junto a ti observei e te ouvi murmurar histórias de guerras de ferro". Outrora conhecido como "choque da bomba" ou "fadiga de batalha" (e o poético "coração de soldado" da época da Guerra Civil Americana), a classificação de TEPT entrou formalmente para o cânone médico cerca de quarenta anos atrás, em resposta aos sintomas crônicos que pesquisadores americanos observaram em veteranos da Guerra do Vietnã.

Com tão pouco de sua história disponível, não tínhamos ideia se Gabriel tinha vivenciado uma guerra diretamente, mas a pesquisa expandida mostra que o TEPT afeta pessoas que passaram por muitos outros tipos de situações, como acidentes de trânsito, violência doméstica e terrorismo — praticamente qualquer cenário que envolva medo de perda, morte ou ferimento. As estatísticas atuais indicam que sete em cada dez pessoas no Reino Unido podem vir a ter TEPT em suas vidas, mas felizmente a maioria terá uma recuperação completa dentro de alguns meses. A má notícia é que, para os poucos que não se recuperam logo, o tratamento de TEPT crônico é difícil, em parte porque eles enfrentam o que considero um "dilema do sobrevivente": confrontar seus sentimentos pode ser aterrador e arrasador demais para suportar, mas continuar a evitá-los os deixa piores.

Tínhamos um novo terapeuta no hospital que havia aprendido um tratamento promissor de TEPT chamado dessensibilização e reprocessamento por movimentos oculares (EMDR na sigla em inglês). Não tive formação em EMDR, mas sabia um pouco a respeito. Introduzido pela primeira vez nos Estados Unidos em meados dos anos 1990, é uma técnica que carrega nosso sistema de memória com uma dupla tarefa que envolve movimentos oculares de atenção. O terapeuta move um dedo de um lado para o outro na frente do rosto do paciente e lhe pede que siga o movimento enquanto lembra e descreve imagens traumáticas e os sentimentos que elas evocam. Hoje em dia, tornou-se o tratamento preferido para pessoas com flashbacks de TEPT, e vários estudos concluem que os resultados podem ser impressionantes.[5]

O terapeuta de EMDR tinha as dúvidas usuais quanto a trabalhar com um paciente psicótico, mas disse que estava aberto a tentar a técnica com Gabriel se eu pudesse prepará-lo por meio da conversa terapêutica. Eu estava disposta a tentar. Os tempos e as ideias estavam mudando, e eu tinha visto algumas novas pesquisas intrigantes feitas na Holanda que apresentavam a nova ideia de um espectro de psicose. Enquanto os indivíduos na extremidade oposta podem estar doentes demais para se beneficiarem da terapia, outros podem responder se os terapeutas ajustarem o diálogo para manterem o passo mental com eles e encontrá-los onde estão. Embora pudesse acontecer, estudos mostravam que era raro que a totalidade da mente de uma pessoa fosse psicoticamente irracional e, portanto, deveria ser possível atingir uma parte da mente de um paciente que ainda tivesse a capacidade de refletir.

Antes da minha primeira sessão, procurei Dave, o enfermeiro principal de Gabriel, na esperança de descobrir o que *ele* pensava dos problemas que seu paciente tinha com a equipe noturna. Dave se declarou tão perplexo quanto todo o resto. "Gabriel é da África Oriental, e pensamos que ele poderia sentir alguma conexão com Michael e Joseph porque eles são do Quênia, mas ele os bloqueia e fica hostil se tentam falar com ele." Eu sabia que ele era um enfermeiro bem-intencionado e bom, mas me contraí por dentro com a suposição de Dave de que seus colegas Michael e Joseph teriam algo em comum com Gabriel além de terem vindo do mesmo vasto continente. Mas era uma suposição fácil de fazer, e devo admitir que também fiz observações simplistas semelhantes ao longo dos anos. Acho que qualquer um de nós pode usar uma linguagem desajeitada às vezes, mesmo que (ou talvez porque) tenhamos concluído nosso treinamento obrigatório de sensibilidade.

Fui motivada pelo comentário de Dave a ir embora e me informar melhor a respeito da Eritreia nativa de Gabriel, sobre a qual eu sabia pouco. Seu país era incrivelmente diverso, com sete idiomas nacionais e muitas religiões diferentes, e estava permeado de conflitos internos, assim como mantinha guerras intermitentes com a vizinha Etiópia. Tomei o cuidado de não ver coisas demais na escolha de Gabriel em eleger Michael e Joseph como antagonistas. Ele podia ter dificuldade com a desconfiança em relação a figuras de autoridade em geral — o que poderia me incluir. "Como ele está hoje?", perguntei a Dave, tentando não parecer ansiosa. "Você está com sorte", respondeu. "Ele está de bom humor, parece disposto a vê-la. Só não pergunte sobre o chapéu."

Então é claro que a primeira coisa que notei em Gabriel foi o chapéu, um gorro macio marrom puxado sobre as orelhas que ele usava com o costumeiro uniforme de paciente, composto de camiseta larga e calça de moletom. Chapéus não são incentivados no hospital, pois podem ser usados como esconderijo de armas ou contrabando e podem ser símbolos de lealdade esportiva ou política, o que pode provocar controvérsias. Fiquei surpresa ao ver que ele tinha permissão para usá-lo, mas fiz o que me foi dito, tentando suprimir a tentação de mencioná-lo. Minha curiosidade sobre o gorro poderia esperar.

Encontramo-nos no corredor fora do posto de enfermagem. Apresentei-me, mostrando a ele meu crachá, antes de destrancar a porta de nossa sala de reuniões e conduzi-lo à minha frente. Haviam reservado para mim uma das salas mais próximas do posto de enfermagem, com painéis de vidro reforçado na porta. Isso pode ser uma distração para os pacientes, mas, se Gabriel pudesse ver os enfermeiros e eles pudessem nos ver, talvez ele se sentisse mais confortável — assim como eu. Além de Dave estar de plantão, fiquei feliz ao ver que Trevor, um dos auxiliares ambulatoriais, estava de olhos atentos. Ele era um homem grande e redondo, querido por funcionários e pacientes, e sua presença era sempre reconfortante.

Assim que nos sentamos, confirmei que Gabriel compreendia quem eu era e por que estava ali e expliquei as regras básicas habituais. Em resposta a perguntas simples, ele murmurava algo que poderia ser "sim". Tinha uma voz surpreendentemente grave, em contraste com sua constituição esguia. Eu sabia que sua primeira língua era o tigrínia, o idioma mais falado em seu país, e que, apesar de ter passado toda a sua vida adulta no Reino Unido, seu inglês não era fluente. Era mais uma camada de dificuldade a ser superada: é sempre difícil oferecer espaço reflexivo para pessoas cuja primeira língua não é a mesma que a nossa, e, em minha experiência, a terapia não pode ser feita com auxílio de um intérprete. É um fato que poucos funcionários de prisões e hospitais de custódia são fluentes em um segundo idioma — eu me incluo nessa categoria —, e, mesmo que a equipe tenha se tornado um pouco mais diversa ao longo do tempo, infelizmente nunca houve recursos para contratar especialistas bilíngues de acordo com a necessidade. Em um sistema falho, tento fazer o que é possível dentro das limitações e trabalho para mudar o que posso. Eu falaria o mais lenta e claramente possível e esperava que pudéssemos encontrar um caminho para seguir adiante.

Gabriel concordou de imediato quando comecei perguntando se poderia chamá-lo pelo primeiro nome, algo que nunca tomo como garantido. Em seguida, perguntei se ele já havia falado com um terapeuta antes e recebi apenas um olhar vazio. Percebi que talvez ele não reconhecesse a palavra e me ocorreu que talvez ele não soubesse o que era terapia. Tentei mais uma vez. Ele já havia tido alguma experiência de falar sobre sua vida com um médico? "Sim", foi a resposta gutural — que poderia significar qualquer coisa ou nada. Eu não tinha formulado muito bem. "Você está ok com nosso encontro hoje, Gabriel?" Ele pensou por um momento, franzindo a sobrancelha como se fosse uma pergunta capciosa. "S'noo", respondeu. Depois de uma pausa confusa, percebi que ele quis dizer "It's new" ["É novo"]. Por trás desse comentário talvez houvesse um pouco de prazer com a novidade do encontro, o que já era alguma coisa. Passamos o resto do tempo falando de banalidades; perguntei o que estava achando da vida no hospital, formulando perguntas de tal forma que ele pudesse responder "não" ou "sim" como desejasse. Não vi razão para forçá-

-lo a falar mais se ele não estivesse pronto. Foi uma longa hora e saí com dúvidas — mas também sabia que, como sempre, precisava me acostumar à minha incerteza e manter a mente aberta, como esperava que Gabriel também fizesse.

A meia dúzia de sessões seguintes não me deixou muito otimista de que Gabriel algum dia seria capaz de fazer terapia de qualquer tipo, muito menos EMDR. Essencialmente, ele não tinha amplitude verbal. Seu vocabulário em inglês parecia não passar de cem ou duzentas palavras, repetidas com triste monotonia, com o onipresente "sabe" pontuando frases curtas e o dar de ombros ou caretas fazendo grande parte do trabalho pesado da conversação.

Nossas sessões continuaram muito parecidas com a primeira: constrangimento e algumas trocas mínimas de palavras, na maior parte sobre a vida diária, que tende a ser o básico no início da terapia. Ele evitava falar sobre sentimentos a todo custo, bloqueando qualquer tentativa de fazê-lo falar das coisas de que gostava ou não no hospital. A observação mais emocional que tirei dele foi a de que não gostava da comida. Na época, é provável que eu tenha atribuído isso à barreira do idioma, ou mesmo à ansiedade da parte dele; mais tarde, li sobre um construto de personalidade com o nome clínico de "alexitimia" (literalmente, carência de palavras para emoções ou sentimentos), com frequência associada ao autismo e a outros distúrbios, que poderia ter sido pertinente. Também descobri que há muitos pacientes que precisam de muito tempo para chegar ao ponto em que seus sentimentos podem ser explorados, e, lamentavelmente, nem sempre podemos oferecer isso.

Ouvi pouco sobre seu passado. Estabelecemos que ele tinha 37 anos e vivera principalmente em Londres desde que viera para o Reino Unido. Norte de Londres? Sim. Tinha trabalhado? Sim. Que tipo de trabalho? Isso e aquilo. Às vezes bicos em restaurantes; às vezes ajudando uns caras nas feiras livres. Sua compreensão do inglês parecia ser muito melhor do que sua capacidade de articular ideias, tenho certeza de que é algo comum em falantes de uma segunda língua.

Ele usava palavrões com frequência, sobretudo "foda" e "merda", mas não dirigidos "a" alguma coisa, e com certeza não agressivamente a mim. Era como lidar com alguém que aprendeu algumas palavras de um novo idioma, inclusive algumas gírias picantes, e as usa indiscriminadamente como adjetivos: "mesa fodida", "cadeira filha da puta". Às vezes eu achava que ele ficava nervoso, até hostil, em resposta às minhas perguntas, mas ele vinha me encontrar toda semana, e em geral na hora certa. Usava sempre o mesmo gorro marrom, puxado por sobre as orelhas, não importava a temperatura na enfermaria ou a hora do dia.

Comecei a pensar que talvez não fosse uma suposição segura basear o tratamento num trauma presumido. Seu passado era "outro país", que ele talvez nunca quisesse revisitar. Pensei em seu histórico criminal, conforme listado em seu julgamento: todas as advertências, prisões e condenações que teve por repetidos crimes pequenos e atos de violência de menor importância antes de seu ataque final, quase fatal, contra o homem no café. Podia haver alguma coisa ali, mas na verdade era apenas um catálogo, abreviado e que não revelava nada. Depois de muitas semanas, uma colega assistente social me disse que alguns outros documentos que ela tinha solicitado finalmente haviam chegado, o que nos deu mais alguns fragmentos de informações que datavam de sua chegada à Grã-Bretanha, duas décadas antes. Parecia que ele viera para o Reino Unido como um jovem solicitante de asilo, assim como muitas das pessoas vindas de zonas de guerra que eu atendia na clínica de trauma. O trauma pode ser visto como inerente à experiência delas; afinal, precisavam ter um medo de perseguição bem fundamentado para obterem asilo. Mas a experiência da clínica de trauma me ensinou a não supor nada sobre o significado disso em relação à identidade de um refugiado, e vi muitas vezes como algumas pessoas se tornaram mais resilientes e ficaram fortalecidas por sua capacidade de sobreviver. Elas foram as primeiras a me lembrar que era fundamental não fazer generalizações a respeito do que significava ser um sobrevivente de trauma ou um refugiado. A certa altura, várias pessoas em terapia de grupo na clínica me procuraram para solicitar tratamento individual porque achavam que não tinham nada em comum com os demais além de sua condição de imigrante.

As anotações sobre Gabriel não revelavam nada específico sobre o que o levara a fugir de sua terra natal, nem o que ele sentia quanto a isso. Tampouco foi registrada qualquer coisa sobre sua família; tudo que sabíamos de seu pedido de asilo era que ele havia chegado sozinho com o apoio de um grupo missionário. Vi que ele recebera permissão para permanecer no Reino Unido, talvez porque tivesse apenas dezessete anos na época. Infelizmente, se o mesmo jovem de um país devastado pela guerra tentasse asilo hoje, imagino que teria o pedido recusado: a política de "ambiente hostil" do governo britânico atual é bastante impiedosa.

Uma coisa ficou clara, mesmo com o registro sendo escasso: Gabriel não se estabeleceu no Reino Unido de modo fácil ou feliz. Encontraram uma vaga para ele num lar adotivo, mas ele fugiu repetidas vezes. Depois de completar dezoito anos, morou nas ruas e começou a abusar de drogas e álcool, sustentando esses hábitos com furtos e roubos. Consta que teve posse de facas mais de uma vez. Não era algo incomum para um sem-teto que talvez precisasse se defender, mas pensei que também poderia ser um indicador precoce de paranoia. Fiquei interessada ao ler que a polícia o havia levado para fazer avaliação psiquiátrica em várias ocasiões, preocupada com sua saúde mental. Mas todas as vezes seu comportamento foi atribuído ao uso de drogas, e, depois de passar por uma desintoxicação e cumprir uma pena curta, era mandado de volta às ruas. Ele se envolvera em episódios menores e intermitentes de violência, em geral brigas com outros moradores de rua, até o dia no café, quando cometeu o que é conhecido no jargão como seu "crime índice" — ou seja, o crime que levou a sua detenção. Não é incomum que prisioneiros e pacientes se refiram a esse crime como "meu índice".

Quando cheguei à enfermaria para nossa sétima sessão, Trevor estava de plantão e não parecia feliz. Falou que Gabriel tinha se levantado durante a noite, gritando de novo com os funcionários. Mas agora ele estava um pouco mais calmo, e Trevor esperava que pudéssemos prosseguir com nosso encontro conforme planejado. Ele saiu para buscá-lo enquanto eu arrumava a sala. Quando Gabriel chegou alguns minutos depois, eu estava sentada. Sorri para ele, apontando para sua cadeira de sempre. "Como você está hoje?" Enquanto eu falava, ouvi minha voz rebater pelo ar morto entre nós, um pouco efusiva e otimista demais, colidindo desconfortavelmente com seu aparente humor casmurro. Ele não respondeu, mas desabou na cadeira, cruzando os braços e franzindo as sobrancelhas numa carranca exagerada, o gorro familiar puxado sobre a testa.

Não fiquei especialmente preocupada — a postura taciturna era familiar nele e, na verdade, em muitos de meus pacientes. Observei seu pé de tênis chutando irritado o ladrilho do chão — a qualquer minuto, pensei, ele vai chamar de "porra de ladrilho". Mas não disse nada. Falei que Trevor mencionara que ele tivera uma noite péssima. Gabriel assentiu com a cabeça e olhou para fora da janela, meditativo. Depois murmurou algo rápido em voz baixa. Consegui captar algumas frases: "Os filhos da puta não vão embora — como vou dormir — pare, eu disse, me deixe em paz!". Um bocado de palavras para ele dizer de uma vez, e talvez tenha sido por isso que cometi um erro. Eu queria encorajá-lo a falar mais e pensei que ajudaria focar em sua falta de sono, então lhe fiz a pergunta mais banal, que exigia apenas um "não" ou um "sim" como resposta: "Você conseguiu dormir um pouco?".

Com isso, sua linguagem corporal se transformou. Num átimo, ele se endireitou na cadeira com as mãos fechadas em punhos apertados, e sua voz ressoou no pequeno espaço. "Como posso? Os filhos da puta querem me foder." Não falei nada, apesar do choque causado por suas palavras, e ele continuou: "Se eu durmo, eles FAZEM como na prisão. Me estupram, me ESTUPRAM. Eles querem fazer de mim uma MUlher!". Continuei tentando não reagir, mantendo o rosto impassível e assentindo, na esperança de mostrar apenas que compreendia o que ele estava dizendo. Ele tinha se alterado de verdade. Fui atingida na testa por um pouco de cuspe voador enquanto ele sibilava: "Você sabe disso. Você uma mulher! Você pode ser estuprada qualquer hora, qualquer minuto. PERIGO! Nós dois em perigo! Essas pessoas! As pessoas me tratam como lixo! Entrar em mim — entrar dentro... fazer de mim não um HOMEM...". Seu punho bateu na mesa e acho que me encolhi. Então ele ergueu a mão direita e senti que ia me bater, mas não, ele estava apontando o dedo indicador, apontando furiosamente alguma coisa do lado de fora da porta, e segui seu olhar até o posto de enfermagem. "Filhos da puta, malditos enfermeiros..." À medida que ele se enfurecia, seus olhos se arregalavam e suas palavras se tornavam menos inteligíveis, como se estivessem presas em sua garganta, sufocando-o.

Eu estava ciente de que sentia medo, mas via que ele estava angustiado e precisava expressar suas emoções. Tentei baixar a temperatura emocional da sala. "Gabriel", falei com suavidade, "há algo que eu possa fazer para ajudar?" Ele saltou da cadeira e começou a andar de um lado para o outro, ficando cada vez mais frenético, com mais gritos e cuspidas, derramando uma torrente de palavras. Pensei ter ouvido algo sobre ser "fodido no cu", e as palavras "noite" e "enfermeiro" repetidas sem parar, como um mantra furioso. Era uma repetição de acusações familiares, seus delírios de homens que invadiam seu quarto e o estupravam. "Basta! Basta! Chega dessa merda!" Naquele momento, pensei que deveria me levantar também, encontrá-lo no mesmo nível do olhar, mas foi uma má ideia. Talvez ele tenha pensado que eu estava tentando pará-lo ou impedi-lo de sair, e me empurrou com força no meio do peito, fazendo com que eu caísse para trás no chão. Meu grito de surpresa trouxe o pessoal correndo.

O som estridente e pulsante da campainha de alarme ecoou pela enfermaria assim que Gabriel saiu da sala de entrevista procurando alguma coisa para empunhar como arma. Ele tentou pegar uma cadeira, mas elas são especialmente pesadas e não se movem com facilidade justamente para situações como essa. Frustrado, ele pegou algumas revistas e papéis de um balcão próximo e os jogou no ar, fazendo que caíssem sobre o grupo de funcionários que havia chegado em resposta ao alarme. Ele foi imobilizado no chão por cinco ou seis pessoas; elas são altamente treinadas para essas eventualidades e levaram apenas alguns segundos para dominá-lo.

Sacudi a poeira e recuei de modo a ficar longe da zona de restrição e fora da linha de visão de Gabriel. Pude ver Trevor ajoelhado perto de sua cabeça, falando baixinho com ele. A campainha do alarme havia parado e tudo estava silencioso agora, tão quieto que pude ouvir algumas das palavras reconfortantes que Trevor repetia: "Tudo bem, está tudo bem, você está seguro, você está bem, Gabriel". Os demais membros da equipe seguraram suas pernas e braços até que ele parasse de se debater, e, quando ele se aquietou o suficiente, levaram-no "em contenção", com os braços presos junto ao corpo. Vi que os poucos pacientes que estavam na ala naquele momento voltaram rápido para seus quartos ou foram conduzidos por um dos enfermeiros. Embora sejam raras numa ala de reabilitação, essas coisas acontecem, mas incidentes como aquele ainda podem ser perturbadores para todos. Para os pacientes, dependendo de suas próprias experiências, as reações podem variar de ansiedade a raiva ou falta de interesse; para a equipe, a preocupação primordial será não permitir que o episódio cause um agravamento da tensão que possa se espalhar e complicar a vida na ala.

"Gwen, você está bem?" Os enfermeiros estavam ansiosos e inquietos ao meu redor, trouxeram-me água e verificaram se eu não estava machucada ou sangrando. Disse a eles que estava bem — e de fato estava. Sobretudo, senti raiva de mim mesma por não ter sido capaz de ajudar Gabriel e estava preocupada com o que esse incidente pudesse significar para nosso trabalho conjunto. Ele poderia ser tomado como prova de que Gabriel estava, como alguns haviam previsto, "mentalmente perturbado demais para fazer psicoterapia". Além disso, agora ele poderia ser visto como um paciente de alto risco porque atacara uma médica, o que é bastante incomum em qualquer lugar dos serviços de saúde e mais ainda em Broadmoor. É provável que a equipe que corra mais risco seja a dos enfermeiros, pois são uma presença constante, mas a maioria de nossos pacientes nunca tenta machucar quem cuida deles.

O incidente não foi culpa de ninguém, mas o medo de acusação e culpabilização pairava no ar quando a equipe se reuniu para discutir o ocorrido antes de sair do serviço. Foi preciso fazer anotações e preencher formulários; era necessário um acompanhamento formal. Gabriel já havia entrado na sala aborrecido com alguma coisa, falei. Minha impressão era de que ele estava sem dormir, agitado e com medo, e que não tinha me agredido de fato; eu apenas era um obstáculo quando ele quis sair da sala. Trevor lamentou e se desculpou, dizendo que deveria ter previsto um problema naquele dia e que deveríamos ter cancelado a terapia — ele sabia que seu paciente não estava bem. Eu não podia deixá-lo assumir essa responsabilidade. Eu quisera prosseguir com a sessão, assim como Gabriel, e, para mim, não havia nenhum risco óbvio.

Perguntei à equipe se algo em particular havia acontecido com Gabriel na noite anterior, alguma coisa fora do comum. Eles achavam que não; nada tinha sido relatado ou registrado. Nem por um momento acreditei que alguém tivesse realmente tentado machucá-lo, mas queria saber se alguma palavra ou ação poderia ter desencadeado uma lembrança de outra noite, ou de outro momento. Mais uma vez, senti-me frustrada por saber tão pouco sobre a mente ou a história de Gabriel, mas estava decidida a não desistir. Mais tarde me arrependeria de não ter esclarecido quem eram os enfermeiros que estavam de plantão na noite anterior e me sentiria como se tivesse perdido uma pista.

No dia seguinte, continuamos o debate sobre se a terapia seria demais para Gabriel lidar. A psicóloga da equipe sugeriu que Gabriel não estava pronto para a psicoterapia psicodinâmica, com sua ênfase na reflexão e nos relacionamentos. Ele talvez precisasse de um tipo diferente de tratamento. Existem vários tipos de psicoterapia, cada uma com determinada ênfase e aplicação; todas têm valor e eficácia. Eu pratico a terapia psicodinâmica, uma abordagem com raízes na psicanálise; como indica o trabalho que descrevi até agora, ela se concentra sobretudo em ampliar o autoconhecimento. Isso se dá por um processo de ajudar a pessoa a reconhecer o significado de sua linguagem ou de suas ações usando o relacionamento com seu terapeuta. Argumentei que queria continuar esse trabalho com Gabriel, inclusive porque poderia ser prejudicial para ele se nossos encontros se encerrassem abruptamente. Se prosseguíssemos, sinalizaríamos que sua raiva foi compreendida e que poderia ter significado. Por que interpretar uma explosão de raiva como prova de que a terapia não era adequada para ele quando as explosões de raiva eram parte do problema que estávamos tratando?

Àquela altura, eu já sabia que "aborrecimentos" como esse (e eles reaparecem em outros casos que descreverei) também podem ser pontos de virada que levam à descoberta de novos sentimentos e ideias essenciais para o progresso. Eu ainda tinha esperanças de que com o tempo pudéssemos realizar a ideia original de preparar Gabriel para a EMDR. Percebi que o pessimismo quanto a isso era palpável na sala, mas procurei o apoio do psiquiatra, e, para meu alívio, ele disse: "Vamos manter o plano". Resolvemos que eu continuaria a terapia por enquanto, com maior supervisão e cooperação da equipe da enfermaria. A medicação de Gabriel seria aumentada à noite para ajudá-lo a dormir, e só teríamos sessão se ele estivesse bem no dia da consulta.

Voltei para vê-lo na semana seguinte, e na seguinte, e na seguinte. As sessões eram lentas e frustrantes, e houve dias em que pensei que talvez os outros tivessem razão e aquele homem não estivesse pronto. Gabriel só conseguiu me dizer que sentia vergonha por ter me empurrado e continuou se desculpando de uma forma que era francamente perturbadora, porque nos mantinha focados no evento sem de fato refletirmos sobre o porquê de ele ter acontecido. Tentei incentivá-lo a pensar sobre o que poderia tê-lo deixado num estado mental de tanta raiva e medo. Ele tinha alguma ideia do que eu poderia ter dito ou feito que o fizera explodir? "Não", respondeu, parecendo aflito.

Depois de algumas semanas, parecia que o aumento da medicação e talvez algumas boas noites de sono o haviam acalmado. Ele foi capaz de compreender que sua aflição quando atacou naquele dia não era comigo, mas vinha de seu "medo noturno". Percebi que suas acusações de estupro contra a equipe noturna estavam se transformando em reclamações de ser espionado. Ele mencionou Michael e Joseph, os dois colegas africanos sobre os quais Dave tinha falado comigo no início, e imitou como eles pressionavam o rosto contra o vidro da porta de seu quarto para checá-lo durante a ronda, a qualquer hora da noite. Ele achava que isso estava "fodendo com ele" de alguma maneira, embora a equipe tenha explicado a ele que essas verificações visuais eram necessárias por motivos de segurança. Gabriel falou que sabia que o interesse deles por ele era "mau", mas quando lhe pedi que explicasse, usando as perguntas mais simples de resposta "sim" ou "não" para ajudá-lo, ele não conseguiu. Havia alguma coisa ali que era difícil demais para ele comunicar ou para eu entender.

Com a proximidade do Natal, nossa conversa tomou um rumo incomum. Estávamos em meados de dezembro e era a última sessão antes do recesso; eu só o veria de novo em janeiro. Havíamos nos sentado e estávamos nos acomodando quando ouvi o som de canto. Alguns funcionários da enfermaria estavam treinando para uma apresentação de canções natalinas que fariam mais tarde a fim de arrecadar fundos para uma instituição de caridade de saúde mental. Eu dizia alguma coisa sem graça sobre como os dias vinham escurecendo mais cedo quando Gabriel pôs o dedo nos lábios. "Psiu…" Eu calei a boca e escutei. Fraco, através da parede, chegava o som agradável de vozes combinadas numa canção de Natal. "Salve, humilde donzela Maria, senhora tão favorecida…", cantavam, antes de pararem para que alguém se recuperasse de um ataque repentino de tosse.

"Certo, mais uma vez, desde o início", comandou uma voz masculina, elevando-se acima dos demais — era Trevor. O coro recomeçou. "O anjo Gabriel do céu veio, suas asas como neve flutuante…" Ao ouvir isso, Gabriel abriu um sorriso que merecia de verdade o adjetivo "beatífico". "Sou eu!", disse, triunfante. "Sou eu!" "Ah, claro", falei. "Seu nome… um nome com significado." Pude ver que isso o tocou. "Sim. Forte", ele respondeu rápido, colocando a mão no coração. "Deus é forte em mim." Na sala ao lado, o coro cantava outro verso, dessa vez um que falava de Belém e Maria. Uma voz feminina clara se destacou com a frase "senhora tão favorecida". Encorajada pelo bom humor de Gabriel, arrisquei uma observação óbvia. "Uma música sobre mãe e filho, não é?" "Sim," disse ele. "Mãe Maria."

E então, para meu espanto, ele acrescentou: "Sinto saudades da minha mãe". Esse sentimento era tão fluente e tão apropriadamente triste; qualquer um de nós pode sentir falta da mãe distante nas festas de fim de ano. Foi a primeira vez que ele mencionou sua família para mim ou qualquer pessoa da equipe, que eu soubesse. Nós nem sabíamos se sua mãe ainda estava viva, muito menos seu pai. O mínimo de informações que eu conseguira reunir até então sugeria que o jovem Gabriel podia ter ficado órfão pela guerra quando deixou a Eritreia para construir uma nova vida, mas seria mesmo esse o caso? Eu não perguntaria diretamente, porque queria que ele me esclarecesse, mas ele ficou em silêncio, a cabeça inclinada de modo que eu olhava direto para o topo de seu gorro gasto. Alguns fios de lã ficavam em pé na coroa, como filamentos de uma lâmpada queimada.

Pela minha pesquisa limitada sobre a Eritreia, eu sabia que o país tinha uma população cristã significativa. "Você conhece essa canção? Você a cantava na época do Natal, em casa?" "Não", respondeu ele. "Minha mãe — uma voz de anjo." A imagem de um anjo que se inclina em direção a uma jovem para dar-lhe as boas-novas de um filho se formou em minha visão interior, um anjo que diz a Maria: "Não tenha medo". Perguntei a Gabriel se sua mãe cantava. Ele fez que sim rápido com a cabeça, mas não disse nada, e eu não queria pressioná-lo. Pude confirmar que ele conhecera os missionários que o ajudaram a viajar para o Reino Unido na igreja, mas depois ele ficou em silêncio novamente. Senti-me frustrada, como se tivesse encontrado uma janela que dava para algo importante, mas que no fim estava pregada.

"Como era o dia de Natal para você, com sua mãe… e mais alguém da família?" Ele olhou para cima, encontrando meus olhos. "Medo." Esperei em silêncio, e ele conseguiu dizer um pouco mais. "Minha mãe. Meu pai... minhas irmãs. Todo mundo tem medo. Ninguém canta depois que os soldados chegam." Presumi que ele estava se referindo à milícia islâmica sobre a qual eu havia lido, que talvez tivesse tentado fechar igrejas, mas não perguntei. Eu deixaria que ele me levasse para onde quisesse; eu estava lá para segui-lo. Considerando o quão pouco havíamos conversado sobre sua infância, essa era uma conversa tão notável que não ousei fazer nada além de respirar, assentir e rezar para que ele continuasse. Também percebi que nossa hora estava quase acabando, o que era ruim — sobretudo porque íamos nos separar depois disso durante o recesso de Natal.

O coro na sala ao lado começou a se dispersar. Ouvimos o barulho do arrastar de cadeiras e conversas no corredor do lado de fora enquanto eu pensava como poderia encerrar aquela sessão. Considerei a ligação entre a ausência de sua mãe e minha ausência de nosso trabalho juntos pelos próximos quinze dias, mas decidi não entrar no assunto: poderia voltar a ele no ano novo. A canção natalina provavelmente havia feito trabalho emocional suficiente para Gabriel naquele dia. Apenas lhe agradeci por falar comigo sobre sua família e perguntei se ele poderia manter nossa conversa em mente para que pudéssemos voltar a ela no ano novo. Quando nos separamos, desejei-lhe um feliz Natal. "Feliz Natal para você, dra. Gwen." Um aceno de cabeça, um sorriso, um adeus adequado: era um progresso. Enquanto me afastava, segurei o presente que ele me dera: nunca sabemos o que pode fazer com que alguém se abra na terapia, e ninguém deve ser desconsiderado para tratamento.

Encontramo-nos de novo na primeira semana de janeiro. Enquanto esperava por ele na sala de reuniões, observei uma fina camada de neve cobrir os caminhos e gramados do lado de fora da janela. Com o canto do olho, avistei o gorro marrom — Gabriel estava no balcão de enfermagem, cumprimentando um membro da equipe com sua habitual voz de barítono. Ele me havia soado otimista, mas ao vê-lo não consegui avaliar seu humor: seu rosto estava impassível quando entrou na sala. Antes que qualquer um de nós dissesse uma palavra de saudação, ele pegou uma foto e a colocou sobre a mesinha, bem no centro, depois se sentou na cadeira de frente para mim e cruzou os braços sobre o peito, esperando uma reação.

Tive o cuidado de não presumir nada e perguntei se tudo bem se eu olhasse a foto. Ele fez um gesto para que eu fosse em frente. A fotografia estava desbotada e amarrotada com o tempo. Eu queria tocá-la, alisá-la com a mão, mas senti que não deveria. Emoldurado por uma borda branca estava um belo casal, um homem e uma mulher que poderiam ter qualquer idade entre trinta e cinquenta anos, e que supus que fossem africanos, possivelmente seus pais. Meus olhos foram atraídos para os cabelos da mulher, trançados num arranjo complexo na parte superior e nos lados de sua cabeça e que depois caíam soltos sobre os ombros. Os trajes deles eram uma mistura de ocidental e tradicional: faixas largas de tecido de algodão decorado com padrões intrincados enroladas na cintura, e ambos com camisetas simples. O homem parecia ter uma bandagem ou gesso na panturrilha direita e segurava um instrumento musical na mão esquerda. Pareciam estar numa rua da cidade, com carros e palmeiras altas visíveis ao fundo.

Em vez de perguntar de imediato sobre as pessoas ou o lugar, perguntei: "Isso é uma guitarra?". Gabriel franziu a testa, talvez um pouco perplexo por eu ter comentado esse detalhe. "Kirar", falou. "É como uma guitarra." Assenti pensativamente e estudei a foto por mais um momento. "Você pode dizer quem são eles, Gabriel? Isso parece importante para você." Com cuidado primoroso, ele pegou a foto e a enfiou no bolso do moletom, depois confirmou o que eu havia adivinhado: eram seus pais. Quando perguntei onde fora tirada, ele me disse Asmara, a capital de "Ertra", como pronunciou o nome de seu país. "Você é de Asmara?", perguntei. "Não", respondeu, seco, sem olhar nos meus olhos.

Depois de um tempo, ele continuou. Interrompendo-se e procurando por palavras, ele conseguiu explicar que a foto fora tirada não muito depois de eles terem deixado sua aldeia natal na costa, "depois que os soldados chegaram". A primeira parte dessa revelação parecia mais fácil de discutir. "Sair de casa — isso é duro", falei, e ele moveu a cabeça em concordância fervorosa. Seus olhos brilhavam. Durante a hora seguinte, fiquei sabendo mais do que jamais poderia imaginar ser possível; pela primeira vez, estávamos emocionalmente envolvidos por completo. Usando uma combinação de mímica e seu inglês, e motivado por minhas perguntas ocasionais para esclarecer algo, Gabriel foi capaz de comunicar sua história apesar da barreira do idioma.

Primeiro, ele me contou como seu pai fora corajoso ao tirá-los do perigo. Parecia que o homem agira muito rápido diante de uma violência chocante. Poucos dias antes do Natal, disse Gabriel, quando ele tinha acabado de completar catorze anos, os soldados vieram da Etiópia e chegaram em sua aldeia ao amanhecer. Gritos os acordaram, e Gabriel correu para fora, seu pai logo atrás. Seu vizinho e a esposa estavam fora da casa. Não ficou claro para mim se eles eram parentes da família de Gabriel, mas não quis interrompê-lo para descobrir. O homem estava morto, caído no chão, com a garganta cortada, "todo o seu sangue saindo", e a mulher estava ajoelhada diante de dois soldados, implorando por misericórdia.

Um dos soldados baixou a lâmina de uma grande faca em sua cabeça e ela se abriu "como um melão", disse Gabriel. Seu pai o agarrou e o empurrou para a vegetação rasteira, e então eles correram; nesse ponto, Gabriel assobiou e gesticulou com a mão para indicar algo passando por sua orelha, talvez uma bala, depois outra e mais outra. Seu pai lutou contra os soldados, que quase os capturaram, pelo que entendi. Eles conseguiram fugir assim que o campo ao redor deles foi tomado pelas chamas. "Fogo no céu", ele me disse, os olhos erguidos para o teto. "Fogo até lá." Não me mexi enquanto ele contava essa história tenebrosa, ainda paralisada pela imagem da mulher e do melão. Uma coisa terrível, horripilante.

A família deixou para trás sua fazenda, perdendo tudo o que tinha. O pai de Gabriel sofreu uma ferida profunda na perna, onde um soldado tentou cortá-lo com sua grande faca. Gabriel sacou a arma para mim no ar, descrevendo uma lâmina impressionante com seus longos dedos, segurando em seguida o cabo invisível com as duas mãos e cortando o espaço entre nós como se abrisse uma larga faixa num milharal. No início, pensei que ele devia ter exagerado o tamanho; depois imaginei como uma faca, possivelmente um facão, poderia parecer enorme para um menino aterrorizado.

De algum modo, eles conseguiram se juntar à mãe e às irmãs; também não ficou claro para mim como fizeram isso, mas deduzi que todos chegaram à cidade, onde as pessoas de sua igreja lhes deram ajuda e abrigo. Eles souberam que não havia outros sobreviventes do ataque a sua aldeia e arredores. Falei algo inadequado sobre a perda, sobre a magnitude dela, e ele assentiu, solene, mantendo contato visual por vários segundos. "E depois?", perguntei.

Eles passaram a viver em Asmara, mas enfrentavam dificuldades e não tinham o suficiente para comer. Depois de alguns anos, "pessoas da igreja" se ofereceram para tirar Gabriel do país, talvez com sua mãe e irmãs pequenas. Mas ela não queria ir embora sem seu pai. Ele não explicou o que o levou a fazer a viagem sozinho logo depois de completar dezesseis anos. A ideia talvez tenha sido que ele ganharia dinheiro no exterior e mandaria para casa a fim de ajudá-los, um sonho comum do emigrante econômico. Percebi que era mais apropriado entender Gabriel como um refugiado da violência, fugindo de algo em vez de para um lugar. Eu gostaria que ele pudesse me contar mais, como conseguira atravessar o Norte da África e a Europa, por exemplo, e quanto tempo demorou sua viagem, mas não quis assumir o papel de interrogadora. Com o tempo, descobri que não é necessário saber todos os detalhes do passado de uma pessoa para tratá-la. Sentia-me grata por ter tudo o que ele fora capaz de me dar.

Mas perguntei se ele havia alguma vez entrado em contato com sua família desde que chegara ao Reino Unido. "Duas vezes, talvez três. Há muito tempo." Algumas pessoas gentis o ajudaram a ligar para Asmara não muito depois de ele ter chegado a Londres, mas naquela época, antes dos telefones celulares, era difícil. Quando conseguiu completar a chamada, disseram-lhe que seu pai havia voltado para a aldeia alguns meses após sua partida para tentar salvar o que pudesse da casa, mas os soldados o encontraram e o mataram. Sua mãe ficou na cidade com as irmãzinhas, trabalhando na igreja, ele achava, mas não tinha certeza porque muitos anos se passaram e ele parou de ligar para elas. Ele não disse com todas as letras, mas entendi que se sentiu terrivelmente envergonhado quando acabou nas ruas e com problemas com drogas e a polícia; não quisera continuar a ter contato.

Quando essa narrativa veio à tona, encontrando sua forma por meio de gestos irrequietos com as mãos e proferida num inglês simples notavelmente livre de palavrões, pensei na imensidão do que estava acontecendo naquela sala. Ali estava o homem psicótico que tinha delírios com estranhas perseguições por parte da equipe noturna, o paciente furioso que me empurrara num acesso de raiva poucos meses antes. Apesar das muitas rupturas de sua vida, aquele mesmo homem se arriscara ao confiar-me sua história.

Talvez fosse a primeira vez que ele conseguia compartilhar tanta coisa com outra pessoa. Era possível que, antes daquele dia, outros profissionais que encontrara tivessem tentado fazê-lo se abrir — missionários, assistentes sociais e afins —, mas ele estava muito adoecido. É provável que não tenham tido o mesmo tempo e espaço para criar uma aliança com ele e tenham visto apenas a procedência estrangeira e a paranoia. Não os culpei; afinal, tive um vislumbre em primeira mão do homem "louco" que aterrorizara as pessoas em um café no norte de Londres quando ele me empurrou naquele dia. Para chegar a esse lugar de confiança e atenção, ele teve de sair e cometer um ato de violência quase fatal; essa lamentável ironia é algo a que voltarei várias vezes nas histórias que se seguem. Eu me considerava afortunada por ter tido a chance de retomar a terapia com Gabriel depois daquele "ataque" a mim e ir mais a fundo com ele, não como se nada tivesse acontecido, mas como se tudo o que ele fizesse importasse. Senti-me privilegiada por estar sentada com ele.

As palavras de um colega meu me vieram à mente, um homem que fala da "beleza estranha e terrível" do nosso trabalho e da honra que é ser testemunha de nossos pacientes. Gabriel não era o "maluco" anônimo que sua vítima descrevera; era um homem cujo nome tinha um significado especial, que era forte. Ele havia sido um menino com mãe, pai e duas irmãzinhas, com um lar, um passado e esperanças de um futuro. Expliquei a ele com cuidado que gostaria de compartilhar o que ele me contara com sua equipe clínica, para que todos nós pudéssemos ajudá-lo melhor, e, com sua aprovação, foi o que fiz em nossa reunião seguinte de equipe.

Todos ficaram visivelmente comovidos, em especial Trevor, que pensou em voz alta se haveria alguma chance de que a mãe ainda estivesse viva. E se pudéssemos encontrá-la? Ele olhou ao redor da sala em busca de encorajamento. A assistente social assentiu: eles poderiam investigar. Eu sabia que eles tinham sucesso em rastrear membros da família, tendo feito isso com outros pacientes de outros países, mas achei que precisava compartilhar minha incerteza genuína a esse respeito. Falei que isso poderia ajudar Gabriel em sua recuperação, mas o contato renovado ou o fracasso em encontrar sua família também poderia ser tão doloroso a ponto de desfazer seu progresso e desencadear sua psicose. Em última análise, teria de ser um pedido de Gabriel, pois não era algo que pudéssemos decidir por ele. Como equipe, decidimos que Trevor e a assistente social deveriam tratar disso com ele.

Devo admitir que senti um pouco de ansiedade quando soube que ele havia concordado. As rodas começaram a girar, rangendo em vários processos institucionais e agências, com respostas lentas da Eritreia. Enquanto esperávamos por notícias, Gabriel e eu continuávamos nos encontrando. Quando não soubemos de nada, ele começou a se preocupar, dizendo que encontrá-la provavelmente seria "impossível" — uma palavra nova para ele. Lembrei-o de quando havíamos escutado aquela canção de Natal juntos e do orgulho que ele sentira pelo anjo forte que lhe dera o nome. Ele me encarou como se não lembrasse do que eu estava falando, mas isso pareceu acalmá-lo um pouco.

Às vezes, apenas ficávamos sentados em silêncio ou tínhamos conversas tão banais quanto as dos primeiros dias, falando sobre o cardápio do almoço ou do tempo. Pode parecer surpreendente que, após uma mudança tão profunda numa sessão, pudéssemos recuar assim, mas, como todos os exemplos deste livro mostram, a verdade do processo de terapia é que ele tem fluxos e refluxos, e os ganhos costumam ser seguidos por longos platôs entediantes. Também continuamos a ter dificuldades causadas pelas restrições de idioma, mas com o tempo pareceu-me que o inglês de Gabriel estava melhorando e ele era mais coerente do que antes. Tenho certeza de que isso aconteceu porque, à medida que ele se sentia mais seguro, ficava menos hostil e paranoico.

Pensei então que ele talvez conseguisse refletir sobre sua jornada em relação à violência e delicadamente o conduzi a uma conversa sobre isso, sugerindo que trouxesse para nossos encontros imagens do que ele temia, talvez tiradas de revistas. Já trabalhei com alguns arteterapeutas maravilhosos que usavam essa técnica e, embora eu não tivesse formação específica nesse tipo de terapia, pensei que poderia ser um caminho útil para Gabriel, em parte porque superava a barreira da linguagem. Ele o fez de boa vontade, o que nos permitiu falar sobre seu medo como uma imagem e como ele o sentia em seu corpo. Usamos ideias visuais para explorar as diferentes maneiras pelas quais as pessoas vivenciam o medo. Ele desenhava um raio caindo na cabeça ou um corpo com um rabisco escuro sobre a garganta, o estômago ou o coração.

Depois disso, senti-me capaz de explorar com ele sua antipatia pelos enfermeiros africanos da noite e sugeri que eles talvez o lembrassem inadvertidamente dos soldados que o aterrorizaram quando menino. Era uma espécie de salto e eu não estava segura de que Gabriel entenderia totalmente a ideia desse tipo de projeção, mas a equipe relatou que suas reclamações sobre os dois enfermeiros foram menos frequentes nas semanas seguintes à nossa discussão, e todos esperavam que, se ele conseguisse entrar em contato com sua mãe logo, veríamos um progresso mais substancial.

O inverno se transformou em primavera, e ficamos todos entusiasmados quando nossos colegas assistentes sociais anunciaram que a haviam encontrado, depois de terem entrado em contato com o mesmo grupo cristão que ajudara Gabriel a vir para a Grã-Bretanha muitos anos antes. Uma chamada de longa distância foi combinada entre mãe e filho. Trevor e Dave estariam com ele para dar suporte e feedback.

Em um filme — talvez a versão Broadmoor de *A felicidade não se compra* — aquele seria o momento em que a seção de cordas ergueria seus arcos e um coro de anjos cantaria enquanto Gabriel e sua mãe se reuniam diante de uma árvore de Natal cintilante. Mas Broadmoor é a antítese de Hollywood, e nem de longe foi isso que aconteceu. O médico de Gabriel me ligou no dia seguinte para dizer que nosso paciente ficara profundamente aflito com o telefonema. A linha não estava boa, mas o verdadeiro problema era que ele não conseguia entender a mãe: era como se ele tivesse perdido a habilidade de entender o dialeto local dela. Eu senti por ele, preso numa terra de ninguém em relação à língua, e fiquei desolada.

Ao que parecia, a mãe de Gabriel ficou muito chateada por ele estar doente, e isso foi tudo o que lhe disseram antes do telefonema. Gabriel indicou a Dave e Trevor que não podia contar a ela a verdade sobre sua prisão e sua luta contra a violência, e menos ainda sobre o ataque ao homem no café ou o fato de que ele estava trancado em um hospital de custódia. Broadmoor é um lugar difícil de descrever para os ingleses, como ele encontraria as palavras e superaria a vergonha que sentia para revelar a verdade sobre sua situação a ela, na distante Eritreia? Ele apenas confirmou para sua mãe que sim, estava em um hospital. Então ela o bombardeou com perguntas. Estava com câncer? Tinha dor? Não demorou para que ele encerrasse a conversa.

Nas primeiras 24 horas depois disso, ele voltou a ficar paranoico e hostil, acusou os dois enfermeiros africanos de terem envenenado sua mãe contra ele ao contatá-la antes da ligação e lhe contado mentiras sobre ele. Ele ficou psicótico, reclamando que "aquela velha" com a voz trêmula não poderia ser sua mãe, que tinha uma voz "linda como um sino". Decidiu que os enfermeiros que odiava a haviam enfeitiçado. Nos dias seguintes, sua paranoia deu lugar às lágrimas e ele começou a chorar e gemer incoerentemente.

Todos ficaram perturbados com essa reviravolta nos acontecimentos, tanto os profissionais quanto os demais pacientes. Acho que todos nós nos sentimos dolorosamente privados do sonho de que o amor de uma mãe poderia trazer um pouco de paz, se não uma cura mágica. Todos os médicos — e, na verdade, todos os profissionais sérios em qualquer área — têm de conviver com uma certa quantidade de decepção e frustração no decorrer de seu trabalho, e Gabriel foi um dos meus professores nesse aspecto. Ele foi fundamental para me ajudar a entender que eu precisava enfrentar esses contratempos e aceitar que eles são tão transitórios quanto nossos sucessos. Como o herói do poema "Se", de Kipling, eu precisava tentar tratar aqueles dois impostores, o triunfo e o desastre, do mesmo modo.

Nossas sessões que se seguiram àquela ligação decepcionante não foram confortáveis. Ele passava a sessão inteira chorando baixinho, me contando como era doloroso que sua mãe parecesse uma estranha e como ele se sentia triste por seu pai estar morto. Que transformação em relação aos primeiros dias de nosso trabalho juntos, pensei, quando ele não conseguia nem articular o que sentia sobre o cotidiano no hospital. Como eu já havia vivenciado com outros pacientes, tornei-me uma companheira de luto. Sua dor entrou em minha mente e trouxe lágrimas silenciosas que molharam meu rosto. Tenho um colega terapeuta que usa uma bela expressão — "autorrevelação judiciosa" — para falar sobre o valor de escolher compartilhar nossa resposta emocional com um paciente. Essa conexão é a essência da terapia, mas tem de ser diferente do compartilhamento que um profissional fará com amigos e familiares, pois a reciprocidade é diferente. Com um paciente, o terapeuta está compartilhando algo real sobre si mesmo para ajudar o paciente a aceitar uma coisa real. Isso exige controle consciente, razão pela qual a maioria dos terapeutas fazem eles próprios terapia por um longo período. Assim, podemos compreender a diferença entre nossas mentes e as mentes dos outros a partir da perspectiva do paciente, bem como o limite entre compartilhamento e autoexposição. Na primeira vez que notou minhas lágrimas, Gabriel sacudiu a cabeça furiosamente, dizendo: "Você não chora, você não chora, doutora!". Ele temia que tivesse me machucado de algum modo, e pude ver que estava ansioso de que fosse algo semelhante ao momento em que me empurrara. Expliquei que não era o caso e que os terapeutas querem acabar com a dor e ficam tristes quando não podem fazer isso por alguém. "Você entende, Gabriel?" Pude ver que ele entendeu.

Nas semanas que se seguiram, a intensidade de sua dor diminuiu e Gabriel se abriu comigo de novo. Conseguiu conversar comigo sobre como o telefonema para sua mãe havia sido perturbador e por quê. À medida que suas ideias sobre a equipe e seu veneno e bruxaria diminuíam, algo novo surgia. Gabriel quis me perguntar se eu achava que sua mãe poderia sentir o mesmo medo que ele. Recordando as imagens que vimos juntos e a forma como visualizamos o medo no corpo, ele pensou que ela podia ter sentido o medo na garganta. Ele me perguntou se poderia ter sido isso que fizera a voz dela soar diferente. Eu disse que não sabia, mas sugeri que talvez pudéssemos tentar organizar para que ele falasse com outra pessoa da comunidade eritreia; eu estava pensando em entrar em contato com organizações sem fins lucrativos ou seu grupo de igreja original, já que sabia que não tínhamos esse recurso disponível no NHS. Talvez houvesse alguém que pudesse ajudar a explicar o que sua mãe vivenciara desde que ele fora embora. Se pudéssemos encontrar o interlocutor certo, poderia até ajudá-lo com o problema do dialeto no telefone da "próxima vez"... Calei-me, pois sabia que meus colegas não iriam querer que eu sugerisse outra ligação para a mãe tão cedo. Achei que poderia ser algo que Gabriel seria capaz de revisitar algum dia, quando se sentisse pronto. O período de luto foi doloroso para ele, mas o enraizou na realidade emocional: sua dor, ao contrário de seu medo, era real e justificada.

Comecei a considerar se ele poderia iniciar a terapia EMDR, mas outros membros da equipe ficaram em dúvida quando fiz a sugestão, pois o processo envolvia manter imagens assustadoras na mente e repassar continuamente os eventos que ele havia descrito para mim. Embora ele tivesse provado que podia falar sobre essas coisas, a EMDR talvez não fosse adequada para ele: poderia ser estressante demais. O pessoal se sentia abatido com a decepção daquele contato com a mãe e estava chateado porque uma intervenção que todos nós apoiamos lhe causara tanto sofrimento. Expliquei que minha experiência com Gabriel durante nossas "sessões de lamentação" sugeria que sua mente havia mudado em um nível profundo. Em vez de fugir de traumas do passado revivendo suas memórias no presente e situando seu terror em pessoas estranhas, ele havia se permitido chorar pela perda do pai, pela perda do lar e pela perda de sua vida de ser humano comum. Achei que um tratamento lento e suave de EMDR, com o apoio certo, poderia dar a ele mais confiança em sua capacidade de ser sadio, o que seria um resultado valioso. Era verdade que o contato com a mãe havia sido perturbador para Gabriel, mas nos meses mais recentes ele não tinha atacado ninguém verbal ou fisicamente. Trevor e Dave, que observaram no dia a dia o modo como Gabriel havia se beneficiado da terapia, também tinham algum feedback positivo e disseram que os dois enfermeiros da noite, Michael e Joseph, também relataram uma interação muito melhor.

Quando nos encontramos de novo, expliquei a EMDR a Gabriel da maneira mais simples que consegui. Disse a ele que todos os membros da equipe perceberam que ele havia demonstrado uma coragem colossal e que notaram uma mudança positiva nele. O que ele achava? Pensei no melão se partindo, no fogo no céu e em seu falecido pai, ao lado de sua mãe sob o sol, com seu instrumento musical. Gabriel suportaria olhar dentro de sua própria mente e trabalhar com essas imagens? Ele enfiou a mão por baixo do gorro e coçou a cabeça, e então, para minha total surpresa, tirou-o — o gorro sobre o qual eu não tivera permissão de perguntar no início e que havia efetivamente esquecido todo esse tempo porque estava fora dos limites. Atravessando seu crânio marrom e seu cabelo preto corria uma grande cicatriz branca, enrolada como uma corda em sua orelha, cuja ponta não existia. Àquela altura, é provável que eu já tivesse visto ou ouvido alguma referência a essas marcas de um membro da equipe, mas sempre respeitara o desejo de Gabriel de não falar sobre isso comigo e de usar seu gorro. Tenho certeza de que sempre tive curiosidade a respeito, mas aos poucos fui me tornando capaz de deixar as coisas acontecerem em seu próprio tempo — e, mesmo que eu soubesse que a cicatriz existia, não cabia a mim perguntar a ele sobre ela. Eu estava muito mais interessada em saber por que e quando ele escolheria me mostrá-la.

No momento em que o fez, entendi que ele estava preenchendo uma lacuna importante em sua autonarrativa para mim, indicando um novo nível de confiança: seus vizinhos e seu pai não foram os únicos que haviam sofrido nas mãos dos soldados. Mas ele sobrevivera. Ali estava um lembrete manifesto de que o medo e o trauma tinham de ser transformados, ou permaneceriam na mente como uma faca desembainhada, uma lâmina real e mortal que se movia num tempo irreal, transmitindo dor aos outros. Pela primeira vez, fui eu quem ficou sem palavras. Mantive meus olhos em Gabriel, esperando para ouvir o que ele diria a seguir. Ele torceu o gorro nas mãos e me disse que se sentia forte, como o seu nome. Ele achava que poderia fazer o que eu sugerira. "Também acho que sim, Gabriel", falei com um sorriso. E era verdade. Já era tempo. Mas precisei perguntar-lhe mais uma coisa: "Eu imagino como foi para você tirar o gorro para mim agora há pouco. É a primeira vez que você faz isso". Ele deu de ombros. "Eu estava com frio antes."

Ele tinha um longo caminho à frente, mas eu tinha fé que a EMDR poderia aliviar seus sintomas e até mesmo possibilitar que ele progredisse para uma unidade de segurança média, onde são tratadas as pessoas que não representam um "perigo grave e imediato" para o público. No fim das contas, ele permaneceu no hospital por anos e se tornou uma espécie de ancião, buscando apoiar os novos internados, sobretudo homens negros mais jovens. Embora a EMDR possa ter funcionado para libertá-lo da dor de seu trauma passado, ele parecia estar empacado em Broadmoor porque não havia vagas nas unidades de segurança média, que estavam — e ainda estão — sempre lotadas. Eu costumava vê-lo de vez em quando, bem depois do término de nossa terapia. Ele sempre me cumprimentava com um aceno, e notei que na maioria dos dias ele havia desistido de usar o gorro.

3. Kezia

Sempre detesto chegar atrasada, mas sobretudo quando tenho um dia importante pela frente. Um novo caso me preocupava enquanto eu circulava inutilmente pelo estacionamento do hospital em busca de uma vaga. Na época, eu trabalhava em Broadmoor em tempo integral, tendo me qualificado como psicoterapeuta forense alguns anos antes. Meu papel na ala de reabilitação envolvia trabalhar com entre quinze e vinte pacientes do gênero masculino com necessidades variadas de saúde mental, mas eu acabara de ser chamada para ver alguém na ala feminina, uma jovem chamada Kezia. Havia muito mais homens do que mulheres em Broadmoor, reflexo do fato de que nossa população carcerária é predominantemente masculina e que um número muito maior de homens do que de mulheres é violento. Não me chamavam com frequência para trabalhar com mulheres lá.

Durante o período em que trabalhei na clínica de trauma, fiquei interessada em saber se a exposição ao trauma pode ser um fator de risco para violência em agressoras do gênero feminino. Publiquei um ou dois artigos sobre o tema, e o caso de Kezia parecia se relacionar com algumas das ideias que eu vinha explorando. Mas, pelo que pude constatar, sua situação era complicada, tanto para a equipe quanto para a paciente. Oficialmente, a supervisão só é obrigatória durante o treinamento, mas fiz questão de falar com um colega com antecedência, garantindo algum apoio dele se eu fosse tratar Kezia com regularidade.

Estacionei o carro numa vaga a pelo menos dez minutos a pé da entrada dos funcionários no momento em que desabou uma chuva forte. Dei-me conta de que não tinha guarda-chuva e teria de correr. Quando passei pela segurança, a imagem que eu apresentava não era elegante nem seca, e fiquei agradecida quando um dos funcionários deu um jeito de me arranjar um monte de toalhas de papel. Ele fez o possível para manter uma cara séria enquanto verificava minha identidade e me deixava passar com um alegre "Belo dia, doutora!".

Segui para o prédio da administração, esfregando meu cabelo molhado enquanto fazia malabarismos com chaves e bolsas para enfrentar a série de portões e portas que levavam ao meu consultório. Depois de verificar meu diário e mensagens, peguei a última parte da revisão matinal da equipe, que nos alerta sobre quaisquer eventos significativos da noite anterior e informa a situação atual em diferentes áreas do hospital. Cheguei bem a tempo de acompanhar o final de uma discussão sobre "uma colher perdida na ala de admissão", o que pode parecer divertido, a menos que você saiba que, nas mãos erradas e no estado mental errado, uma colher pode se tornar uma arma. Peguei um caderno e uma caneta e fui para as alas femininas ver minha nova paciente.

Hoje, Broadmoor é uma instituição exclusivamente masculina, mas naquela época ainda havia cerca de cem pacientes mulheres. Havia se iniciado uma mudança para desativar alguns serviços de alta segurança e criar mais unidades psiquiátricas de média e baixa segurança para homens e mulheres em todo o país, que seriam administradas tanto pelo NHS quanto pelo setor privado. Trabalhei em uma dessas primeiras unidades, no sul de Londres, antes de ir para Broadmoor. Devido à maior necessidade, a onda inicial de novas instalações tinha sido para homens. Agora, unidades femininas de segurança média também estavam sendo criadas, e o plano era que todas as mulheres detidas em Broadmoor, muitas das quais estavam lá havia muito tempo, seriam transferidas aos poucos, de modo que dentro de alguns anos nosso serviço feminino seria encerrado. Kezia deveria fazer parte do primeiro grupo a ser transferido, mas, bem quando se considerou que ela estava pronta, surgiu uma preocupação quanto aos motivos originais de seu crime e como isso poderia afetar seu risco futuro. Sua equipe clínica achou que alguém de nosso serviço de psicoterapia deveria avaliá-la para ver se algumas sessões de terapia poderiam ajudá-la.

Cheguei à ala feminina com alguns minutos de sobra e, como de costume, fui consultar a enfermeira responsável pelo turno. Fiquei contente ao ver que Mary estava de plantão; nós nos conhecíamos, e ela me fez um aceno amigável quando assinei o quadro de parede. Ela era "velha guarda de Broadmoor", uma enfermeira psiquiátrica cujos pai, mãe e parentes haviam trabalhado lá e que conhecia o lugar como um jardineiro conhece seu jardim. Ela tinha um telefone preso entre o ombro e a orelha, terminava uma ligação enquanto empurrava uma pasta para mim — as anotações médicas de Kezia, onde todas as pessoas da equipe escreviam algo sobre seu contato com ela. As anotações não me disseram muito de seu estado mental, forneciam apenas breves vislumbres da trivialidade da vida na enfermaria: "Kezia comeu um bom jantar"; "Kezia foi para a educação esta tarde"; "Kezia aceitou a medicação".

Esperei que Mary desligasse o telefone para perguntar-lhe o que achava de minha nova paciente; nós, que entramos e saímos voando da vida na enfermaria, dependemos e apreciamos muito os insights de nossos colegas que trabalham "na linha de frente". Mas Mary não tinha muita coisa para mim; deu de ombros e admitiu: "Ela é um pouco difícil de entender... Uma paciente modelo, sabe como é". Fiz uma careta, e nós duas rimos da linguagem cifrada do hospital: paciente modelo é aquele no qual você mais fica de olho. Achei que ela também poderia estar me lembrando de não tomar isso ao pé da letra. "Eu não achava que ela precisa de terapia", disse Mary, em tom deliberadamente neutro. "Mas ela não é minha paciente. Jean-Paul deve saber mais." Com os olhos, ela indicou um colega parado na porta, um jovem alto e magro que eu não conhecia e que estava ocupado conversando com duas pacientes mais velhas. Planejei conversar com ele mais tarde. Agora era hora de conhecer Kezia.

Ela esperava por mim no corredor, e eu sorri e estendi a mão enquanto caminhava até ela. Ela sorriu de volta, estabelecendo de imediato um bom contato visual. Apresentei-me e a levei para a sala de entrevista que eu reservara. As cadeiras não eram desconfortáveis, embora a sala fosse pequena, a vista da janela dava para as árvores e as colinas mais além, e o pé-direito era alto, o que dava uma sensação de espaço. Eu havia visto sua foto de admissão, tirada na época de seu julgamento, dez anos antes, quando ela tinha vinte e poucos anos. A imagem me trouxera à mente uma foto escolar de uma criança agitada forçada a ficar parada por alguns instantes, com o cabelo bem penteado e a blusa branca abotoada até o colarinho. Agora, um emaranhado selvagem de tufos e cachos formava um halo preto irregular ao redor da cabeça de Kezia, e um unicórnio de desenho animado decorava sua camiseta desbotada. Sua legging disforme estava enrugada e manchada, e ela calçava chinelos felpudos rosa brilhante. Tinha a aparência atordoada de alguém que acabara de cair da cama, mas me interessou de imediato que ela tivesse chegado na hora, pronta e disposta a comparecer ao nosso encontro. Isso podia significar que ela concordava com a ideia de trabalhar com alguém como eu e entendia o motivo de eu estar ali.

Kezia havia sido internada no hospital dez anos antes, logo após sua prisão por uma possível acusação de assassinato que envolvia a morte de um assistente social, Mark, que trabalhava no centro de reabilitação para pessoas com doenças mentais onde ela morava na época. Ela tinha um histórico de esquizofrenia paranoide, com alucinações auditivas e visuais vívidas. Quando a polícia chegou, ela disse que Mark era um demônio que estava "tentando possuir seu cérebro", por isso tivera de matá-lo. Quando a levaram sob custódia, Kezia insistiu que ainda podia ouvir a voz do demônio zombando dela. Então atacou e ficou gritando com alguma figura invisível até que a polícia apressadamente providenciou para que Kezia fosse avaliada por um psiquiatra local, que a encaminhou para Broadmoor. Lá ela permaneceu enquanto esperava o julgamento, e de lá nunca saiu.

Em seu julgamento, os psiquiatras que testemunharam foram unânimes em afirmar que Kezia sofria de uma doença mental aguda no momento do assassinato. Testemunhas oculares falaram de seu estado mental perturbado, e foram apresentadas evidências de episódios recorrentes de internações e medicação. Ela se declarou culpada e foi condenada por homicídio culposo, um crime que na lei inglesa se diferencia do assassinato doloso. A intenção de Kezia em matar foi considerada reduzida por sua doença mental no momento do crime e, por isso, ela foi condenada por um crime um pouco menos grave, semelhante à ideia de assassinato de segundo ou terceiro grau nos Estados Unidos. Pela lei inglesa, essa defesa só pode ser apresentada em casos de homicídio, e os juízes podem decidir a sentença proferida. Muitas pessoas como Kezia vão para a prisão e cumprem longas sentenças, mas, como havia boas provas de que ela estava mentalmente doente quando cometeu o crime, o juiz optou por enviá-la para um hospital de custódia, seguindo a recomendação de testemunhas especializadas.

A formulação psiquiátrica (a explicação médica de seu caso) era bastante simples. A violência fatal de Kezia fora motivada pelos delírios paranoicos que eram um sintoma reconhecido de sua grave doença mental. Ela não tivera um motivo lógico para matar Mark; a culpa pelo assassinato era de sua doença, não de Kezia. Os psiquiatras que cuidaram dela ao longo dos anos concordaram com essa narrativa. Eles garantiram que ela não tinha culpa, e, se continuasse a tomar os remédios, sua doença mental não se repetiria e ela não seria perigosa para outras pessoas. Ao que tudo indica, ela foi submissa, aceitou essa explicação e nunca teve comportamento difícil ou rude. Quando uma vaga ficou disponível, a equipe clínica solicitou permissão ao Ministério do Interior para transferir Kezia do hospital para uma das novas unidades de segurança média. Com o tempo, era possível que ela desse novos passos em sua reabilitação e até mesmo retornasse à vida comunitária.

Então Jean-Paul soou um pequeno alarme. Ele não estava no hospital há muito tempo, antes havia trabalhado em serviços psiquiátricos gerais, mas estabeleceu rapidamente uma boa relação com Kezia e se tornou seu enfermeiro principal. Nessa posição de importante apoiador e defensor de seus pacientes, de início Jean-Paul dera sinal positivo para a proposta de transferência. No entanto, durante uma reunião em que a equipe analisava o caso dela, ele manifestou a preocupação de que Kezia estava se tornando muito apegada a ele. Jean-Paul vinha tendo a impressão de que ela sentia ciúme se ele passava um tempo com as outras pacientes da ala, e isso o levou a pedir mais informações a Kezia sobre seu relacionamento com Mark, sua vítima, que também havia sido seu assistente social. Nem todos os enfermeiros fariam isso, mas certamente não é proibido ou desencorajado. Imaginei que Jean-Paul estivesse curioso e ansioso para ajudá-la.

Ele relatou à equipe que Kezia lhe havia sugerido que estivera apaixonada por Mark, e talvez também com ciúmes dele. Isso fez com que Jean-Paul ficasse intranquilo ao pensar que o impulso de ciúme poderia ser ativado de novo se ela se tornasse igualmente apegada a ele ou a qualquer outro assistente. E se ela na verdade fosse "má, e não louca"? Tomado emprestado de uma descrição de Lord Byron ("louco, mau, e é perigoso conhecê-lo"), essa é uma síntese um tanto estereotipada de um importante debate acadêmico em minha área. É o tipo de pensamento dualista que encontramos em relação a outras questões filosóficas complexas: por exemplo, a discussão batida sobre o que seria inato ou adquirido em saúde mental, ou discussões sobre sexo e gênero. Acho que esses debates binários fogem da complexidade e parecem ser uma tentativa de nos impedir de pensar sobre o que é necessário para vivermos juntos em um grupo, no que diz respeito a nossa cultura, nosso habitat, nossas normas. Lembro-me de uma observação sábia, muitas vezes atribuída a Carl Jung, de que "pensar é difícil, e é por isso que a maioria das pessoas julga". Eu conhecia a tentação. Tal como Jean-Paul, eu havia entrado na profissão com muita teoria aprendida e convicções juvenis, dando origem a um tipo de julgamento mal-acabado que precisou ser aos poucos polido com o passar do tempo. Trabalhar com Kezia foi um marco importante nessa jornada.

A carta de encaminhamento que li era franca quanto ao problema que o relatório de Jean-Paul causara dentro da equipe: algumas pessoas estavam inclinadas a não dar importância à ansiedade do enfermeiro, mas outras temiam que Kezia pudesse apresentar um risco que não podia ser administrado com medicamentos. Era possível que tivessem deixado passar alguma coisa importante na última década e que isso pudesse até levar a uma contestação de sua condenação e a outro julgamento. O psiquiatra que coordenava o tratamento dela (o clínico responsável, ou

"RC", no jargão hospitalar inglês) me disse que estava cético, mas a ansiedade era suficiente para fazê-lo brecar a transferência de Kezia e solicitar uma avaliação psicoterapêutica.

Eu tinha minhas dúvidas, com base em algumas das pesquisas que vinha fazendo.[1] Muito mais do que em relação aos homens, parecia haver uma necessidade social de explicar a violência feminina como resultado de trauma, embora a maioria dos homens violentos também tenha histórias de trauma, e apesar do fato de que a maioria das mulheres traumatizadas (e há muitas) nunca é violenta. Eu também questionava se Kezia poderia ter escondido seu ciúme por tantos anos, embora seu RC tenha mencionado para mim que havia levado um tempo considerável para estabilizarem seu estado mental após a internação, e era possível que ela simplesmente estivesse tão mal que ninguém tivera como detectá-lo antes. Também era possível que ela nunca tivesse discutido seus sentimentos em relação a Mark — ou a qualquer outra coisa — porque jamais tivera uma oportunidade para tal. Como indiquei, devido a uma ideia predominante na época de que o trauma era o principal motivo para sua violência, poucas criminosas eram convidadas a se envolver em terapia falada, especialmente se não estivessem mentalmente bem. Não me surpreendia saber que Kezia não havia recebido nenhuma oferta de terapia desde sua chegada. Embora isso também possa ser atribuído à falta de recursos e à raridade de seu crime, eu estava começando a achar que a violência feminina era em geral vista como um tema a ser evitado, mesmo em um hospital como Broadmoor; essa percepção foi, em parte, o que motivou minha pesquisa sobre preconceito de gênero e violência no início de minha carreira. Eu não tinha ouvido falar muito a esse respeito durante minha formação, apesar de ter visto algumas mulheres que me assustaram. Certa vez, quando fazia estágio numa clínica na comunidade, uma mulher ameaçara um terapeuta durante uma sessão. Quando ouvi gritos vindo de seu consultório, corri pelo corredor para verificar o que estava acontecendo. Descobri que ele havia se trancado no consultório enquanto a paciente, que só posso descrever como "rosnando" de fúria, arrancava pedaços de sua porta de madeira com um objeto pontiagudo. Com uma velocidade alimentada pela covardia, pulei em um armário da sala e me tranquei lá. Sombriamente cômica em retrospecto, a situação foi resolvida quando a paciente desistiu e foi embora, desaparecendo escada abaixo numa enxurrada de palavrões, sem nenhum dano e sem qualquer envolvimento policial ou legal. Mas fiquei curiosa a respeito da raiva e crueldade daquela mulher; se ela fosse um homem, teria sido detida e provavelmente encarcerada, o que me fez pensar se a capacidade das mulheres para a crueldade e a violência era uma área vetada em nossa cultura. Essa lembrança ficou comigo de um jeito que acho que não teria ficado se a paciente furiosa fosse um homem, porque a violência masculina parece tão familiar. A outra questão intrigante é se eu teria intervindo se eu fosse um homem, em vez de me enfiar num armário. Não tenho como saber a resposta.

O diagnóstico de Kezia foi outro fator para sua falta de experiência com terapia falada. Quando ela foi tratada pela primeira vez de esquizofrenia na adolescência, no início dos anos 1990, o foco do tratamento era a medicação, não as terapias baseadas na conversa. Isso estava em parte relacionado à crença generalizada na época de que as pessoas com psicose não se beneficiavam da terapia, como mencionei no caso de Gabriel, e tentar usá-las costumava ser visto como um desperdício de recursos escassos. Infelizmente, é provável que a discriminação racial fosse mais um fator, pois a oferta de terapia feita pelos serviços de saúde mental no Reino Unido era muito menor às pessoas não brancas do que às pessoas brancas. Fico feliz em dizer que hoje a situação melhorou um pouco, mas ainda há um longo caminho a ser percorrido.

Trata-se de um problema sistêmico com raízes profundas, parte fundamental de um racismo institucional mais amplo. As pessoas não brancas continuam a ser sub-representadas no número de pacientes de terapia, tanto na comunidade quanto em ambientes forenses.[2]

O caso era ainda mais complicado por uma dificuldade ética: pediram-me para tentar resolver uma ansiedade na mente da equipe clínica, e não na cabeça da paciente, situação que eu não havia encontrado com frequência naquela época, embora viesse a acontecer muitas vezes no futuro. Eu estava preocupada em iniciar uma terapia que pudesse mudar a maneira como Kezia era vista, e precisaria pensar com cuidado à medida que avançava. Esse foi um dos principais motivos pelos quais providenciei uma supervisão. Enquanto rodava pelo estacionamento naquela manhã, ocorreu-me a ideia quixotesca de que eu estava sendo convidada a bancar o detetive, uma espécie de mistura de terapeuta com Sherlock Holmes, enfiando com ousadia uma lupa na mente de alguém — como se isso fosse possível.

"Recebi sua carta", disse ela. Sua voz era suave e baixa, com sotaque do sul de Londres e apenas um toque de Caribe. Ela estendeu a carta com a marcação de consulta que eu enviara, que parecia ter sido lida muitas vezes, dobrada e redobrada. Comecei a comentar, quando ela abriu a boca para falar novamente. "Desculpe, desculpe", falou. Eu lhe disse para ir em frente. "Nada, não — você fala", murmurou, mais tímida do que indelicada. Iniciei meu discurso habitual, agradecendo-lhe por concordar em me encontrar e estabelecendo os parâmetros para o nosso trabalho. Tive a impressão de que ela prestava muita atenção, balançando a cabeça como se entendesse cada palavra, mas seus olhos castanhos estavam sem foco. Eu tive de perguntar se ela sabia por que fora encaminhada a mim para fazer terapia. Ela assentiu com entusiasmo, a boa aluna que sabia a resposta certa. "Querem que eu fale sobre o que fiz... mas foi há tanto tempo. Tenho que deixar isso para trás e seguir em frente." Eu repeti essa frase, para que ela soubesse que eu a escutara, mas também para ter certeza de que havia entendido o que ela queria dizer. "Você precisa deixar isso para trás?" "Deixar para trás, seguir em frente, sim", disse ela. "Mas querem que eu fale sobre isso primeiro. Foi há dez anos, sabe. Quase exatamente." Lembrei-me da data de seu crime, tendo acabado de ler a respeito, e me dei conta de que o aniversário do evento era mesmo naquela semana. Ela baixou os olhos e segui seu olhar. Suas mãos estavam no colo, aninhadas sob a barriga como se fossem um grande gato, o que parecia uma forma de tranquilizar-se. Assegurei-a de que não precisávamos falar sobre o crime naquele dia. Ela ergueu a cabeça, confusa. "Mas, doutora, acho que é isso que eles querem." Ela estava tão ansiosa por agradar, que pensei novamente no comentário enigmático de Mary de que ela era uma paciente modelo.

Talvez ela pudesse me contar sobre o que conversara com seus outros médicos, sugeri. Ela respondeu da mesma maneira que antes: "Eu estava mentalmente doente e isso me levou a fazer o que fiz, e eles disseram que eu não tinha culpa por causa da minha doença, mas deveria tomar meus remédios e ficaria melhor, para então poder deixar tudo isso para trás e seguir em frente". Ela parou e acrescentou: "Isso é suficiente? Acho que querem que eu fale sobre Mark, não é?". Achei interessante a menção dela à sua vítima, mas por ora a afastei dessa questão. Durante a formação, aprendi por tentativa e erro — e por meio de muito feedback de meus supervisores — que era contraproducente entrar no tema do crime de alguém cedo demais, mesmo que eles o trouxessem à baila. Era importante primeiro construir uma relação, então convidei Kezia a falar comigo sobre a vida no hospital e seus interesses fora da enfermaria.

Ela contou que frequentava as aulas no centro de educação do hospital e a terapia ocupacional, e falou de algumas fotos que havia emoldurado para vender na loja do hospital. Também gostava de ir à capela com frequência e às vezes se encontrava com o capelão, o que me lembrou de ter ouvido falar de sua forte fé religiosa e da criação cristã evangélica de sua família. No início da carreira, os psiquiatras são treinados para estarem cientes e sensíveis à diversidade de crenças nas culturas, porque é algo crucial para o processo de tentar determinar se os pensamentos ou crenças de uma pessoa são "normais" ou indícios de doença mental. As crenças religiosas são um bom exemplo do tipo de experiência mental que os psiquiatras precisam avaliar e considerar. Acadêmicos, filósofos e especialistas podem argumentar sobre sua validade, mas, em sentido psiquiátrico, crenças não são delírios porque se baseiam na razão e na consciência da dúvida, além de serem culturalmente coerentes, enquanto delírios são rígidos e culturalmente alheios.

Perguntei se ela poderia me levar de volta ao começo. "De quê? Meu crime?" Não, falei, quis dizer depois que ela nasceu, o começo de sua vida. "Ahhh…" Seu rosto se iluminou com um sorriso largo, mais do que feliz em falar de sua infância na Jamaica. Nascida na casa da avó, num pequeno vilarejo longe da capital, ela morou ali com a mãe e dois irmãos menores até que a mãe os deixou, quando Kezia tinha seis anos, para procurar trabalho no Reino Unido. As crianças ficaram sob os cuidados da avó, que Kezia claramente adorava. Seus olhos brilhavam enquanto ela falava das brincadeiras que faziam, de como corriam descalços ao sol e nadavam no mar com tartarugas enormes. Ela disse que suas melhores lembranças eram de ir à igreja com a avó, onde havia uma cantoria maravilhosa. Para minha surpresa, ela fechou os olhos espontaneamente e meio recitou, meio cantou um fragmento de um hino preferido, do Salmo 23: "Ele me conduz ao lado de águas calmas/ Ele restaura minha alma".

Meus pensamentos foram para seus delírios de possessão demoníaca, e me perguntei se ela teria sido exposta a outros tipos de pensamento religioso além da igreja cristã que descreveu. Eu sabia um pouco sobre o que isso poderia incluir; tive pacientes que falaram de suas crenças em obeah e vodu, mas não quis fazer suposições. Mais uma vez, estava procurando manter a mente aberta, me colocando "no Bardo". Keats descreve a qualidade de pensamento que isso requer como "capacidade negativa", uma quietude mental que paira na dúvida e não se acomoda com respostas óbvias. Esse seria o desafio de uma vida inteira para mim, uma habilidade que precisou ser ensaiada e reaprendida muitas vezes em minha prática terapêutica. Ali, era importante fazer uma pausa e pensar sobre o que os demônios que Kezia pensava que possuíam Mark significavam para *ela*, não para mim. Talvez eles fossem simbolicamente importantes em sua vida. Àquela altura, eu já havia visto muitos pacientes delirantes no decurso de meu trabalho, mas ideias de possessão como essa não eram comuns. Com mais frequência, as pessoas sofriam de ideias de grandeza ou autoconfiança exagerada ("Posso matar você com um golpe"; "Sou um espião de alto escalão do MI5"; "Posso ler sua mente, sei o que você está pensando"); ou seus delírios eram paranoicos e elas acreditavam que outras pessoas tinham a intenção de prejudicá-las ou que estavam sob vigilância. Eu havia aprendido que delírios nunca eram simplesmente apanhados no ar e costumavam advir de crenças e experiências individuais, como vimos com Gabriel, cujos delírios paranoicos refletiam seus medos e memórias traumáticos não processados.[3]

Kezia estava tão animada que apenas a deixei continuar, e eu sorria e assentia para encorajá-la, sem interrompê-la. Esperei que ela chegasse ao que eu sabia que seria o capítulo seguinte de sua vida, que começava com a volta de sua mãe à ilha quando Kezia tinha dez anos, levando então todos com ela para viverem no Reino Unido. Não houve menção a uma figura paterna em momento algum, e eu não a pressionei; esperava que essa informação pudesse surgir naturalmente. Quando ela chegou ao ponto de sua chegada a Londres, parou, como se não houvesse mais nada a dizer. Seu rosto se fechou.

"Parecia muito cinza aqui, depois da Jamaica?", instiguei. Ela fez um gesto em direção à janela marcada pela chuva e o céu escuro, como se dissesse: "O que você acha?". Ela nunca sentira tanto frio e ficara tão molhada como naquele primeiro inverno. "Era como se fosse um planeta diferente!" Nós duas rimos de seu tom, e ela continuou, contou sobre a escola, que achava os estudos difíceis, mas esperava se formar enfermeira quando crescesse. A família ia à igreja em seu novo bairro, onde a mãe encontrou um namorado. Ele foi um entre muitos, disse Kezia. O quadro que ela pintou foi o de uma vida sem uma presença masculina estável, apenas uma série de homens desagradáveis, alguns dos quais eram violentos com sua mãe e as crianças. A assistência social se envolveu algumas vezes, mas as crianças não foram retiradas da casa da família.

Quando tinha dezoito anos, ela soube que sua amada avó havia morrido. Ao me contar isso, sua voz falhou e senti sua dor como outra presença na sala, que se estabelecia como uma espécie de frieza sobre nós, um profundo infortúnio. Ela se esforçou para continuar. "Então veio minha doença. Fui mandada para médicos, enfermeiras e hospitais, e eles me deram remédios, mas eu os odiava. Fiquei tão gorda. Eu queria sair, ir para a faculdade. Eu prometi à vovó que iria." Sua voz falhava com consternação e tristeza. Eu só pude comentar que parecia doloroso. Pensei — mas não disse — que era muita coisa para enfrentar numa época em que a maioria dos jovens sonha com o que poderá fazer na vida. Em vez disso, ela havia perdido não só a avó, como também sua noção da realidade.

Só então, percebi que, de repente, estava me sentindo sonolenta. Não era minha experiência usual nas sessões, mas talvez fosse algo no ritmo e no timbre da voz de Kezia. Eu me sacudi um pouco, esperando que ela não tivesse notado, e engoli um bocejo. Estava quase na hora de a sessão terminar e eu queria discutir o caminho a seguir. Disse-lhe que poderíamos nos encontrar de novo na semana seguinte se ela desejasse, e ela concordou, perguntando-me sem rodeios se seria quando começaríamos a falar sobre "seu crime". Assegurei-a de que chegaríamos lá, mas primeiro eu queria ouvir mais sobre como era sua vida antes do ocorrido. Poderíamos decidir juntas quando ela estivesse pronta para prosseguir e prometi que não iria surpreendê-la. Ela esfregou as mãos nas coxas ansiosamente e se levantou, como se tivéssemos selado um acordo. "Eu só quero deixar isso para trás e seguir em frente." Havíamos voltado para onde ela havia começado. "Eu entendo, Kezia, de verdade."

Antes da sessão seguinte, arranjei tempo para me encontrar com Jean-Paul. Perguntei se ele podia me ajudar com mais detalhes do que Kezia havia dito que o fizera pensar que ela estava apaixonada por Mark, o homem que matara. Ele conseguia lembrar das palavras exatas que ela tinha usado? Ele se esquivou um pouco, dizendo que era mais uma sensação que tinha, com base em comentários que ela fizera a ele. Por exemplo, ela lhe falou de uma música que, segundo ela, sempre a fazia pensar em Mark, uma canção de amor. Ele também falou sobre sua preocupação de que ela pudesse desenvolver sentimentos por ele e descreveu uma explosão de raiva que ela teve quando o encontrou conversando com outra paciente na enfermaria.

Mais tarde, eu examinaria com meu supervisor a importância do ciúme como motivo para matar. Não se trata de uma emoção estranha para nós; a maioria das pessoas conhece essa mistura perturbadora de raiva, medo e tristeza, embora poucas venham a matar em consequência disso, ou mesmo tolerem que isso aconteça. Há muito tempo o ciúme é um tema favorito em narrativas trágicas, tanto reais quanto fictícias, e Jean-Paul se baseava nessa tradição. Meu trabalho era ver se essa explicação era verdadeira para Kezia.

Lembro-me de uma vez, durante minha formação, em que discuti um caso semelhante com um grupo de psiquiatras forenses — todos homens, como costumava acontecer na época. Alguém se referiu à "síndrome de Otelo"[4] ou "ciúme mórbido" como justificativa para a violência de nosso paciente. Em *Otelo*, Shakespeare mostra como um homem bom é dominado por um "monstro de olhos verdes"; o ciúme como uma força fantástica e poderosa que gera sua violência fatal. Comentei que não estava convencida de que o ciúme oferecesse uma explicação completa para a violência fatal de nosso paciente contra sua esposa, tendo em vista que existem muitos homens ciumentos que não se expressam dessa maneira. Para minha surpresa, um dos homens mais velhos reagiu com irritação: "Só uma mulher descartaria o ciúme de um homem". Isso me calou, como era esperado, mas mais tarde escrevi a ele para tentar explicar que minha objeção se baseava em argumentos psicológicos e legais, não no meu gênero. Ainda acho que minha percepção está correta, mas também reconheço que pode haver algo na masculinidade que não entendo de todo, por não a ter vivenciado pessoalmente.

A defesa de Otelo quase sempre é feita por homens, mas, por outro lado, são eles que cometem a maior parte dos assassinatos. Da pequena fração feminina do total da população carcerária do Reino Unido (cerca de 5%, embora esse número esteja aumentando), a maioria cumpre penas curtas por crimes não violentos. Apenas 5% dos homicídios no Reino Unido são cometidos por mulheres, um número que é semelhante em todo o mundo, como a ONU e outros estudos globais demonstram regularmente.[5] Não há consenso quanto ao motivo dessa grande diferença entre os sexos, mas é provável que ela tenha múltiplas causas. É possível que o cromossomo Y aumente o risco de violência, mas isso não explica por que a maioria das pessoas com cromossomo Y nunca é violenta. Alguns teóricos argumentaram (com mais plausibilidade, na minha opinião) que as expectativas do papel masculino significam que o limite para o uso da violência é baixo, de modo que ela se torna "normal" para homens reais. Um argumento semelhante foi apresentado em relação às mulheres: é preciso mais para que uma mulher mate porque, de alguma forma, isso não é natural no que diz respeito a estereótipos femininos e normas sociais. Sugere-se ainda que a função materna e de cuidado que as mulheres têm em nossa cultura pode ser protetora contra a violência, tornando-as mais pró-sociais, um termo que descreve comportamentos vistos como prestativos para outras pessoas, como compartilhar, cooperar e confortar.

Atribuir o motivo a doença mental quando mulheres cometem assassinatos pode ser a resposta mais fácil numa sociedade que é ambivalente quanto à capacidade das mulheres para a violência e que quer ao mesmo tempo condenar e desculpá-las de uma maneira que não acontece com os homens. Ocorreu-me que os psiquiatras que examinaram Kezia após sua prisão provavelmente se concentraram nos sintomas óbvios de sua doença mental e não tanto em suas experiências psicológicas, sendo uma jovem que havia migrado de outro país e outra cultura. Eles podem ter se concentrado na doença mental também porque Kezia já havia sido violenta antes quando não estava bem: eu soube que, aos dezenove anos, ela havia atacado fisicamente a mãe durante um episódio psicótico, levando a uma internação de urgência numa unidade psiquiátrica. A mãe saiu ilesa, mas assustada, e disse à equipe médica que não queria que Kezia voltasse para casa para morar com a família quando recebesse alta. Isso fez com que ela fosse alojada na casa de reabilitação em que Mark trabalhava. Eu queria saber muito mais a respeito de tudo isso, mas sabia que antes tínhamos um trabalho básico a fazer.

Ao longo dos seis meses seguintes, Kezia e eu nos encontramos com regularidade, entrando aos poucos em um modo de conversa mais reflexivo, no qual eu não fazia perguntas, mas a deixava começar a sessão com o que quer que fosse importante para ela naquele dia. Conversamos mais sobre seu passado, suas amizades e hobbies de quando crescia na Jamaica e os altos e baixos de seus relacionamentos familiares. Ela comentou que ninguém jamais quisera saber sobre essa parte de sua vida antes. Eu nunca ficava entediada, mas notei que a súbita e estranha sonolência que eu sentira em nossa primeira sessão às vezes voltava e eu precisava estar sempre atenta, pronta para abafar um bocejo ou beliscar-me. Percebi que isso acontecia sempre que Kezia começava a falar de dor ou perda e a repetir sua ladainha familiar sobre "deixar tudo para trás" e como ela tinha de "juntar os pedaços e seguir em frente". Como que hipnotizada por suas palavras, eu sentia um profundo cansaço crescer dentro de mim. Só consigo descrever isso como uma sensação de ser "nocauteada", que combati e escondi de Kezia o melhor que pude. Eu teria de pensar sobre isso junto com meu supervisor.

Fui convidada a participar da revisão seguinte do caso de Kezia. A equipe queria algum feedback, ou talvez algumas respostas. Eu já teria alguma? Antes de concordar, achei que precisava conversar com Kezia sobre o que havia acontecido com Mark. Em nossa sessão seguinte, lembrei-a de que nós duas sabíamos que Jean-Paul havia instigado o debate que nos reunira e que ele sugerira uma nova explicação para seu crime. Lembrei-a de nosso primeiro encontro e perguntei se poderíamos voltar ao vínculo entre sua doença mental e o crime. "Acho que foi difícil para você falar sobre isso naquela época, não? Tudo bem fazer isso agora?" Ela concordou, mas depois perguntou: "Por onde começo?". Sugeri que ela poderia começar no ponto em que conheceu Mark. Quando ela começou a falar, seu relato se fundiu com os relatórios e depoimentos de testemunhas que eu tinha absorvido e os eventos começaram a ganhar vida em minha mente.

Depois de ter agredido a mãe e de não ter permissão para voltar para casa quando saísse do hospital local, Kezia passou um ano terrível "presa lá" enquanto procuravam um lugar alternativo para ela. Por fim, quando uma vaga ficou disponível em um albergue, Mark a visitou no hospital, vindo algumas semanas antes da transferência dela para se apresentar e explicar que ele seria seu assistente principal (ou gerente de caso). Ele também tinha ascendência afro-caribenha — seu pai era jamaicano. Ele respondeu às suas perguntas e conversou com ela sobre a vida no albergue, fazendo com que ela se sentisse bem-vinda. No dia em que teve alta, ele a ajudou a recolher suas coisas e a levou de carro para sua nova casa. Eles tiveram um bom relacionamento desde o início. Ele era um homem de muita fé e lhe falava de um Deus clemente, um conceito estranho à sua experiência, mas que era reconfortante de ouvir. "Ele me fez sentir casa", disse ela, e achei que esse ato falho poderia ser importante. Na terapia, as palavras importam, independente de quão triviais possam parecer. Todos nós podemos nos identificar com a experiência de dizer algo que não pretendemos — ou, como diz a velha piada, "um ato falho é quando você diz uma coisa e quer dizer sua mãe". Achei que Kezia podia ter dito exatamente o que pretendia dizer. Naquele ato falho podia estar o significado de "casa" para ela, quer significasse que Mark representava a Jamaica, uma fantasia de um pai ou um conceito mais abstrato de segurança e amor.

Foi difícil estabelecer o que aconteceu entre Kezia e Mark em seguida, ou se algo mudou nas semanas após sua transferência. Ela não acrescentou muito ao que eu já sabia. Estava bem quando saiu do hospital com Mark, mesmo que ainda se sentisse culpada e magoada com a rejeição de sua mãe. Ela participou de atividades e se acomodou em seu novo quarto. Contou que tomava seus remédios todos os dias, apesar de, depois de sua prisão, algumas pessoas terem alegado que talvez não tivesse sido esse o caso. Suspirei um pouco, como sempre faço quando ouço esse clichê comum sobre as pessoas "pararem de tomar seus remédios", como se isso convenientemente explicasse tudo. Em uma das minhas investigações detetivescas no escritório de registros do hospital em busca de mais informações, também encontrei algumas fotocópias de relatórios policiais que continham anotações manuscritas de Mark, nas quais ele confirmava que ela estava tomando seus medicamentos. Achei comovente ver no papel a letra grande e redonda desse homem bondoso, comentando que Kezia estava "estável, mas um pouco abatida" à medida que o fim de semana se aproximava e ele saía de folga.

No final de uma das sessões anteriores, Kezia e eu conversamos sobre como as pessoas tendem a não usar a palavra "adeus" [*goodbye*] quando se despedem — "inclusive você, dra. Gwen", disse ela. "As pessoas dizem 'até logo', ou 'até a próxima' ou, às vezes, 'a gente se vê', ou apenas 'tchau', quando deveriam dizer a palavra inteira. 'Adeus.' Você sabia que *goodbye* significa 'Deus esteja com você?'" Eu havia feito uma anotação mental a esse respeito porque parecia muito importante para ela, e agora eu a lembrei disso quando estávamos perto de falar sobre seu crime. Ela disse que vira Mark na tarde de sexta-feira antes do homicídio, que ocorreu na segunda-feira seguinte. "Essa foi a última vez que vocês se falaram antes de matá-lo?" Kezia se retraiu ao ouvir a pergunta, mas confiei que àquela altura ela soubesse que eu não queria que minhas palavras a machucassem. O uso dessa linguagem direta no momento certo pode ajudar as pessoas a falarem abertamente sobre seu crime, porque mostra que estou pronta para ouvir seu relato sobre ele. Eu estava pensando no modelo do cadeado de bicicleta dos fatores de risco para a violência, curiosa para saber qual tinha sido o "número" final que se encaixara para Kezia no dia em que ela matou Mark. Teria sido alguma coisa em seu último adeus? Podia ter sido uma minúscula alavanca que abriu uma cascata fatal.

Ela ficou completamente imóvel, os lábios apertados, a cabeça inclinada, talvez reunindo coragem. Percebi que sua aparência havia mudado bastante desde que começamos a trabalhar juntas. Ela vestia um moletom limpo e agora seu cabelo estava arrumado em trancinhas bem cuidadas. Disse a ela que sabia que era difícil pensar sobre a morte de Mark, mas que colocá-la em palavras podia ajudar a compreender. "Acho que não quero compreender mais." Ela falou tão baixinho que tive que me inclinar para ouvi-la. "Sei que isso aconteceu porque sou uma pessoa má." Ela nunca havia expressado esse sentimento antes, e eu o repeti, pensando que era significativo: "Uma pessoa má?". O tempo todo, ela parecera aceitar o julgamento oficial de que havia feito o que fez por causa da doença. Essa ideia de culpa ou agência parecia um pensamento novo.

Como ela não continuou seu comentário, voltei à minha questão original e perguntei se Mark havia lhe dito adeus. Ele havia usado essa palavra específica? "Não! 'Até logo', ele disse. 'Até logo'. Ele repetiu duas vezes." Kezia contou que essas duas palavras e a maneira como a voz dele soara quando as disse a deixaram com um medo terrível. De repente, ela percebeu que havia um significado oculto em seu adeus: era uma referência a quanto tempo ela ainda poderia ter de vida. Mark lhe dera uma mensagem em código de que estava possuído por um demônio que iria matá-la, muito em breve. Quando falou sobre o terror daquele momento, seu rosto ficou vermelho. "Fiquei no meu quarto todo o fim de semana e repeti suas palavras sem parar. Até logo. Até.

Logo. Até logo. Eu andava de um lado para o outro, quase deixando um rastro no carpete, e não conseguia dormir. Meu coração parecia que ia saltar do peito. No minuto em que Mark voltasse ao prédio, eu teria não muito tempo neste mundo. Eu sabia que ia morrer."

Ela se angustiou quanto ao que deveria fazer a respeito, e então teve a ideia de matá-lo. "Pensei que era a coisa certa", falou. "Parecia que eu não tinha escolha." Esperei que ela dissesse mais, depois a estimulei com delicadeza, "E você não podia contar para alguém?". A pergunta soou ruim aos meus ouvidos. Ela sacudiu a cabeça e começou a chorar, mas logo se recompôs, enxugando os olhos furiosamente. Estava pronta. Começou a descrever o dia do homicídio.

"Enfim chegou a manhã de segunda-feira. Ouvi a porta bater e escutei a voz de Mark chamar lá embaixo quando entrou. Então espiei do meu quarto no andar de cima. Ele estava indo para a cozinha e eu sabia que ia pegar uma faca. Ele me mataria a facadas assim que eu entrasse lá. Eu precisava fugir. Tirei os sapatos para não fazer barulho na escada. Podia ver a porta da frente a poucos metros de mim. O sol entrava pelas vidraças em quadrados cor-de-rosa, verdes e amarelos. Achei que poderia sair, descer correndo os degraus da frente e ir para a rua, para longe do perigo. Ele não ousaria me matar lá fora. Então Mark chamou meu nome, perguntando se eu queria uma xícara de chá. Eu tinha de enfrentá-lo. Mas nunca conseguiria fugir de um homem demônio. Imaginei que o único jeito de fazer isso seria surpreendê-lo, então fui até a cozinha e corri em sua direção, pegando uma faca no balcão, depois outra. Parti para cima dos olhos e da garganta do demônio, depois apunhalei seu coração maligno." Ela parou, sem fôlego, como se tivesse acabado de correr dois quilômetros, e afundou na cadeira, colocando as mãos no rosto. Deixei-a ficar sentada assim pelo tempo que precisasse.

A tragédia chocante dessa história, para mim, era a justaposição desses delírios bizarros e mensagens codificadas com respostas humanas tão familiares como medo e pensamento exagerado. Tenho certeza de que a maioria de nós pode lembrar de ocasiões em que a ansiedade e a insegurança provocadas pelo medo nos fizeram inventar histórias sobre alguém com quem nos importamos — o parceiro que recebe uma mensagem de um número estranho e, portanto, deve estar tendo um caso, ou o filho que ainda não chegou em casa e deve ter sido sequestrado ou assaltado. Esses instintos se combinaram com a psicose de Kezia, e tiveram um efeito terrível. Era uma catástrofe, nos dois sentidos da palavra: uma virada repentina (ou reviravolta) e um desfecho horroroso.

Eu sabia o que aconteceu depois pelas declarações das testemunhas no julgamento, inclusive o depoimento da polícia, que era vívido em seus detalhes. Por volta das nove horas da manhã de uma segunda-feira invernal, a polícia e uma ambulância foram chamadas ao albergue. Os funcionários e os residentes, petrificados, estavam amontoados em um pequeno grupo do lado de fora, no frio, preferindo enfrentar o clima em vez de testemunhar o que quer que estivesse lá dentro. A polícia entrou na casa com cautela, evitando as pegadas manchadas de sangue das pessoas que fugiram da cena do crime. Uma jovem pôs a cabeça para fora de um dos quartos que ladeavam o corredor; seu crachá a identificava como funcionária. Ela apontou para a cozinha. "Lá." Atrás dela, outros rostos pálidos espiaram: duas mulheres idosas e um homem de meia-idade, residentes que ela estava tentando proteger e confortar. "Sangue por toda parte!", rouquejou o homem.

As portas duplas da cozinha estavam entreabertas, e, quando a polícia as empurrou, deparou-se com um quadro lúgubre. Um homem grande, de cerca de trinta anos, negro, vestido de jeans e camiseta, deitado de costas na frente do fogão, numa mancha de sangue que se espalhava, seus olhos cegos voltados para o teto. Ajoelhada ao seu lado estava Kezia, coberta de respingos de sangue, mas evidentemente ilesa. Ela balançava para a frente e para trás e entoava: "Eu fiz a coisa errada, eu fiz a coisa errada". Uma faca de cozinha, a longa lâmina vermelha até o cabo, estava ao lado dela, e quando uma policial persuadiu Kezia a levantar-se, uma faca menor foi encontrada meio escondida sob o corpo. Mark fora apunhalado mais de uma dúzia de vezes e estava morto antes da chegada dos socorristas. Eu podia sentir a angústia de Kezia e a imaginei agachada ali, cercada por uniformes, perdida em algum lugar além da razão. Uma verdadeira cena de pesadelo.

Os funcionários e residentes do albergue relataram que Kezia gritava enquanto esfaqueava Mark sem parar. Ela estava presa numa discussão acirrada com um oponente invisível, usando frases como "Saia, saia" e "Em nome de Jesus". Mark tentara recuar, e outros tentaram intervir, mas ela era "como alguém possuído", como disse um residente, "incontrolável". Uma descrição dela sob custódia logo após a morte dizia: "Suspeita não fazia sentido — vociferava sobre demônios, que Deus a estava punindo, sobre ir para o inferno etc. etc.". Ironicamente, isso me sugeriu que, dentro de sua própria realidade, ela se tornara o que mais temia: um terrível monstro assassino.

Havia muitas avaliações psiquiátricas para ler: uma feita quando ela chegou ao hospital, bem como as que foram preparadas para seu julgamento e sentença. Colegas que a viram logo que ela chegou a Broadmoor comentaram que ela estava gravemente doente, que havia falado de alucinações visuais, de olhos brilhantes demoníacos no rosto de Mark e de sua crença de que corria um perigo terrível, a menos que pudesse "tirar aquilo dele". Eu tinha dúvidas de que ela se lembrasse de algo, mas perguntei: "Você se lembra do que disse, do que sentiu sobre si mesma, logo que veio para cá?". Ela encontrou meu olhar. "Eu era má. Uma pessoa má. Eu deveria ser punida. Eu deveria ter morrido." Não tentei tranquilizá-la, mas delicadamente ressaltei que o veredicto do tribunal era de que sua doença tinha sido a causa. Lembrei-a mais uma vez de que ela havia me dito isso quando nos conhecemos.

"Eu sei", disse ela. "Mas não posso — eu só — eu preciso deixar isso para trás e seguir em frente..." Ela estava com os braços cruzados, abraçava a si mesma enquanto balançava para a frente e para trás, repetindo "deixar isso para trás e seguir em frente..." como um mantra. Foi então que senti a sonolência retornar, tomando mesmo conta de mim, como se minha consciência tivesse sido coberta por uma força pesada e sufocante. Lutei e perdi, e tenho certeza de que dormi por pelo menos um minuto. "Você está bem, dra. Gwen?" Kezia deu um tapinha no meu ombro. Ela me olhava com alguma preocupação. Foi minha imaginação ou a expressão dela era crítica? A honestidade é sempre a melhor política nesses momentos constrangedores, porque demonstra o compromisso de olhar para tudo que acontece na sala. Disse a ela que não sabia o que tinha se apoderado de mim, mas que foi como se minha mente tivesse desligado por um minuto.

"Eu gostaria de poder desligar a minha também", disse ela. "Não gosto de pensar no que fiz a Mark." "Você tem medo de pensar nisso?", perguntei, pensando em Macbeth e sua fala mal-assombrada: "Tenho medo de pensar no que fiz". "Sim", disse ela. "Se eu pensar nisso, vou saber a verdade. Sou uma pessoa má. Não foi minha doença, fui eu, fazendo o mal." O que ela queria dizer com mal? Tive de perguntar. Ela pareceu um pouco confusa. "Bem, Jean-Paul... ele pensou que talvez eu tenha matado Mark porque tinha sentimentos por ele. Quer dizer... tipo sentimentos de namorado. E se eu tinha, então isso é mau, é o diabo em mim, com certeza. Não é?" Tantas coisas eram interessantes naquele pensamento, mas eu queria primeiro explorar a noção de "sentimentos de namorado". Perguntei se ela achava que Jean-Paul tinha razão. Ela franziu o cenho. "Acho que não. Mas nunca tive um namorado, então realmente não sei."

Esse comentário me surpreendeu com sua tristeza simples, mas acho que consegui manter o rosto neutro. Eu estava bem acordada agora, ciente de que um novo pensamento se formava na mente dela, algo em que eu precisava prestar atenção e analisar com Kezia. Ela continuou, um pouco hesitante, mas determinada. "Eu pensei se Mark... quer dizer, mamãe nunca me falou sobre meu pai, então eu pensava que talvez... ele fosse parecido com Mark. E se Mark tivesse o mesmo pai, na Jamaica, e fôssemos parentes?" Um apego familial, e não romântico. Insisti no ponto. "Você acha que estava com ciúmes de Mark?" Ela pensou sobre isso e então disse apenas: "Fiquei triste quando ele foi embora". "Foi embora?", repeti, pensando que ela se referia à morte dele. "Nos fins de semana... Ele ia para casa nos fins de semana e eu não tinha ninguém com quem falar."

Outro possível significado para seu apego a Mark começava a emergir. Seu sentimento de ser rejeitada por ele quando ele ia para casa ficar com a família nos fins de semana havia estimulado uma memória mais antiga de ter sido deixada para trás quando sua mãe fora para o Reino Unido, junto com outras "partidas" dolorosas: a perda de sua terra natal alguns anos depois, a perda de sua avó e a perda doída de uma figura paterna que ela nunca conheceu, que ela queria imaginar como um homem jamaicano bondoso como Mark. A dor psicológica da separação, migração e luto pode ser angustiante, mas esses aspectos de sua vida podem ter sido ignorados ou ao menos não terem recebido a devida importância quando Kezia ficou mentalmente doente pela primeira vez.[6] A perda periódica de sua mente (rompimento com a realidade) devido a sua doença acrescentou uma carga psicológica extra: para ela, partir e ser deixada significava tanto a remoção do amor quanto o caos mental.

Em algum momento, seu medo interno de ser deixada sozinha se tornou um medo externo de ser atacada. Ela vinha lutando com o terror sabe-se lá por quanto tempo. Deve ter sido um fardo avassalador. Nos últimos minutos daquela sessão, ficamos sentadas sem falar, o que pode ser tão importante quanto qualquer diálogo. Foi um silêncio amigável, como se tivéssemos suportado e sobrevivido a algo juntas, e suponho que foi o que de fato aconteceu. Quando a deixei naquele dia, nós duas dissemos "Adeus" sendo formais e cuidadosas com a palavra, como se estivéssemos trocando um presente.

Eu tinha muito o que discutir com meu supervisor, a começar por minha desconcertante perda de consciência. Não era algo com o qual meu colega tivesse experiência direta, e posso dizer que, nos trinta anos que transcorreram desde então, acho que aconteceu comigo só com mais um paciente, um homem que eu sabia que tinha um histórico de depressão e de ideação suicida. É incomum terapeutas ficarem com sono durante as sessões; em geral, não é um trabalho chato ou soporífero. Se isso acontece, somos treinados a não ignorar o ocorrido, como fazemos com qualquer outra sensação que possa surgir. Fui aconselhada a interrogar o sentimento como faria com qualquer outra emoção que viesse à tona nas sessões.

Nas semanas que se seguiram à morte de Mark, Kezia manifestara em mais de uma ocasião o desejo de morrer, e isso levou meu supervisor e eu a cogitarmos se os pensamentos suicidas na mente dela poderiam ser terríveis demais para que a "paciente modelo" permitisse sua entrada na consciência. Começamos a desenvolver a ideia de que ela havia projetado esses sentimentos em mim. Quando terapeutas espelham e se identificam com a experiência de seus pacientes desse modo, dizemos que é uma "identificação projetiva", o que significa que a mente do terapeuta ressoa os sentimentos deslocados de um paciente. Superficial-

128

mente, é semelhante à ideia de humor contagioso. Quando tentamos nos conectar com empatia a nossos pacientes, alguns dos aspectos mais atípicos de suas experiências mentais podem ser transferidos. Em uma conversa com meu supervisor, me peguei dizendo que sentia como se estivesse "me afogando" quando me esforçava para entender a mente de Kezia. Depois de discutirmos um pouco, nós dois reconhecemos que poderia ser uma reação à tendência suicida de minha paciente. A mente consciente de Kezia talvez estivesse tentando sufocar sua vivacidade e, com ela, sua dor, como um "grande sono", para usar o notável eufemismo de Raymond Chandler para a morte.

Em nossa sessão seguinte, tentei explicar algo dessas ideias para Kezia, mas, quando não consegui me fazer entender, fui direto ao ponto e perguntei se ela já havia se sentido suicida, o que ela negou prontamente. Eu estava ciente de sua criação cristã evangélica: ela pode ter sido educada para pensar no suicídio como um pecado terrível, o que faria ser duplamente difícil para ela falar a respeito. Mas agora que eu havia verbalizado o assunto, percebi que houve uma mudança de clima na sala, como se eu tivesse emergido para um ar mais fresco. Em sessões futuras, eu ainda adormeceria de vez em quando e Kezia me acordaria. Ela sempre me perguntava o que eu achava que ela não queria pensar naquele dia. Parecia que ela não só tinha apreendido a ideia de identificação projetiva, como também gostava muito dela. Depois de um tempo, eu voltaria ao tema do suicídio, e conseguimos falar mais sobre isso. Meus breves episódios de inconsciência desapareceram aos poucos, e juntas exploramos a metáfora de "cair" ["*dropping off*"], como se de um penhasco de consciência, e discutimos se nós duas corríamos menos risco de passar por isso agora. Concordamos que, se a ideia do suicídio estava desvelada como algo em que ambas podíamos pensar, talvez eu conseguisse ficar acordada e ela pudesse continuar viva. Foi uma lição muito valiosa para mim sobre as maneiras sutis e surpreendentes pelas quais seres humanos podem projetar e compartilhar emoções fortes, sobretudo as dolorosas, de luto ou perda.

Quando o décimo primeiro aniversário de seu crime estava para chegar, Kezia e eu refletimos juntas sobre a importância emocional do evento. Ela estava chorosa nessas sessões, e eu também me senti chorosa, mas não achei que fosse uma projeção da minha parte, apenas uma reverberação humana, natural, da tragédia do que havia acontecido em sua vida. O trabalho que faço me deixa triste com frequência. Duvido que eu tenha trabalhado com muitos pacientes com os quais não tenha vivenciado algum tipo de tristeza, ainda mais quando nos conhecemos melhor com o tempo, em terapias de longo prazo. Não há nenhuma regra para terapeutas sobre como lidar com isso, a não ser fazer um julgamento específico para o paciente e ter em mente que a confiança precisa ser estabelecida antes que certos tipos de comunicação sejam possíveis. Na época em que trabalhei com Kezia eu tinha experiência suficiente para saber que às vezes pode ser útil compartilhar a dor no tratamento, mas saber exatamente quando fazer isso é parte da arte do trabalho, que é novo a cada dia.

Em última análise, tudo o que faço na terapia é a serviço do paciente e do trabalho; não é mútuo nem diz respeito a mim. Isso significa que, às vezes, deixar minha tristeza ser vista é importante para o paciente; mais do que empatia, é uma forma de testemunhar e respeitar seu lamento, o que eles passaram. Também posso dizer, como disse naquele dia a Kezia, que tenho consciência de como me sinto triste ao ouvi-los. Com ela, acrescentei "Posso ver por que isso é angustiante para você", o que nos levou a uma discussão mais profunda sobre o significado dos sentimentos. Perguntei-lhe sobre o demônio que ela imaginou ter possuído Mark e ameaçado sua vida, e como ela se sentia sobre isso agora. Ela respondeu que achava que talvez ele estivesse dentro dela, não em Mark, como um "demônio normal". "Um demônio normal?", perguntei. "Sim, como... pesar, ou raiva, ou tristeza...", suspirou. "Sabe... do tipo que todos nós temos."

Senti que estava pronta para fazer meu relatório para a equipe clínica. Nosso trabalho conjunto me convenceu de que o entendimento original do crime de Kezia estava correto: ela estava mentalmente doente quando matou Mark e suas ações foram motivadas por delírios, não por ciúme. Salientei que também era importante perceber que a violência de Kezia fora influenciada por seus sentimentos de perda não resolvidos. No futuro, seria importante que aqueles que viessem a trabalhar com ela pensassem de uma forma cautelosa e matizada sobre sua necessidade de relacionamentos próximos e como eles se relacionam com sua sobrevivência. Ela era tão sensível à perda que qualquer sentimento de rejeição ou de abandono poderia fazer com que seus sentimentos suicidas voltassem, mesmo que ela conseguisse mascará-los sob seu exterior plácido de "paciente modelo". Isso poderia torná-la perigosa para si mesma e para outras pessoas.

Achei que tudo fazia perfeito sentido, mas pude ver que algumas das pessoas que estavam na sessão de revisão pareciam confusas. Tive a impressão de que achavam que eu estava pensando demais nas coisas, ainda que estivessem sendo gentis a respeito. Alguém perguntou se eu achava que ainda poderíamos transferi-la para a unidade de segurança média. Sim, respondi, mas era importante que os profissionais de lá que trabalhassem com ela fossem encorajados a olhar além dos rótulos de "esquizofrenia", "psicose" ou "homicídio" para ver sua dor, pois ela ainda poderia precisar de ajuda para pensá-la e trabalhá-la. Fiquei surpresa por não ver Jean-Paul nessa reunião, sendo ele o enfermeiro principal de Kezia, mas Mary me contou que ele havia ido embora. Decidira que "Broadmoor não era o seu tipo de lugar", disse. "Estressante demais." Ela deu uma fungada desdenhosa para a falta de persistência do colega, como se ele tivesse sido reprovado em um teste de lealdade. Não fiquei tão surpresa; àquela altura já sabia que esse tipo de rotatividade não era incomum para profissionais da saúde mental, que há muito tempo apresentam taxas mais altas de *burnout* do que qualquer outra equipe médica do NHS, que por sua vez têm taxas significativamente mais altas do que qualquer outra profissão de colarinho-branco. Esse fardo outrora refletia em sua remuneração, mas os cortes de austeridade acabaram com isso.

Esse não foi o fim da história. O processo de transferência de Kezia levaria ainda quase um ano, então me ofereci para continuar a vê-la, sobretudo porque receava que deixar Broadmoor pudesse ser outra grande perda para ela, depois de passar tantos anos lá. Em certo sentido, tinha sido seu lar mais seguro, ou sua "mãe de pedra", que é uma ideia do século XX sobre cuidados residenciais de longo prazo. Continuamos a falar sobre os efeitos de longo prazo da perda e do pesar na mente de uma pessoa, e sobre como às vezes temos de lamentar pelo que fizemos e pelo que foi perdido a fim de começar de novo. Em nossa última sessão, Kezia me deu um cartão que havia feito para mim e chorou quando nos despedimos. Dessa vez, me esforcei não para fazer o mesmo, mas para compartilhar com ela meu respeito por seu trabalho árduo e minha esperança em relação ao seu futuro.

Quase um ano depois, tive motivos para voltar à ala feminina para ver outra paciente. Os planos de encerramento do setor feminino estavam avançando nessa época, e perguntei a Mary, ainda uma presença permanente na enfermaria, se ela sabia como algumas das mulheres que já haviam se mudado estavam se adaptando à sua nova casa, inclusive Kezia. "Participei de uma das revisões do caso dela lá na nova unidade. Ela está bem. Muito bem.

Na verdade, perguntou de você. Contou-me que às vezes você adormecia nas sessões... é verdade?" Confessei com pesar. "Não é bem a terapeuta modelo, hein?", ela provocou. "Você tem razão", respondi, mas talvez fosse melhor assim. Ser modelo de qualquer coisa é meio apagado demais.

4. Marcus

O homem sentado do outro lado da mesa se inclinou para a frente e apunhalou o ar entre nós com o dedo indicador. "Na primeira chance que eu tiver, vou me matar. Entendeu?" Fiquei imaginando que tipo de resposta ele queria: que eu implorasse para ele não se matar ou o instasse a reconsiderar? "É sério. Primeira chance que eu tiver, já era!" Mais uma vez, eu não sabia o que ele achava que eu deveria dizer ou fazer com essa informação, e eu mesma não tinha certeza. Então falei o seguinte: "Você pode dizer por quê?". Seus olhos se arregalaram e ele bufou incrédulo, como se nunca tivesse ouvido uma pergunta mais idiota. "Por quê? Sério, mulher. Estarei perto dos sessenta quando sair. Se eu viver tanto tempo. Serei um homem velho. Argh." Deu uma estremecida teatral com a ideia.

Era o meu primeiro encontro com Marcus, e, embora pacientes novos costumem me tratar por "doutora", notei que ele me chamara de "mulher". Era quase um epíteto, que poderia dizer algo da ideia que ele fizera de mim ou do que todas as mulheres significavam para ele. Fiquei ainda mais curiosa para saber por que a

134

ideia de velhice era tão terrível para ele. Ele a fez parecer um destino pior do que os anos que enfrentaria na prisão, ou mesmo a morte. Deixei que o horror de seu eu mais velho assentasse um pouco. Não fiquei surpresa pelo silêncio se estender por um tempo: na terapia, muitas pessoas ficam mudas depois que algo perturbador ou assustador vem à tona. Ele teve um novo pensamento. "E me sinto mal pelo que fiz, sabe. Com Julia."

Estávamos sentados numa das salas de reunião mais agradáveis da ala de admissão, de frente para os jardins bem cuidados. Pela janela atrás dele, eu podia ver a cerca alta do perímetro se projetando além das árvores. Estávamos no meio da manhã, quando a maioria dos pacientes estava fora da ala, fazendo terapia ocupacional ou exercícios físicos. Escolhi um horário em que conseguiríamos uma sala silenciosa onde não seríamos perturbados ou distraídos, embora sempre houvesse o ruído de fundo da televisão na área comum ali perto. Marcus tinha sido transferido havia pouco tempo da prisão para nossos cuidados no Hospital Broadmoor devido à preocupação com o risco de suicídio. Eu não estava ali como sua terapeuta. Naquela época, em meados da década de 2000, eu era uma das psiquiatras seniores do corpo de funcionários do hospital e cuidava de uma ala, supervisionando uma equipe da qual faziam parte enfermeiros de saúde mental e terapeutas. Ainda encontrava alguns de meus pacientes de terapia individual, mas a maior parte de meu tempo era usada para prestar apoio à equipe em seu trabalho, atuando como supervisora e caixa de ressonância, uma função importante que exerço até hoje. Meu papel no caso de Marcus era ser sua "RC", ou médica responsável; em termos legais, isso significava que eu atuaria como coordenadora de seu tratamento enquanto ele estivesse detido no hospital. Eu teria algum tempo individual dedicado a ele, mas outros membros da equipe fariam o trabalho cotidiano e dariam feedback em conferências periódicas sobre o caso.

Ao ser admitido em Broadmoor, Marcus acabara de completar quarenta anos e cumprira um ano da pena de prisão perpétua pelo assassinato de Julia, uma jovem que fora recepcionista em seu local de trabalho. Ele era casado, ela era solteira; eles tiveram um breve caso que terminou amigavelmente e continuaram amigos. Em sua última noite viva, Julia convidara Marcus para um drinque em seu apartamento depois do trabalho. Segundo ele, depois de tomarem um pouco de vinho com batatas fritas e conversarem por um tempo, ela revelou que havia começado a conhecer pessoas pela internet. Em reação a isso, ele a estrangulou com sua gravata. Depois, voltou para casa, para a esposa que não suspeitava de nada, e, na manhã seguinte, foi à delegacia, onde confessou o crime, dizendo a eles que Julia "me deixou com ciúmes". Como analisei no caso de Kezia, o ciúme é aceito há muito tempo em nossa sociedade como motivo para "crimes passionais", e é notável a frequência com que é apresentado como justificativa por pessoas que são presas por violência. Sabe-se muito bem também que o homicídio por parceiro íntimo (HPI) é o tipo mais comum de assassinato relacional, e vários estudos mostram que as mulheres são as principais vítimas, embora seus agressores não formem um grupo homogêneo.[1] O HPI também apresenta o maior índice de risco de suicídio subsequente, portanto tampouco nesse aspecto Marcus era atípico.[2] Mas eu achava que havia muito mais a ser descoberto por nossa equipe quanto a por que ele achara que Julia tinha de morrer e por que agora manifestava o desejo de se matar.

Naquela altura da minha carreira, eu estava me aprofundando na leitura e na escrita sobre apego na primeira infância e trabalhava num livro sobre esse tema com um colega alemão.[3] A teoria do apego é um modelo psicológico baseado nas ideias de Freud sobre o significado da primeira infância e foi desenvolvida por John Bowlby, um psiquiatra britânico que trabalhava com crianças com distúrbios emocionais na década de 1950. Bowlby sugeriu que seres humanos, como outros primatas, são motivados a se apegarem a outras pessoas ao longo da vida, e o desenvolvimento de um vínculo de apego seguro na infância é importante para a saúde mental posterior. Estudos subsequentes que usaram essa teoria mostram que insegurança nesse apego precoce é um fator de risco para uma série de problemas psicológicos, entre eles a regulação do humor, distúrbios psicossomáticos e dificuldades em estabelecer relacionamentos próximos com a família, parceiros e até mesmo profissionais da saúde.[4]

Foi apenas na década de 1990, durante minha formação, que a pesquisa empírica sobre esse tema realmente decolou. O assunto não fizera parte do currículo quando fiz meu estágio, mas agora as ideias baseadas na teoria do apego eram mais amplamente discutidas entre meus colegas. Fiz dele um foco de pesquisa depois de me formar, e passei a estudar as ligações entre trauma infantil, apego inseguro e saúde mental precária na vida adulta. Também ficou cada vez mais claro para mim que havia uma ligação explícita entre a experiência do apego e a capacidade linguística de contar uma história verdadeira de si mesmo. Eu já havia visto exemplos disso antes, mas Marcus proporcionaria uma nova visão — até porque de imediato ele não parecia ter qualquer dificuldade em falar sobre si mesmo.

Na época em que o conheci, eu também me tornara mãe, o que deu a minhas reflexões sobre o vínculo de apego entre pais e filhos uma dimensão "vivida". Como nas artes, trabalhar na minha área exige envolver-se de coração e mente; isso significa que pessoal e profissional nunca estão separados, o que pode ser uma dificuldade e uma vantagem na mesma medida. O diagrama de Venn de "Gwen" (mãe, esposa, filha, amiga) e "dra. Adshead" sempre tem alguma sobreposição, embora, como a mente, esteja sempre se transformando e formando-se novamente.

Em nossa primeira conferência sobre o caso, minha equipe de colegas falara sobre como a situação de Marcus era particularmente intrigante porque ele não tinha histórico de violência antes de tirar a vida de Julia. Matar outra pessoa por estrangulamento tem que ser feito de perto, seja usando um pedaço de pano em volta do pescoço da pessoa, seja apertando-o com força com as próprias mãos, ambos os movimentos requerem força e determinação consideráveis. O homem sentado à minha frente parecia ter as duas coisas, e me ocorreu que isso também poderia significar que ele era predisposto e capaz de tirar a própria vida. Observei sua postura: ombros para trás, coluna reta, palmas das mãos sobre os joelhos, pés plantados no chão, parecendo ao mesmo tempo aterrado e pronto para se mover. Era a postura de um homem que reivindica seu espaço e afirma sua masculinidade. Com seu cabelo escuro e espesso, olhos azuis e aparência jovem, dava para ver por que as mulheres o achariam atraente.

Como costumo fazer no primeiro encontro, perguntei a ele onde sua história começava e como viemos a nos encontrar. A abordagem de cada paciente a essa pergunta inicial aparentemente insípida é diferente, e a escolha que fazem sobre por onde começar sua narrativa é reveladora. Notei que Marcus pareceu satisfeito com a pergunta e pensei que talvez fosse uma distração bem-vinda da conversa sobre suicídio. Sua linguagem corporal mudou. Sem me olhar mais, ele voltou os olhos para o teto, cruzou as mãos atrás da cabeça e relaxou na cadeira. "Por onde começar?", perguntou. Era claro que era uma pergunta retórica. "Trabalho com serviços financeiros", começou, "pensões, fundos de investimento, títulos. Sabe o que quero dizer?" Assenti brevemente, pressentindo que ele não estava de fato interessado se eu sabia ou não. Estava claro que ele não começaria pelo seu nascimento ou primeira infância. A narrativa que se seguiu continha muitos clichês da pessoa especial que cresceu por esforço próprio:

ele era "o primeiro da família a ir para a universidade", "um pouco como um diamante bruto", "o estranho". Alegou ter aberto um negócio próspero aos trinta anos.

Durante todo o tempo, falou com espontaneidade e facilidade, fazia contato visual e às vezes gesticulava com as mãos, com mais eloquência quando descrevia o tamanho de um negócio ou a escala do rápido crescimento de seus vários negócios. Enfatizou diversas vezes o sucesso fenomenal que teve, contou que a imprensa publicara seu perfil e ele fora convidado para um circuito de palestrantes ao lado de capitães da indústria com o dobro de sua idade. Se tudo aquilo fosse verdade, ele seria um agressor incomum, porque para que alguém seja tão bem-sucedido nos negócios em geral precisa de aspectos pró-sociais na personalidade, características como empatia e conscienciosidade. Fiz uma anotação mental para comparar os detalhes de seu relato com a documentação sobre ele que eu pudesse acessar. Mesmo pequenas discrepâncias podem ser esclarecedoras, e as autonarrativas falsas aumentam nosso risco para nós mesmos e para os outros.

Enquanto ele falava sem parar como um cantor listando seus maiores sucessos, lembro de ter pensado que a maioria das pessoas realmente bem-sucedidas não faz isso: elas não precisam. Era quase como se Marcus estivesse tentando convencer a si mesmo que era tudo verdade. De repente, mudou de assunto. Ficou parado por um momento, olhando para mim com os olhos um pouco apertados como se estivesse avaliando o que eu pensava dele até ali, depois comentou: "A propósito, ouvi dizer que você é muito boa". Não pensei nem por um instante que ele tivesse ouvido tal coisa e não reagi ao seu elogio, mas achei interessante que ele quisesse dizer isso. No contexto de sua narrativa profissional de autoexaltação, talvez ele achasse que precisa reivindicar "o melhor" para si mesmo; havia algo de privilégio nisso.

Ele falara muito desde o início da sessão. Eu esperava que ele retrocedesse no tempo, aos seus anos de escola, se não à sua primeira infância, mas ele passou para os dias de hoje e queria queixar-se deles. Listou para mim todas as coisas de sua antiga vida que ele havia perdido e das quais sentia falta, em especial seu império de negócios, mas também sua esposa, sua liberdade, suas posses... Mencionou vários carros que havia tido e sorriu com ternura quando falou de seu preferido, algum tipo de carro esporte que era "uma beleza".

Àquela altura, eu estava começando a me sentir um pouco desconcertada. Ao contrário do que eu havia entendido do caso que o trouxera aos nossos cuidados, Marcus não parecia nem um pouco deprimido ou suicida. Era possível que estivesse construindo um "muro de palavras" ao seu redor, como as pessoas às vezes fazem para embarricar-se contra o sofrimento profundo de modo a não se sentirem sufocadas. Afinal, ele estava no começo de uma sentença de prisão perpétua, e aceitar isso é semelhante a receber um diagnóstico de câncer terminal. Você perde o tempo que pensava que teria para viver sua vida e é preciso muito esforço para encontrar um novo caminho a seguir, como tatear num quarto escuro, perdido e sem luz.

"Como você veio parar aqui no hospital?", perguntei, quando ele finalmente parou. Ele revirou os olhos. "Você sabe isso tudo, eles devem ter te informado." Eu lhe disse que gostaria de ouvir a versão dele. Havia algo em seu olhar teimoso, percebi uma onda de raiva enquanto ele voltava à sua primeira declaração do dia. "Porque tentei me matar na prisão, e ainda vou fazer isso, na primeira chance que tiver." Assenti com calma. "E o que o impediu de fazer isso antes?" Acho que ele não esperava essa pergunta, e teve de pensar em sua resposta por um minuto. "A verdade é que" — perguntei-me o que estava por vir, pensando que a verdade de Marcus poderia ser diferente da das outras pessoas — "a única razão de eu não ter feito isso até agora é que os guardas da prisão me vigiavam dia e noite." Não havia nenhum indício de angústia ou paranoia em sua voz; ele parecia orgulhoso, como um ator que dominara um público fiel. "Então vou fazer isso aqui. Na primeira chance que eu tiver. Vou mesmo." Dei uma resposta do tipo "entendo", que definitivamente não era o que ele queria. Ele pareceu desanimado, como se precisasse mais de mim. Havia algo de vulnerável em seu comportamento, uma fragilidade, pensei, apesar de sua apresentação de macho alfa.

Eu havia conversado com meus colegas da prisão que solicitaram sua transferência para o hospital e eles admitiram que, embora tivessem impedido as tentativas de Marcus de se matar, achavam que ele falava sério. Descreveram um incidente em que ele conseguira pegar um CD quebrado e os desafiara a impedi-lo de cortar a garganta com a ponta afiada. Não surpreende que o tivessem mandado para nós; ele deve tê-los sobrecarregado até o limite, e eu sabia que já haviam ocorrido três suicídios naquela prisão nos últimos doze meses. Eu sabia exatamente por que eles não o queriam lá. Agora seu risco de suicídio era responsabilidade do hospital.

Usei o restante de nossa sessão para explicar a Marcus a configuração de nossa equipe. O objetivo era trabalharmos juntos para tratá-lo de depressão, com o objetivo de reduzir o risco de suicídio e levá-lo de volta à prisão para que continuasse cumprindo sua pena. Ele zombou da ideia de que algum dia sairia vivo do hospital e afirmou que quaisquer esforços para impedi-lo de tirar sua vida estavam fadados ao fracasso. Antes de sair, perguntou-me quantas pessoas estavam no "Time Marcus", e percebi a satisfação dele quando soube que um grupo inteiro de profissionais altamente treinados — não apenas eu, uma mulher solitária — estaria focado em suas necessidades. Eu sabia que o fato de eu não conseguir ver de imediato os sinais de sua depressão não significava que ele estava fingindo. Por lei, ele precisava ter sido analisado por dois psiquiatras para se qualificar para a transferência, e eu não tinha motivo para pensar que eles foram enganados. É muito mais difícil enganar os profissionais da saúde mental do que as pessoas pensam.

Depois daquela sessão inicial, receitei a Marcus antidepressivos e sessões regulares de terapia que analisariam sua personalidade e seus relacionamentos e poderiam nos ajudar a entender o que os planos de suicídio significavam para ele. Disse à equipe que precisávamos mantê-lo sob vigilância constante, acordado ou dormindo. Ainda me lembro dos detalhes e rostos de dois homens que avaliei quando era uma jovem estagiária e que conseguiram se matar, e até hoje me angustio por ter de algum modo falhado com eles. Na época, meus colegas se solidarizaram comigo e me apoiaram. Meu supervisor me reassegurou de que, em um dos casos, não havia como alguém ter suspeitado — o homem parecera bem para todos que o encontraram; e, no outro, a raiva do paciente havia mascarado um desespero profundo. Em meu trabalho, todos temem essa eventualidade, e eu não queria que isso acontecesse de novo; não podíamos arriscar que um erro humano permitisse a Marcus atingir seu objetivo.

"Não me parece tão suicida" resmungou um dos experientes assistentes ambulatoriais da ala algumas semanas depois. Muitas vezes há uma desconexão entre corpo e cérebro, é claro, mas se alguém não responde aos antidepressivos ou a qualquer outro tipo de intervenção médica, isso pode significar que não precisa deles. Marcus só reclamara com amargura dos efeitos colaterais. Ele também não cooperava com ninguém, de seu terapeuta até os enfermeiros, tal como fizera na prisão. A equipe duvidava que ele estivesse deprimido de verdade, ou mesmo angustiado. "Ele só quer nos deixar ansiosos o tempo todo", disse uma enfermeira iniciante perspicaz. Achei que ela estava certa. Aparentemente, Marcus não estava interessado em entender sua tendência suicida, mas em usá-la para ameaçar e se exibir, para o caso de que não estivéssemos captando a mensagem. Houve uma ocasião memorável em que, durante o almoço coletivo, ele tentou enfiar comida e guardanapos de papel goela abaixo à vista de outros pacientes, que ficaram muito perturbados com essa exibição. Em outro momento, ele tentou se estrangular com um fio retorcido de rolo de papel higiênico na frente de uma enfermeira, numa paródia perturbadora da maneira como matara Julia.

Suas palhaçadas estavam distanciando-o gradualmente de toda a enfermaria, embora a equipe fizesse o possível para administrar suas reações. Nosso treinamento, o apoio de colegas e a supervisão ajudam quando nos deparamos com alguém tão difícil quanto Marcus, mas as pessoas na linha de frente são apenas humanas, e situações como essa são especialmente desafiadoras para os mais novos da equipe. Houve muitas conversas irritantes e momentos difíceis. Ter alguém em constante vigilância preventiva de suicídio por dias a fio pode atrapalhar o bom funcionamento de uma enfermaria, já que vários funcionários precisam assumir seu cuidado em tempo integral. Isso os torna menos disponíveis para outros pacientes e atividades de tratamento, e não é incomum que a pessoa vigiada atraia o ressentimento de outros pacientes. Esse quadro era exacerbado pela negatividade constante de Marcus: ele reclamava dos enfermeiros, da comida, de outros pacientes e de como não o estávamos ajudando. Um colega me contou que uma manhã ele apareceu no escritório da enfermaria com um humor terrível e exigiu ver "o gerente". Ele queria denunciar o enfermeiro designado para vigiá-lo na noite anterior por ter cochilado por um momento. O enfermeiro precisava ser punido, disse ele, por sua total incompetência. "Eu podia ter morrido enquanto ele dormia!"

Eu mesma testemunhei como ele andava pela unidade com sua escolta sobrecarregada proclamando a qualquer um que estivesse por perto que não estava acostumado a ficar preso com pessoas tão sem educação e sem cultura. Reclamava que não tinha nada em comum com nenhum dos outros pacientes, sem se dar conta da ironia de que a única razão para que ele estivesse ali era porque, tal como os demais, ele havia sido gravemente violento com outra pessoa. Ele provocava de outras maneiras, intrometia-se em conversas privadas para demandar atenção — mais de uma vez isso levou a ameaças e tentativas de agressão por parte de outros pacientes irritados.

Parecia que estávamos todos cuidando de um grande bebê maligno sem consciência das necessidades ou sentimentos dos outros. Dentro da equipe clínica, começamos a nos perguntar se Marcus era mais narcisista do que havíamos percebido. O conceito de narcisismo em psiquiatria é complexo, e se refere não a uma doença como tal, mas a uma espécie de estilo de personalidade em que a pessoa se apresenta como alguém que detém direitos, explora os outros e é grandiosa. Baseia-se no mito de Narciso, um jovem belo que rejeitou suas admiradoras e se apaixonou pela própria imagem quando a viu refletida na superfície de um lago. A tragédia de Narciso é que, ao tentar se aproximar da pessoa que desejava, ele não reconheceu a si mesmo e por isso caiu na água e se afogou. Na vida real, pessoas com personalidades narcisistas têm dificuldades com relacionamentos e tendem a morrer cedo. Às vezes procuram tratamento, mas ele raras vezes é bem-sucedido, porque a terapia requer confiança e vulnerabilidade, e uma pessoa narcisista usa a grandiosidade e a pretensão para suprimir sentimentos de carência. Controlar e menosprezar os outros lhe traz um alívio superficial, ainda que isso signifique afastar pessoas que poderiam ajudá-la. Essa descrição parecia ter muito a ver com Marcus.

O transtorno de personalidade narcisista é um diagnóstico popular hoje em dia, sobretudo para homens em posições de poder. Eu sugeriria que isso acontece, em parte, porque descrições de narcisismo patológico têm uma semelhança terrível com nosso conceito cultural atual de masculinidade saudável. Há debates em minha área sobre se todo narcisismo é ruim e, se não for, onde podemos traçar a linha entre formas normais e anormais, ou possivelmente malignas. É claro, por exemplo, que todo adolescente passa por uma fase narcísica; lembro-me desse período de minha própria vida manifestar-se em versos horríveis de verdade sobre a desolação e a beleza do mundo que ninguém além de mim poderia imaginar. Felizmente, a maioria de nós sai ilesa do outro lado desse processo (com poesia ruim não publicada). As pessoas que ficam com um traço duradouro de narcisismo na vida adulta podem ser dinâmicas e carismáticas, e isso pode ajudá-las a motivar e inspirar equipes. Percebi essa qualidade em Marcus durante as reuniões da comunidade de pacientes da ala, nas quais ele começou a liderar discussões sobre demandas por melhores condições; era outro fórum para sua performance. Para minha surpresa, alguns profissionais de outras alas que não sabiam dos detalhes de seu caso nos disseram que o acharam charmoso e que havíamos sido um pouco duros com ele. Notei que nenhuma dessas pessoas era do gênero masculino, fato que ganhou relevância posteriormente quando descobri mais sobre sua verdadeira história.

Marcus continuou a resistir às tentativas de ajudá-lo e a reclamar e interferir na ala de admissão, a ponto de a equipe ficar preocupada com o risco de ele ser agredido por outros pacientes. Decidimos transferi-lo para uma ala de reabilitação, onde os outros pacientes apresentavam problemas de saúde mental menos agudos e estavam progredindo em sua recuperação. Isso significava que eles passavam a maior parte do tempo fora da ala, participando de terapia ocupacional e outras atividades. Talvez ainda achassem Marcus irritante quando precisassem estar perto dele, mas pelo menos havia menos chance de que batessem nele. Seu terapeuta tentava pacientemente envolvê-lo em alguma reflexão sobre seus sentimentos, e eu gastei um tempo indo atrás dos colegas da prisão que o haviam enviado para nós, bem como contando os advogados dele, na esperança de descobrir se sabiam mais alguma coisa sobre seu passado que pudesse nos ajudar a entender melhor a situação.

Ficou claro que ele não era um narrador confiável de sua própria vida. Ele tinha ido para a universidade, mas não se formou: abandonou o curso depois de um ano. Havia dirigido negócios, sim, mas nenhum deles teve sucesso, e ele estava atolado em dívidas e litígios. Não tinha condenações por violência, mas já havia cumprido duas penas curtas por fraude. Também soube que ele tivera uma antiga condenação por assédio criminoso (que incluía um comportamento que hoje a lei definiria como stalking ou perseguição obsessiva) relacionada a uma garota que ele havia namorado aos vinte anos.

Suas mentiras se estendiam à sua vida familiar. Além de sua esposa e de Julia, Marcus se envolvera simultaneamente em pelo menos dois outros relacionamentos amorosos longos. A primeira vez que sua esposa de dez anos soube de algo disso tudo foi quando a polícia bateu à sua porta para informá-la de que seu marido estava preso por assassinato. Ela conheceu as mulheres quando foram ao julgamento para depor sobre Marcus, e elas estavam igualmente chocadas e consternadas. As "outras mulheres" testemunharam no tribunal que nunca souberam que Marcus era casado, nem tinham conhecimento da realidade de sua situação financeira ou profissional. Ambas acreditaram quando ele explicou que suas ausências frequentes se deviam a negócios importantes no exterior — um belo tributo às suas habilidades de negação e controle.

Contudo, eu sabia, por meio de conversas com meus colegas da prisão, que sua esposa continuou a fazer telefonemas e visitas regulares a ele na prisão após a condenação, apoiando-o, ao contrário das outras. Ele disse à equipe de terapia que interpretava a lealdade dela como uma prova de que ele era um excelente marido, apesar de sua coleção de outras mulheres — sem falar do caso com Julia e seu assassinato. Lembrei-me logo do narrador do poema de Robert Browning, "Minha última duquesa".[5] O narrador — o duque — está prestes a adquirir uma nova noiva, que ele descreve como "meu objeto". Ele também descreve calmamente que mandara matar sua falecida esposa porque ela sorria e agradecia a outros homens do mesmo modo como sorria e agradecia a ele; ela não o tratava como alguém "especial". Eu podia facilmente imaginar Marcus usando a mesma linguagem.

Até então, ele falara pouco sobre o assassinato de Julia. Li mais a respeito das circunstâncias da morte dela nos autos do tribunal, tendo em mente que a única testemunha viva era o próprio Marcus. Os registros do computador confirmavam seu relato de que ela estava conhecendo pessoas pela internet e havia mostrado a ele seu perfil na noite do crime, quando ele disse que ela o provocara com seus "outros homens". Tentei imaginar quais seriam as razões dela para fazer isso, se o que ele dissera fosse verdade. Foi para feri-lo? Para se exibir? Ou para provar que eram apenas amigos? Quando estou trabalhando com pessoas que feriram ou mataram outras, tenho de pensar sobre as vítimas e sua visão das coisas quase tanto quanto o faço em relação ao agressor. É importante para mim considerar como elas viram ou ouviram a pessoa com quem estou trabalhando no momento, e tento me manter consciente de que elas também tinham uma história para contar, embora sua voz tenha sido silenciada.

Pensar na vítima também me lembra do risco que a pessoa representava para ela na época e que ainda pode representar. Nunca pensei que Marcus seria violento comigo enquanto fosse meu paciente; o risco parecia ligado a seu apego às mulheres que atraía. Isso não me incluía, mas percebi que, em teoria, poderia se aplicar a outras pessoas ao redor dele, pensando nas colegas que visitaram a ala e comentaram como ele era simpático. É importante entender que a maioria dos assassinatos depende da relação particular do agressor com a vítima, e fora dessa relação o perigo é mínimo. Ao contrário das reportagens irresponsáveis da mídia, pessoas que matam não costumam ser perigosas para todo mundo. Mas, nesse caso, permanecia o risco de que Marcus pudesse tentar ludibriar qualquer mulher que encontrasse para que gostasse dele, se as visse como um potencial acréscimo à sua coleção de admiradoras.

Pensei em como ele poderia ter desarmado sua vítima, Julia, que por algum motivo eu imaginava magra e de cabelos escuros, apesar de nunca ter visto uma foto dela. Fiquei imaginando sua última noite com Marcus. Deve ter havido um momento em que ela percebeu que havia algo diferente. A expressão dele mudou? A voz? Quando ela sentiu a gravata dele em seu pescoço, será que pensou que ele estava brincando? Os relatórios policiais registraram que o laptop fora encontrado no chão, a tela rachada, como se também tivesse sido agredido. Ele teria martelado o aparelho com o punho ou o jogado da mesa?

O mais próximo desse momento a que Marcus tinha chegado na terapia fora para expressar sua indignação por Julia ter lhe mostrado o site de namoro. "Ela não pensou em mim nem por um minuto!", disse ele a um colega em uma de suas sessões de terapia. "Como eu deveria me sentir quando ela fez isso?" Ele pareceu genuinamente perplexo quando lhe apontaram que, tendo em vista seu casamento e outras namoradas na época, parecia que ele tinha uma regra para Julia e outra para si mesmo. "Ela me convidou para ir ao apartamento dela! Ela fez eu me sentir pequeno!", vociferou ele. Quando questionado se achava que isso justificava sua reação, ele, pela primeira vez, foi incapaz de encontrar uma resposta fácil. Marcus não estava tão fora da realidade que pudesse responder afirmativamente, embora não fosse capaz de articular um "não". Em vez disso, voltou à reclamação costumeira. "Nossa discussão sobre isso é totalmente inútil", disse. "Vocês não estão fazendo nada para me ajudar, e eu poderia muito bem me matar." Mas, quando questionado sobre que tipo de ajuda queria, ele não soube responder.

Em meu encontro seguinte com ele, tentei perguntar-lhe um pouco mais sobre aquela noite com Julia. Vínhamos conversando sobre todos os planos que ele fizera para sua vida desde muito jovem, durante uma de suas litanias habituais sobre o quanto ele havia perdido e sacrificado e como todo aquele planejamento fora desperdiçado. Comentei que planejar parecia ser importante para ele e ele concordou, dizendo que era algo essencial à sua linha de trabalho. Ele gostava de planejar, mas de que adiantava agora que a vida se estendia tão vazia à sua frente? Ele precisava mesmo acabar com tudo... Antes que ele voltasse para aquela ladainha, interrompi-o e perguntei se ele planejara matar Julia quando combinou de ir ao seu apartamento naquela noite. Fiquei na dúvida se a pergunta o deixaria com raiva ou se seria ir longe demais, mas ele pareceu surpreso, quase chocado com a ideia. Insistiu que seu crime não fora premeditado, que nunca teria acontecido se ela não o tivesse provocado daquele jeito. Trata-se de uma linha de raciocínio cruelmente familiar em casos de violência doméstica. A culpa recai direto sobre a vítima, que quase sempre é uma mulher. Se ela não tivesse feito isso ou aquilo, tudo teria sido cor-de-rosa. Marcus admitiu para mim que de fato esperava que Julia dormisse com ele naquela noite, pelos velhos tempos, e dissera à esposa para não o esperar, pois voltaria tarde.

Como ele se sentiu quando ela abriu o laptop para lhe mostrar seu perfil no site de namoro? Ele disse que ficou com raiva e achou que ela estava se gabando de ter conhecido outros homens, "esfregando na minha cara". A maneira como ele colocou a situação me fez pensar se fora ela quem terminara o breve romance e, portanto, na percepção de Marcus, estava esfregando sal na ferida. Ele se lembrou dela sentada à mesa, rolando as páginas do site de namoro, perguntando o que ele achava deste ou daquele potencial pretendente, e ele teve a sensação de que ela estava rindo dele, envergonhando-o. Achei isso interessante, mas não quis interrompê-lo, porque agora que ele estava dentro da história suas palavras vinham rápido. "Eu tinha de fazê-la parar", falou. "Eu tinha de fazê-la parar de falar." Entendi então o modo de matar: ao estrangulá-la, ele literalmente parou sua voz e seu riso. Também me lembrei de quantas de suas próprias tentativas fracassadas de suicídio envolveram sua garganta, sua boca ou asfixia. Se nós estávamos cansados de ouvir suas reclamações intermináveis, talvez alguma parte dele também estivesse: o suicídio talvez fosse a única maneira de silenciar a própria voz.

Marcus se mexeu na cadeira, de modo que ficou virado de lado para mim, olhando pela janela. Segui seu olhar, mas não havia nada para ver, apenas uma fileira de árvores nuas além da cerca, desoladas e negras contra o pálido céu de inverno. Devagar, ele contou que "vira a luz se apagar nos olhos dela" enquanto torcia a gravata no pescoço de Julia. Em tom neutro, disse que isso o lembrara de certa vez quando era menino em que seu cachorro havia pegado um faisão e lhe trouxera a ave em seus estertores de morte. Ele ficara bastante surpreso, comentou, com a semelhança entre as duas experiências, aquela extinção de vida e luz.

Eu acreditava que Julia nunca imaginara que aquilo pudesse acontecer, e agora me perguntava se Marcus também não; se ele tinha sido honesto quando disse que não planejara matá-la, mas fora emboscado por sua raiva. Eu já tinha ouvido muitas vezes sobre como aquele descarrilamento da realidade, aquela queda numa violência fatal, pode começar com o que poderia parecer uma ação muito trivial, o número final naquela combinação mental do "cadeado de bicicleta" clicando no lugar. Ali, parecia ser algo tão aleatório quanto um gesto da mão de Julia, uma risadinha ouvida como provocadora ou desdenhosa. Tenho visto repetidas vezes em meu trabalho como o que parece não ser nada é na verdade imenso, como um momento minúsculo tem um terrível efeito borboleta que desencadeia um desastre.

Esse tipo de dissociação da realidade pode ajudar a explicar por que o progresso da terapia com pessoas que cometeram crimes violentos leva muito mais tempo do que com aquelas que não o fizeram. Para chegar àquele momento revelador com Marcus, minha equipe e eu tivemos de suportar longos meses de reclamações, chiliques e as repetidas ameaças de suicídio, que não podíamos ignorar. E, pouco depois de ter me contado sobre o homicídio, ele atentou de novo contra a própria vida, dessa vez usando roupas para tentar fazer um laço com o qual se enforcar em seu quarto. Era hora de uma nova abordagem. No nosso encontro seguinte, convidei-o a pensar se fazia sentido para ele continuar no hospital por mais tempo. Eu não estava blefando; se ele não se engajasse no tratamento, voltar para a prisão tinha de ser uma opção genuína para ele. Afinal, ele não havia respondido ao tratamento médico e, como nos disse tantas vezes, não estávamos ajudando a amenizar sua tendência suicida.

Acrescentei que temia que ele estivesse afastando todos ao seu redor, o que dificultava manter uma relação terapêutica. Naquela manhã mesmo, Amanda, uma das assistentes ambulatoriais mais jovens da ala, viera falar comigo a respeito dele, abalada e perturbada pelo seu comportamento. Fazia parte da minha função de RC estar presente para os funcionários que precisavam de ajuda para se manterem compassivos, o que só podem fazer se falarem abertamente de seus pensamentos críticos e admiti-los. Eu sabia que Amanda era uma jovem gentil e que não se irritava com facilidade, e ouvi com atenção enquanto ela explicava que não tinha permitido que "aquele pentelho" saísse do refeitório para sua consulta de terapia ocupacional porque ele não havia limpado o prato do café da manhã, que era a prática corrente para todos os pacientes. Marcus havia sido incrivelmente rude em sua resposta, xingou-a e disse que ela era desqualificada e sem educação, e que ele faria com que ela fosse punida, se não demitida, por seu comportamento. Ele não disse a frase "Você sabe quem eu sou?", mas poderia muito bem ter dito.

Assegurei-a de que havia feito a coisa certa e que não estava prestes a ser demitida. Verifiquei se ela não o havia chamado de pentelho, o que seria uma violação de limite que eu teria que reportar. Já vi e ouvi coisas muito piores; não é comum, mas acontece, e ajudar a equipe a melhorar faz parte do meu trabalho. Sentamo-nos e conversamos por um tempo sobre sua preocupação e sobre como esses tipos de sentimentos negativos em relação aos pacientes não são "fatos" a nosso respeito ou dos pacientes. Eles nos dizem algo sobre a mente dos pacientes, bem como a nossa, e só se tornam um problema se agirmos a partir deles. Sempre precisamos pensar sobre o que a comunicação pode significar para a outra pessoa. Às vezes as pessoas são desagradáveis porque não gostam de si mesmas, um truísmo que vai muito além do cenário forense.

Fiquei contente por ter tido essa conversa com Amanda. Mais tarde, quando repassei o incidente com Marcus, ele foi rude ao falar dela do jeito exato que ela descrevera, e senti uma onda de desprezo por seu egoísmo e falta de cuidado ou habilidade, sobretudo em relação ao que eu sabia da dedicação e compaixão de Amanda. Na reunião seguinte da equipe, contei ao terapeuta dele que tive vontade de estourar com ele e dizer: "Como ousa? Você não tem o direito de criticar ninguém depois do que fez!". Eu me sentira superior e no direito de atacá-lo, de fazê-lo sentir-se pequeno, assim como ele provavelmente se sentira em relação a Amanda — e Julia. Pensei em voz alta para meus colegas se Marcus se sentiria tão impotente quanto eles. Eu aprenderia muitas vezes ao longo da minha carreira que é sempre um grande ato de compaixão sentir empatia por alguém de quem você não gosta. Ficou claro que meu sentimento de desprezo poderia ser uma reverberação do desprezo de Marcus por sua própria vulnerabilidade e desespero diante da sentença de prisão perpétua.

Na sala com ele, apenas comentei que era interessante que ele parecesse querer humilhar e punir uma jovem mulher e perguntei se era possível que esse conflito com Amanda pudesse ter uma ligação com seu crime. Com isso, ele baixou a cabeça e torceu as mãos, parecendo derrotado — uma nova postura para ele. "Por que você sempre insiste nisso?" Sua voz estava tão baixa que tive que me inclinar para ouvi-lo. Eu o lembrei de onde estávamos e que ele havia confessado e sido condenado pelo assassinato de Julia. Ele deu de ombros, como se não importasse. Continuei. "Mas parece que você tem dificuldade de olhar para essa verdade, como se fosse mais fácil para você ser duro com aqueles que estão tentando ajudá-lo a fazer isso." Ele então ergueu a cabeça e falou com voz irada e amarga. "Eles — vocês — vocês realmente não se importam se eu me matar. Ninguém se importa." Deixei isso assentar por um momento, e aí vi que ele estava chorando. Colegas me disseram que ele já havia chorado na frente deles, de um jeito barulhento e efusivo, mas dessa vez era um choro silencioso, seus ombros estremeciam, suas bochechas estavam molhadas. Não fiz nenhuma tentativa de fazê-lo parar oferecendo palavras de conforto ou lenços.

Passaram-se longos dez minutos até que ele parasse. Ele olhou para mim e disse: "Eu precisava disso, acho". Encontrei seu olhar e falei: "Às vezes é tão importante conseguir o que você precisa quando você precisa". Ele sorriu, mas foi um sorriso genuíno, livre da condescendência zombeteira que eu tinha visto no passado. Então ele disse algo bastante inesperado: "Tudo que eu queria era ser bonito". Fiquei tão espantada com essa declaração que não tive ideia do que dizer. Uma vez, tive uma paciente que me disse, a propósito de nada, que ela estava "pensando que o mundo é como um grapefruit". Às vezes, temos apenas que permitir a incongruência de uma palavra ou ideia e esperar que ela faça sentido — ou não.

Marcus estava tentando me dizer mais, mas tinha dificuldade para encontrar as palavras, toda a sua fluência anterior tinha sumido. "Eu sei... Tenho de voltar para a prisão... cumprir minha pena... Eu só não sei... Não consigo imaginar a vida quando eu sair, sabe, estarei careca, gordo, fora de forma, ninguém vai olhar para mim. Não é justo..." Ele parou. "Não é justo?", repeti. "Eu só nunca pensei... uma coisa, algo assim, poderia acontecer comigo. Quer dizer... eu sei que cometi um erro, mas não sou uma pessoa má... e agora nunca vou poder consertar isso." Eu tinha consciência de que estávamos conversando por quase uma hora e que tinha sido emocionalmente desgastante para Marcus. Era provável que ele precisasse de uma pausa e eu precisava pensar sobre o que ele dissera e falar com a equipe e seu terapeuta. Pela primeira vez ele me agradeceu ao sair e, quando chegou à porta, voltou-se, oferecendo o que é conhecido entre meus colegas como um "momento de maçaneta" — um pensamento final que pode ser bastante revelador. Ele disse que tinha acabado de ter uma ideia sobre os funcionários de apoio, as pessoas como Amanda. "Eles não são tão ruins na verdade. É só que eles são jovens e têm suas vidas, certo?" Reprimi meu assombro por ele conseguir notar a experiência de outra pessoa e apenas concordei que ele devia estar certo.

Depois disso, deixei de lado a ideia de mandá-lo de volta para a prisão por ora. Eu precisava explorar mais o que ele quisera dizer com aquele comentário notável sobre querer ser bonito. Ele levantava questões sobre seus primeiros apegos na infância, mas eu sabia que não tínhamos esse tipo de história pessoal.

Com o tempo, depois de muitas ligações infrutíferas e becos sem saída, nossa equipe conseguiu obter seus primeiros registros médicos, que examinei com interesse. Eles nos contaram que ele havia sido diagnosticado com depressão ainda muito jovem, o suficiente para ser mantido fora da escola em mais de uma ocasião. Ele e sua família haviam sido encaminhados para o que era então chamado de "orientação infantil" e agora é conhecido como Serviços de Saúde Mental para Crianças e Adolescentes (CAMHS, na sigla em inglês). Algumas anotações das poucas sessões de terapia que ele fizera na época indicavam uma frieza emocional na dinâmica familiar. Ele tinha um pai silencioso que parecia ausente e uma mãe que estava preocupada com os três irmãos mais novos. Achei interessante saber que ele fora adotado quando tinha um ano; então, alguns anos mais tarde, sua mãe adotiva conseguira conceber graças a um tratamento de fertilidade e deu à luz seus filhos biológicos, dois meninos gêmeos e uma menina.

A separação precoce ou a perda dos pais é uma causa comum de apego inseguro, e a adoção é uma versão disso. É bastante usual: pelo menos um terço da população experienciou alguma versão de apego inseguro com seus pais ou responsáveis na primeira infância. Não tínhamos detalhes sobre a adoção de Marcus, mas eu precisava considerar a possibilidade de que ele tivesse sido afastado de seus pais biológicos devido a maus-tratos e negligência. Se fosse esse caso, como eu sabia pelo meu estudo sobre apego, isso teria um impacto significativo no desenvolvimento, sobretudo se os pais adotivos de Marcus também não tivessem dado os cuidados parentais de que ele precisava. Eles talvez não fossem pessoas más; podem ter ficado sobrecarregados com as demandas do crescimento da família, ou Marcus pode ter sido tão desafiador quando criança quanto era na idade adulta. As anotações da clínica de orientação infantil sugeriam que seus pais se recusaram a participar da terapia familiar por muito tempo. Depois de um punhado de sessões, sua mãe aparentemente dissera que não tinha tempo para continuar, e seu pai não cooperara e assumira até mesmo uma atitude desdenhosa durante o processo. Marcus fora deixado emocionalmente ilhado.

Também notei que desde muito cedo ele fizera muitos tratamentos e consultas para pequenos problemas médicos. Parecia que sua mãe prestava atenção nele quando estava fisicamente doente. Durante sua primeira experiência registrada com depressão, ela levara Marcus diversas vezes ao clínico geral depois de ele ter se queixado de dores nas costas, estômago e pescoço. Esse fenômeno de dor corporal inexplicável é comum em pessoas que têm dificuldade para expressar emoções e se alinha à teoria de que todas as emoções começam no corpo. Eu vi como pessoas com fatores de risco para a violência manifestam sentimentos dolorosos no corpo, mas elas também podem causar dor a outras pessoas porque são incapazes de articular seus próprios sentimentos. É só por meio da ação que elas conseguem se expressar.

Não pensávamos que a adoção de Marcus e os problemas com seus pais tivessem causado sua violência posterior; esses com certeza não são fatores de risco do "cadeado de bicicleta", uma vez que sabemos que, dentre os milhões de pessoas com experiências de infância semelhantes, poucas farão mal a alguém, e com certeza não matarão. Mas era provável que houvesse algo em sua infância que pudesse nos dar uma ideia do significado de sua violência para ele, e todo mundo se sentia frustrado com todas as lacunas. Não existe um sistema central de arquivamento que reúna registros policiais ou médicos, histórico de serviços sociais e assim por diante. Por mais que eu pudesse fazer uma "investigação detetivesca", eu sabia que, ao contrário de um detetive de ficção, eu não conseguiria todas as informações de que precisava. Acima de tudo, eu queria descobrir em que contexto Marcus havia entendido pela primeira vez a ideia de beleza, com sua ligação a amor e desejabilidade. Eu duvidava que algum dia saberia.

Conversamos em nossa equipe sobre se o assassinato de Julia poderia estar relacionado à raiva não resolvida causada pela dupla rejeição das primeiras mulheres de sua vida, suas duas mães. Existe uma extensa pesquisa sobre rejeição e sua relação com a hostilidade, e sobre como isso pode se estender da infância à vida adulta.[6] A raiva de Marcus tinha sido como o proverbial vulcão adormecido, até que explodiu com Julia. É provável que ela não fosse seu alvo, apenas a mulher errada na hora errada. O ato de ela mostrar a ele seus "outros homens" na internet pode ter sido percebido por Marcus como Julia rindo *dele*, enquanto também o rejeitava. Mas isso ainda não revelava o que ele quisera dizer com aquela ideia melancólica de que só queria "ser bonito".

Dez anos depois, eu me lembraria de Marcus e de seu desejo quando uma notícia de grande repercussão acabou por iluminar seu caso para mim de uma nova maneira. Em 2014, houve outro tiroteio em massa nos Estados Unidos, tão chocante e desalentador para mim quanto todos os outros antes dele. Na sonolenta cidade universitária de Isla Vista, no sul da Califórnia, Elliot Rodger, um estudante de vinte anos com histórico de depressão, assassinou seus companheiros de apartamento, depois pegou seu carro e dirigiu pelas ruas ensolaradas com um pequeno arsenal de armas que ele comprara e começou a atirar indiscriminadamente da janela do carro, matando e ferindo estranhos aleatórios. Rodger filmou a si mesmo durante todo o tempo, falando com sua audiência enquanto perpetrava o massacre. Quando a polícia se aproximou, ele postou o vídeo na internet e depois apontou a arma para si mesmo. Mais tarde, uma longa arenga autobiográfica também foi encontrada na internet, assim como muitos outros vídeos que ele tivera tempo de publicar antes das mortes que planejou para os outros e para si mesmo.[7] Tanto o manifesto quanto seus vídeos tinham um tema central: ele tinha o direito de se vingar de um mundo em que as mulheres podiam rejeitar seu desejo de proximidade e sexo. Assim como Marcus não se responsabilizara pelo assassinato de Julia porque ela o deixou com ciúmes, Rodger não assumiu a responsabilidade por suas ações e declarou que "elas" o haviam forçado ao celibato involuntário e à violência.

É raro ter a oportunidade de ler as opiniões de um autor de múltiplos homicídios escritas em suas próprias palavras, então reservei um tempo para me aventurar pelo manifesto de 150 páginas de Rodger. Era terrível de ler, pavoroso e fastidioso em seus detalhes e repetições tediosas, mas me lembrou muito as reclamações incessantes de Marcus. Elas haviam aumentado o espaço entre ele e seus cuidadores, deixando-nos impotentes para ajudá-lo, enquanto ele sofria de um sentimento de injustiça. Para ambos os homens, as mulheres não eram pessoas reais por si mesmas, mas coadjuvantes num drama enfadonho. Encontrei na escrita de Rodger (e em seus muitos vídeos, que mostravam uma variedade de visuais diferentes, inclusive mudanças na cor do cabelo) um desejo repetido de ser atraente. Ocorreu-me que ele estava ecoando o desejo de Marcus de "ser bonito".

Depois de aquela revelação ter sido proferida por Marcus, as coisas começaram lentamente a mudar. Ele se tornou menos arrogante com a equipe e os outros pacientes e menos queixoso; a frequência de suas ameaças de suicídio diminuiu. Com o tempo, ele foi capaz de voltar ao seu comentário sobre "ser bonito" e explorá-lo mais na terapia. Contou que ficou acima do peso quando começou a ir para a escola e seus irmãos e colegas caçoavam dele por isso. Foi ficando cada vez mais deprimido com sua aparência, sentindo-se indesejado e não amado, e ocorreu-lhe que sua mãe biológica devia tê-lo dado para adoção porque não gostara do que viu quando olhou para ele ainda bebê e não quis saber como ele poderia se desenvolver. Isso foi tão duro quanto irracional de ouvir, e só pude lhe dizer que entendia como aquela sensação deve ter sido dolorosa para ele. Ao chegar à idade adulta, Marcus disse que adaptou sua aparência, malhando e mudando sua dieta até sentir que era agradável para as mulheres. Ele planejou uma estratégia de mentir para elas sobre quem ele era de fato; era importante manter um grupo de mulheres por perto, disse, caso uma deixasse de sentir afeto por ele e ele precisasse de outra. Essa era sua maneira de se sentir no controle, para que nunca fosse abandonado.

Ironicamente, à medida que Marcus começou a aceitar e falar sobre a realidade de seu passado, pela primeira vez sob nossos cuidados desenvolveu sintomas óbvios de depressão clínica, como choro, desânimo, insônia e perda de peso. Retirou-se das atividades e mal falava com os outros, respondendo apenas que estava "bem" quando perguntavam. Ele não era abertamente suicida como antes, mas me lembrei do homem suicida, muito tempo antes, quando eu era estagiária, que também sustentara que estava "bem" — até o ponto em que tirou a própria vida. Achei que o silêncio de Marcus era mais sinistro do que qualquer ameaça ostensiva, e ele reacendeu a preocupação com o risco de suicídio. Foram necessários mais seis meses e a ajuda de medicamentos e mais terapia para que ele emergisse lentamente de sua depressão.

Havíamos dado a ele a chance de resolver seu conflito interior ao cuidarmos dele, possibilitando que falasse sobre suas necessidades e sua raiva em relação às pessoas que falharam com ele no início de sua vida e o encorajando a crescer o suficiente para compreender totalmente a realidade não apenas de sua experiência, mas dos pensamentos e sentimentos de outras pessoas. Isso permitiu que ele assumisse a responsabilidade por suas escolhas e reconhecesse que era seu trabalho permanecer vivo e cumprir sua pena, ou, como ele disse, "pagar sua dívida" por ter tirado a vida de Julia. Por fim, ele me contou que agora sentia que tinha a chance de dar um novo enfoque à vida, e conversamos sobre como às vezes é necessário se despojar a fim de se reconstruir. Encontrou-se uma vaga para ele numa prisão não muito distante de onde sua esposa morava. Àquela altura soube que ela já havia decidido se divorciar dele, mas queria continuar a oferecer apoio e a visitá-lo regularmente. Essa generosidade de coração teve um efeito poderoso em Marcus, e ele foi capaz de mostrar um apreço verdadeiro por sua lealdade, aceitando-a como um presente em vez de considerá-la um direito. Ele retornou à prisão e, que eu saiba, não voltou a ser encaminhado para cuidados psiquiátricos. Espero que seja um consolo para a família de Julia saber que ele está enfrentando e cumprindo sua pena, como deveria.

Um ponderado colega meu, o professor Shadd Maruna, descreveu esse processo criativo de mudança após eventos trágicos como "fazer o bem".[8] Reconheço que pode ser difícil para pessoas como Marcus pedirem ou até mesmo terem acesso a esse tipo de ajuda psicológica antes que seja tarde demais, mas gostaria que o adolescente com excesso de peso, angustiado e isolado tivesse tido seus pensamentos sobre sua necessidade de ser bonito ouvidos muito mais cedo na vida. Lembro-me de ter lido que Elliot Rodger teve vários terapeutas e intervenções em sua juventude, e mesmo assim não foi dissuadido de cometer sua violência fatal; não há respostas fáceis ou soluções certas quando a mente está em desordem. É possível que, quando jovem, Marcus também não fosse capaz de ter curiosidade sobre sua mente ou de confiar nos outros, e talvez não a aceitasse ou não tivesse sido ajudado pela terapia. Fiquei contente por ter tido a oportunidade de trabalhar com ele quando adulto, por testemunhar a maneira como ele se dispôs a abrir a mente para começar a curar as feridas do passado. Todos têm essa opção, seja dentro ou fora dos ambientes forenses, embora muitos não a aceitem. É verdade que Marcus testara os limites da minha tolerância e até me provocara o suficiente para que eu espelhasse sua hostilidade, e todos em nossa equipe ficaram exaustos quando ele nos manteve reféns de sua performance repetitiva e autoexaltadora de desespero. Mas passamos por isso para chegar a algo melhor e vimos, não pela primeira ou pela última vez, que é apenas por meio de uma crença firme nas possibilidades de cada coração humano que avançamos, mesmo se formos hesitantes e às vezes tropeçarmos.

5. Charlotte

Todas as prisões são barulhentas, mas quando vou trabalhar numa prisão feminina, sou saudada por uma acústica mais rica do que o barulho usual de portões percussivos e chaves tilintando abrindo fechaduras intermináveis, misturado com aquele zumbido baixo e grave de constante movimento humano por escadas e pisos de cimento. A atmosfera é um cruzamento entre uma escola de meninas e um aviário cheio de ruidosas aves tropicais chamando umas às outras enquanto pairam sozinhas e em grupos em áreas comuns dos blocos geométricos de celas, algumas delas piando "*Miss! Miss!*" para mim enquanto passo.

Um novo governo assumira o poder no Reino Unido em 2010, na esteira da crise econômica global, e uma mudança dramática no NHS e em todos os serviços públicos estava em andamento, com cortes enormes na assistência à saúde mental. Um doloroso processo externo de revisão havia começado em Broadmoor, o qual acabaria por levar a uma mudança de marcha para mim. Continuei trabalhando nos serviços forenses dentro do NHS, mas saí do hospital e comecei a trabalhar no serviço de liberdade condicional, bem como nas prisões. Nas instalações para mulheres, entrei para uma equipe de assistência médica. Nosso trabalho incluía avaliar as prisioneiras para que as que estavam mentalmente doentes e precisassem de tratamento fossem identificadas cedo e as que estavam sofrendo recebessem algum tipo de apoio. Na época em que conheci Charlotte, eu participava de uma iniciativa específica para tentar apoiar as mulheres cujos problemas de saúde mental haviam acarretado estadas estendidas na prisão.

Naquela época, o número de mulheres presas na Inglaterra e no País de Gales era de 4320, de uma população carcerária total de cerca de 84 mil. Em 2019, de acordo com um relatório do Prison Reform Trust,[1] esse número havia dobrado para quase 8 mil mulheres (embora o de homens continuasse em cerca de 80 mil) — uma proporção de gênero muito desigual e muito semelhante em todo o mundo. As populações de cada uma de nossas prisões femininas somam centenas, em vez de milhares, e mais de 80% das presidiárias cumprem penas de menos de doze meses por crimes não violentos, sendo furto o principal deles. O fato de serem avaliadas como menos perigosas significa que as prisões femininas no Reino Unido não são nem de longe tão restritivas quanto as masculinas. Ao contrário dos prédios masculinos superlotados, que costumam ser monólitos construídos em estilo vitoriano com instalações antiquadas, as prisões femininas em que trabalhei são construções modernas, com algumas comodidades que podem ser surpreendentes. Quando me dirigia para o meu primeiro compromisso do dia, ouvi o retinir e tilintar de xícaras ao passar pelo café dos funcionários, misturados com os tons variados das conversas animadas entre as prisioneiras que trabalhavam lá. Mais adiante no corredor, escutei risos e discussões que acompanhavam o zumbido dos secadores de cabelo no salão de beleza das prisioneiras. Sempre me encantei com os penteados e a manicure sofisticados que eram feitos ali que em comparação faziam eu me sentir um tanto desgrenhada.

Atravessei o complexo, cheguei em minhas anotações qual era a ala correta e o número da cela e às vezes gritava para alguém à minha frente "Segure o portão!" ou "Espere por mim!" para economizar o trabalho árduo de abrir e fechar que pontua todo o movimento em uma prisão. Prefiro não ver as pessoas em suas celas se puder evitar, mas não havia salas de reunião disponíveis naquele dia, então, depois de checar com a equipe se era seguro, decidi que era melhor do que cancelar o encontro. Era de manhã e a maioria das celas daquela área estava destrancada, muitas delas vazias porque as pessoas tinham saído para comer, trabalhar ou fazer exercícios. A porta da cela da qual me aproximei estava bem fechada. Bati e esperei, checando meu relógio para ter certeza de que não era cedo demais, mas eu havia chegado bem na hora para o nosso compromisso e esperava que ela estivesse me aguardando.

A mulher que abriu a porta era um retrato em cinza. Ela franziu a testa e me recebeu com um brusco "Quem é você?". Seus cabelos, que antes talvez tivessem sido de um ruivo brilhante, estavam desbotados, ouriçados e cheios de mechas brancas encrespadas. Seus olhos eram de um azul aguado, a pele era amarelada. Seu rosto parecia intocado por sol ou vento, o que significava uma vida passada do lado de dentro. A calça larga e a blusa de moletom eram igualmente descoradas, e senti que, em contraste, minhas roupas eram brilhantes como joias. Tento me vestir para o trabalho de modo que eu não sobressaia e, portanto, pareça inofensiva, mas suspeito que nem sempre acerto, até porque não tenho como saber por qual lente as outras pessoas vão olhar. "Charlie?" Disseram-me que esse era o nome que ela preferia. "Eu sou a dra. Adshead. Mandei uma mensagem para dizer que eu estava vindo."

"O que você quer?", perguntou ela, com voz tão monótona e sem cor quanto sua aparência. Expliquei que trabalhava com pessoas que estavam na prisão após a data recomendada de soltura e esperava que pudéssemos conversar. Aos dezenove anos, Charlie fora condenada à prisão perpétua por assassinato, com pena mínima de dez anos; hoje, com juízes impondo penas mínimas cada vez mais longas, poderiam ser quinze. Quando a conheci, no entanto, ela já havia passado trinta anos presa. A noção de ultrapassar o tempo de prisão pode parecer estranha, mas, como já mencionei em outros casos, uma sentença de prisão perpétua não significa necessariamente ficar na prisão para sempre. As pessoas podem solicitar a soltura depois de terem cumprido a pena mínima imposta pelo juiz, desde que não sejam mais consideradas um risco para o público, embora possam ser levadas de volta à prisão a qualquer momento, se necessário. Isso aconteceu com Charlie, cujo comportamento antissocial na comunidade durante a liberdade condicional a fez voltar para o cárcere três vezes. É caro manter as pessoas encarceradas, e ao longo da última década esforços crescentes têm sido feitos para romper esse impasse, inclusive atribuindo recursos adicionais para financiar equipes de saúde mental como a em que eu trabalhava na ocasião.

Eu não tinha ideia do que ela diria. Já fui recebida com muitas respostas hostis à oferta de terapia na prisão, que variam de "Não quero falar com uma porra de psiquiatra" a "O que você vai fazer para me curar então?". Eu era capaz de negociar com esses tipos de respostas; o pior era ser recebida com silêncio. Perguntei se poderíamos conversar um pouco. Ela deu de ombros e se virou, deixando a porta entreaberta. Uma recepção não muito calorosa, mas eu a aceitaria. Entrei. Como a maioria das celas de prisão, era pequena, talvez com 2,5 metros quadrados, com uma cama aparafusada numa parede e uma prateleira servindo como escrivaninha no lado oposto. Havia uma janela com vista para um pedaço de céu nublado e uma área de banheiro com meia divisória — "saneamento na cela" é a norma nas prisões mais novas e nas instalações penais femininas. Notei que o espaço parecia arrumado porque faltava toda a bagunça de fotos e objetos que indicam personalidade, laços familiares ou outros interesses. Havia uma pilha de livros sobre a escrivaninha, e apertei os olhos para tentar decifrar os títulos, sem sucesso. Muitas mulheres não têm nada no quarto, nem mesmo um único livro, então me interessei em saber o que ela estava lendo.

Charlie se encolheu na beirada da cama sem dizer nada, permitiu que eu mexesse a única cadeira, falando comigo mesma com aquela conversa animada que os profissionais tendem a usar para preencher o silêncio. "Certo, bem, onde devo colocá-la... pode ser aqui? Tudo bem para você? Pronto, aqui estamos nós..." Pude ver que Charlie parecia desconectada, quase ausente, e tentei fazer contato visual enquanto começava uma explicação de nosso projeto e seu objetivo de ajudar mulheres como ela a romper com o que parecia ser um padrão de retorno à prisão. "Então", falei, fazendo uma de minhas perguntas preferidas que exclui uma resposta sim ou não, "o que você acha dessa ideia?"

"Que ideia?" Ela parecia cansada e entediada, e eu fiquei irritada. Ao mesmo tempo, reconheci que minha reação provavelmente refletia a irritação dela por eu estar ali sem ter sido convidada. Nós duas estávamos na meia-idade, mas, por um momento, olhando para ela, lembrei de mim mesma aos catorze anos, mais ou menos, sentada naquela mesma postura, curvada na cama com os braços cruzados e a cabeça baixa, cheia de tédio e afrontosa quando solicitada a fazer alguma coisa que eu não queria fazer. Os meninos também fazem isso, mas há um tipo especial de desprezo que foi aperfeiçoado por meninas adolescentes. Enquanto estávamos lá sentadas num silêncio ainda mais estranho pelo fato de a cela ser tão pequena, notei que uma de suas meias descombinadas tinha um buraco no dedão do pé. Pareceu-me um comentário minúsculo, mas insolente, uma recusa em fazer um remendo.

Eu poderia ter pedido a ela que me contasse mais a respeito de si mesma naquele dia, mas decidi não fazer isso. A experiência me mostrara que era melhor estabelecer uma conexão primeiro, em especial quando alguém ainda não havia concordado em trabalhar comigo. Com o encaminhamento da unidade de saúde mental da prisão, eu recebera um resumo do crime que ela havia cometido: ela fizera parte de um homicídio cometido por uma gangue no final dos anos 1980, o que parecia bastante horrível. Já debati sobre como o homicídio é incomum em nossa sociedade, e o "homicídio cometido em conjunto", quando várias pessoas colaboram para matar alguém, é particularmente raro, sobretudo quando a vítima é um estranho para os envolvidos. O fato de que esse grupo era tão jovem à época do crime — todos com menos de vinte anos — e de que incluía mulheres o tornava ainda mais anormal.

Eddie era um sem-teto na casa dos sessenta anos que vivia nas ruas do bairro de Charlie. Ele sempre mendigava por comida e cigarros quando estava embriagado. Às vezes a polícia o levava embora, mas, como um gato perdido, ele sempre encontrava o caminho de volta para seu lugar preferido no parque público do bairro. Tenho certeza de que todos nós já vimos muitos Eddies, resmungando ou rindo em um banco, cheirando a urina e cerveja. Eles não fazem mal a ninguém, mas as mães desviam os filhos do caminho desses homens e as pessoas evitam o olhar deles quando passam apressadas. Em um dia de verão, o grupo de Charlie estava no parque, tomando sol na grama, fugindo da escola ou do trabalho, bebendo e usando drogas. Ao cair da tarde, eles partiram em busca de comida e encontraram Eddie na ponta do parque, fazendo suas necessidades em um local protegido, fora da vista da rua principal. Ao se aproximarem, alguns meninos e meninas zombaram e começaram a assediá-lo, xingando-o e jogando latas de cerveja nele. Ele tentou fugir, mas tropeçou e caiu. Naquele momento, o grupo se lançou sobre ele. À medida que eu lia os relatórios policiais da surra, das garrafas quebradas e pedras que usaram para feri-lo junto com seus punhos e pés, imaginei uma Hidra girando, aterrorizante em sua força de muitas cabeças e energia maligna. Eddie não era um Hércules e ofereceu pouca resistência.

Mais tarde, Charlie foi identificada como sendo quem bloqueara a fuga de Eddie quando ele conseguira se levantar com muito esforço, a cabeça sangrando e implorando por misericórdia, de acordo com um corredor que passava e testemunhou no julgamento. Ela e outra garota empurraram o velho de volta ao chão, onde sua cabeça bateu no asfalto com um estalo feio. A autópsia definiu a causa da morte como "lesões internas sofridas por múltiplas contusões na cabeça e no abdômen e uma hemorragia no lobo frontal". A gangue se espalhou pela noite e, segundo todos os relatos, os jovens riam e gritavam enquanto corriam, mas logo foram presos pela polícia. O depoimento de testemunhas oculares e evidências forenses tornaram o caso criminal muito simples.

Após sua condenação por assassinato cometido em conjunto, muitos dos corréus foram enviados a várias prisões para menores, já que alguns tinham apenas quinze anos. Quando chegassem aos dezoito anos, seriam transferidos para penitenciárias de adultos. Todos foram condenados à prisão perpétua, com pena mínima média de dez a quinze anos. Fui informada de que os outros já haviam sido soltos há muito tempo e apenas Charlie ainda estava detida. Pensei em começar por aí, perguntando se ela sabia disso e por que a situação era essa. Ela apenas deu uma pequena encolhida de ombros do tipo "não estou nem aí". Eu tentaria outra coisa. "Charlie, eu sei como é incomum matar um estranho. Já trabalhei com outras pessoas que fizeram isso." Isso chamou sua atenção, e ela me olhou por trás de sua franja desgrenhada. "Por quê?" Bom, estamos conversando agora, pensei, é um começo.

"Qualquer pessoa que acaba com a vida de alguém também muda sua própria vida para sempre", respondi. Eu já ouvira muitas pessoas dizerem em terapia que nunca pensaram que poderiam ou iriam matar alguém, e como isso pode torná-las estranhas para si mesmas. Acrescentei que havia visto como as pessoas que mataram precisavam de ajuda para começarem a pensar no impensável e como pode ser importante para elas conseguir articular esses sentimentos. Ao contrário de muitos outros grandes acontecimentos na vida, não existe um manual de instruções para a vida após o homicídio, nenhuma fonte de informação ou orientação a seguir. Não era de surpreender, portanto, que algumas pessoas achassem incrivelmente difícil descobrir o que fazer, como melhorar ou como lidar com a nova e estranha identidade de assassina condenada. A terapia dava a elas algumas ferramentas para fazerem isso.

Charlie seguiu cada palavra que eu disse, mas, quando terminei, ela falou de uma vez: "Não quero pensar nessa merda toda de novo. Isso me faz mal, sabe". Ela mudou de posição na cama para que suas costas se apoiassem na parede cinza da cela, projetando as pernas para fora, as meias sujas esburacadas voltadas para mim. Pensei por breve instante que, em algumas culturas, mostrar a planta dos pés a alguém é considerado altamente ofensivo. Mas, nesse caso, suspeitei que ela só precisava colocar mais espaço entre nós. "Não tem nada para mim lá fora, sabe", murmurou. "E eu tirei uma vida, então por que deveria ter uma?"

Esse foi um comentário singular e intrigante, que sugeria uma metáfora da vida como um objeto de valor. Eu não havia gerado essa ideia para ela, e fiquei animada por ela tê-la oferecido. Era um possível sinal de que ela tinha palavras para sua experiência — o primeiro passo na dança verbal da terapia. Apesar de seus sinais externos de relutância, Charlie talvez quisesse se envolver no tratamento. Antes de eu sair, ela confirmou que me encontraria de novo e até deu um breve sorriso quando respondi com um sonoro "Excelente!", como se tivéssemos feito algo importante juntas. Imaginei que ela estivesse pensando em mim como uma idiota legal e que havia maneiras piores de passar o tempo. Parei na porta de sua cela e olhei para sua coleção de livros. "Vejo que você é uma leitora." Apontei para um dos livros, um volume grosso de capa dura, e perguntei qual era. Ela virou a lombada para lembrar a si mesma. "*Um menino adequado* — de um cara indiano." "Ah", falei, intrigada com a escolha dela, e quando olhei da porta vi que ela folheava as páginas do livro como se estivesse curiosa sobre o que eu achei que ele revelava.

Eu não estava fazendo nenhuma suposição em particular sobre o livro, mas tudo tem significado, e os objetos que escolhemos ter em nossos espaços pessoais são sempre um tipo de comunicação; não é à toa que esses espaços são chamados de "interiores". Os romancistas tendem a usar metáforas, que é uma forma literária de "transferência", como meu mentor Murray Cox gostava de nos lembrar quando éramos estagiários; é sempre significativo quando um paciente usa uma metáfora no discurso terapêutico. E, como disse o autor infantil E. B. White, a leitura é um sinal de uma mente alerta, que é crucial para uma terapia eficaz.

Fui até a unidade de liberdade condicional da prisão, que continha os registros das criminosas, para pedir o arquivo de Charlie, inclusive os relatórios do julgamento. Eu sentia uma curiosidade crescente por essa mulher e queria descobrir mais. Mas, à medida que lia a documentação, fui ficando consternada. Sua história de vida deprimentemente familiar me deixou com um sentimento de impotência e raiva. Charlie estivera sob cuidados das autoridades locais de modo intermitente desde os sete anos de idade, quando foi tirada pela primeira vez da casa de sua mãe viciada em drogas pela assistência social devido a abusos físicos e negligência. Ela não se desenvolveu bem na adoção e foi agredida verbalmente por um dos pais adotivos, depois rejeitada pelo seguinte. Talvez porque ninguém mais a quisesse, foi devolvida aos cuidados da mãe aos dez anos de idade, e se deparou com um novo padrasto e dois meios-irmãos mais velhos. O lar 2.0 não foi uma melhoria. Os adultos brigavam, atacando um ao outro e às crianças, e os irmãos intimidavam e perseguiam sua irmã mais fraca. Quando ela se aproximou da puberdade, a agressão passou a ter um componente sexual. A anotação de uma assistente social afirmava que Charlie reclamava que seus irmãos "a agarravam o tempo todo", tocando seus seios e genitais.

Em comparação, a escola deve ter sido um refúgio para ela. Embora ela pudesse ser barulhenta e agressiva às vezes, tanto nas aulas quanto nos programas extracurriculares, Charlie se saía bem em inglês e arte. Disse a uma professora que esperava trabalhar com crianças com deficiência quando crescesse. Ao entrar na adolescência, teve dificuldades com os exames e deveres de casa e entrou em brigas físicas com outros alunos. Foi afinal suspensa da escola e fugiu de casa aos quinze anos, indo viver na rua com outras crianças como ela. Elas não eram oficialmente uma "gangue" no sentido criminoso, eram mais um organismo unificado que se movia na mesma direção — sobretudo para longe da autoridade. Na época, uma terapeuta notou o quanto ela parecia gostar da combinação paradoxal entre a identidade e o pertencimento que conseguira no grupo e o anonimato que obtinha de mover-se em bando; a terapeuta escrevera: "Ela diz que se sentia mais corajosa fazendo parte de um grupo".

O pertencimento é uma coisa preciosa se você nunca o vivenciou em casa, e a pressão às vezes abusiva de uma gangue para ser leal e participar de atividades criminosas é um preço baixo a pagar. O problema é que, numa idade tão jovem, quando as pessoas ainda estão formando um senso de identidade independente, os limites entre a identidade individual e a do grupo podem ficar borrados. Se a pessoa não tem certeza de onde ela termina e os outros começam, também pode ser difícil saber exatamente onde está o limite da realidade. Mais tarde na vida, ou mesmo na prisão, essa falta de individualidade e de pensamento próprio pode ter consequências terríveis. Drogas desinibidoras e bebidas alcoólicas exageram esses sentimentos, assim como a adrenalina envolvida em algumas situações de gangue. Notei que Charlie também disse a sua terapeuta anterior que "sentia uma euforia" quando o grupo saía e tinha sucesso em furtar lojas ou roubar um carro para passear.

Ela havia falado com assistentes sociais em algum momento sobre como se sentia protetora com as meninas mais novas que se juntavam ao grupo, agindo como uma irmã mais velha e aconselhando-as sobre como evitar agressões sexuais na rua. Infelizmente, não foi capaz de proteger a si mesma. Pouco depois de completar dezesseis anos, ela foi em nome do grupo comprar drogas de um traficante local, e o homem — que tinha o dobro de sua idade — a dominou e estuprou. Charlie ficou tão furiosa que fez uma coisa incomum: foi até a delegacia de polícia e o denunciou. Há muito tempo que o estupro é, infelizmente, um dos crimes menos denunciados, e a reação de Charlie foi ainda mais surpreendente nesse caso porque ela estava sempre em conflito com a lei.

A queixa de Charlie não foi adiante. O estupro ocorrera cerca de trinta anos antes e creio que as reformas nas investigações e processos de estupro tornariam isso menos provável agora. O único resultado foi que ela foi levada de volta a um abrigo, onde ficou até os dezoito anos. Ela se acomodou bem na instituição e conseguiu apresentar algumas atitudes positivas, conversando com a equipe de apoio sobre suas ambições de trabalhar com pessoas com deficiência ou talvez fazer algo para ajudar os animais. Mas também foi advertida pela polícia várias vezes durante esse período por delitos menores, entre eles danos criminosos e pequenos furtos, e costumava usar drogas e abusar de bebidas alcoólicas.

Seria fácil ver sua vida como um longo período de pequenos avanços prejudicados por repetidas decepções e obstruções, uma espécie de jogo de Escadas e Serpentes que ela sempre perdia. Ao completar dezoito anos, perdeu sua vaga no abrigo, o que significou que ela deixou um ambiente seguro quando ainda era vulnerável e despreparada para o mundo adulto. Embora Charlie soubesse que isso aconteceria, no dia em que teve de ir embora recusou-se a despedir-se de qualquer pessoa e, ao sair, quebrou todos os vidros da porta da frente da casa mais estável que ela já havia conhecido.

Essa não foi sua primeira nem a última explosão destrutiva. Elas continuaram ao longo de seu tempo na prisão e foram vistas como mais uma prova de seu "fracasso em progredir". Antes de nosso encontro seguinte, eu soube que ela tinha feito isso de novo. Dessa vez, destruíra sua cela, criando o máximo de estrago que podia naquele espaço pequeno e árido. Num chilique repentino, jogou seus poucos pertences pelo quarto, arrancou páginas de livros e quebrou coisas, e, quando os guardas da prisão correram para contê-la, gritou e lutou, dizendo que gostaria de estar morta. Tudo isso aparentemente fora desencadeado por um incidente menor, uma frustração que seria corriqueira para ela e que ela parecia já ter tolerado muitas vezes sem problemas: um membro da equipe lhe dissera que ela teria de esperar pela aprovação de um formulário de solicitação para visitar a biblioteca da prisão.

Eu tinha de pensar se o primeiro encontro comigo havia despertado alguma coisa na mente de Charlie que provocara esse episódio. Ela estava acomodada quando a deixei naquele dia, mas eu sabia que o significado emocional de qualquer comunicação humana pode levar tempo para se fazer sentir. Isso é verdade para todos nós, mas pode se intensificar na mente de pessoas como Charlie, que passaram longos períodos negando ou evitando suas emoções. A mente tem tantas camadas de funções que é impossível saber quando um certo comentário pode disparar como se fosse uma carga de profundidade; talvez alguma paranoia tenha sido desencadeada pelo meu comentário passageiro sobre seus livros, ou ela pode ter ficado perturbada pelo fato de eu ter falado sobre o crime que cometera sem preparação suficiente. Considerei também se ter de esperar por gratificação (ir à biblioteca) havia contribuído para sua violência. Liguei para seu agente de condicional* para pedir mais informações sobre sua última condicional reprovada e descobri que era uma réplica quase exata da situação atual; ao que tudo indicava, a volta à prisão fora provocada por uma briga com um funcionário da casa de recuperação onde ela estava, que a impedira de sair sem a devida permissão por escrito. Parecia haver um padrão nisso.

Depois do acesso de raiva, eu soube que Charlie não fora transferida para uma nova cela, como era a norma. Ela implorara para ficar onde estava e, como não havia causado nenhum grande dano, foi consentido. Mas ela foi punida com uma advertência e, devido às suas ameaças de suicídio, teve de entrar para o livro ACCT — iniciais de um protocolo de avaliação, cuidado, custódia e tratamento. Isso significava que ela teria de carregar sempre consigo, em um lugar visível, uma pasta cor de laranja com as anotações sobre seu comportamento, como um sinal para os funcionários e outras prisioneiras de que ela havia tentado ou ameaçado se matar. Tenho certeza de que isso era uma boa ideia em certo nível, como parte da abordagem "todo cuidado é pouco" projetada pela burocracia da prisão para manter as pessoas seguras, mas eu tinha certeza de que Charlie devia ter odiado aquilo.

---

* Agente de condicional: funcionário responsável por gerir vários aspectos da vida de um condenado, como cumprimento da pena, os riscos que apresenta e suas necessidades, bem como ajudá-lo no cumprimento da liberdade condicional e reinserção social, entre outras coisas. (N. T.)

Não só "estar no livro" poderia significar insultos e intimidação, como aquele farol cor de laranja a destacava como diferente, e estava claro para mim que tudo que Charlie mais queria era mesclar-se ao fundo, permanecendo cinza e anônima.

Eu tinha razão. Ela ficou furiosa com a pasta ACCT, deixou-a mais de uma vez para trás "por acidente" no refeitório e em outros lugares da prisão, e pediu repetidas vezes para ser "retirada do livro". Ela argumentava que nunca havia sido suicida no passado e só tinha falado em querer se matar no calor do momento.

As prisões e os serviços de saúde mental sempre levam a sério a tragédia do suicídio e não podem ignorar ameaças suicidas, como descrevi no caso de Marcus. Com Charlie, a equipe estava especialmente sensível porque, apenas um mês antes, um preso de uma penitenciária próxima que havia feito uma ameaça semelhante, mas não fora posto no livro, enforcou-se, gerando uma tempestade de matérias hostis na mídia. O suicídio foi designado como um *never event* em alguns serviços de saúde mental, o que significa que nunca deve acontecer, um ditame que implica que os profissionais serão responsabilizados se um paciente ou prisioneiro acabar com a própria vida. Isso não é realista. Embora cuidadores possam ser corretamente criticados por seus erros, algumas falhas de cuidado são sistêmicas, não individuais; por exemplo, um médico pode não ter o equipamento ou treinamento certo para administrar uma situação. A crueldade e o desespero direcionados a si mesmo que levam ao suicídio oferecem tanto risco quanto um coágulo de sangue ou um músculo cardíaco moribundo; quando estão muito avançados, não há esperança de que os médicos evitem a morte. Compreende-se que os cirurgiões cardíacos podem não ser capazes de preservar a vida em todos os casos de cirurgia cardíaca; pelo mesmo raciocínio, nem todas as pessoas com intenção de suicídio podem ter suas vidas salvas por psiquiatras.

Esse é mais um exemplo das percepções fundamentalmente diferentes existentes em nossa sociedade sobre os serviços de saúde mental e física. É irônico que a única maneira de manter um serviço de saúde mental (tanto na sociedade quanto nas prisões) que não tivesse de correr esse risco seria deixarmos de oferecer ajuda às pessoas que sofrem de depressão e que estão em situação de risco. Alguns administradores do NHS decidiram fazer exatamente isso, para evitar terem que lidar com as difíceis consequências jurídicas e sociais de ter um suicídio em seus registros. Isso significa que, quando alguém mais precisa de tratamento ou de um ouvido atento, talvez não consiga acessá-lo. O resultado é terrivelmente previsível.

Algumas semanas depois, Charlie e eu teríamos nossa primeira sessão de fato, em um pequeno escritório da ala que costumava ser usado pelas "Ouvintes" — prisioneiras voluntárias organizadas como um grupo voluntário de boas samaritanas que oferecem apoio a colegas que estão sofrendo. Não era um espaço muito hospitaleiro ou agradável, mas sombrio e apertado, sem janelas. Um pequeno painel de vidro na porta deixava entrar um pouco de luz e permitia que outras pessoas olhassem para dentro quando passavam. A sala tinha uma forma estranha, uma espécie de pentágono estreito, por isso foi difícil sentar-me como eu gostaria, com um amplo espaço entre as cadeiras. Como em sua cela, nos sentamos de frente uma para a outra numa proximidade desconfortável. Assim que sentou, Charlie jogou a odiada pasta laranja no chão, debaixo da cadeira, o que me pareceu um gesto revelador de como ela não queria falar sobre sua vulnerabilidade. Fiz uma anotação mental para não a deixar esquecer de pegá-la quando saísse.

Dessa vez Charlie vestia um conjunto esportivo que não lhe servia; a logomarca da Nike na perna esquerda era uma ironia cruel para uma mulher que não se exercitava havia anos, seu corpo pesado e frouxo por causa da comida institucional e pouco movimento. Quase não havia vestígio da garota magrinha da fotografia que vi quando acessei mais informações sobre ela após nosso primeiro encontro. Alguma coisa naquela foto — os olhos arregalados e o queixo levantado que sinalizava uma mistura de desafio e vulnerabilidade — trouxe-me à mente a foto da ficha policial de Myra Hindley, uma famigerada criminosa da Grã-Bretanha dos anos 1960 que esteve envolvida numa série terrível de assassinatos de crianças. Uma imagem impressionante da adolescente rabugenta Hindley, com um tufo de cabelo loiro descolorido e maquiagem pesada nos olhos, olhando desconfiada para a câmera, foi muito divulgada pela cobertura da mídia na época de sua prisão. Eu nunca a conheci, mas tinha visto fotos posteriores dela quando era uma mulher mais velha na prisão. Tal como Charlie, àquela altura ela parecia anódina, comum em todos os sentidos, mas sua identidade pública estava vinculada à foto da adolescente tirada pela polícia, preservada no âmbar.

Entendi rápido que Charlie não estava de bom humor. Ela parecia mal perceber minha presença quando iniciou uma diatribe amarga sobre a pasta laranja, que era "ridícula pra caralho". Então começou a tagarelar, querendo me contar tudo sobre o guarda com quem havia brigado, e seus modos e sua dicção sugeriam que eu poderia experienciar o ocorrido do mesmo jeito que ela. "Me impedir de *ler*. Ideia genial, hein? Um merda, não é, tem de controlar todo mundo, fica se sentindo como o Grande Homem — que ele vá se foder, certo?"

Mantive meu rosto neutro, que é como me sentia. Apesar de alguns retratos estereotipados da mídia e do fato de que as instituições de custódia podem atrair pessoas que gostam de intimidar os outros, na minha experiência, os agentes penitenciários são em maioria pessoas humanas que querem fazer um bom trabalho e se sentem frustradas quando não conseguem. Como em qualquer situação em que um grupo pequeno controla um grupo maior, por vezes a prisão pode ser um ambiente assustador para eles, e seu trabalho é árduo. E se tornou ainda mais difícil com os recentes cortes de pessoal dentro do serviço, que são estimados em 30% na última década, apesar do aumento da população carcerária. Só nos últimos cinco anos, o número de agressões a funcionários nas prisões triplicou.[2] A maioria das prisões é construída em blocos com alas que são então divididas em ramificações, cada uma abrigando até 25 prisioneiros, em geral com apenas um agente penitenciário por ramificação. Eles têm de lidar com os doentes mentais, os maldosos, os mentirosos, os apavorados, os angustiados e os autodestrutivos — às vezes tudo em uma única pessoa. Isso exige certa tenacidade e fé na humanidade, acho eu. Fiquei comovida quando um agente que conheci recentemente comentou que, em sua opinião, "dentro de cada prisioneiro violento há um homem bom morrendo de vontade de sair".

Ao longo dos anos, precisei trabalhar em estreita colaboração com muitos agentes penitenciários, em prisões tanto femininas quanto masculinas, e acho que eles são a mistura usual de pessoas boas e idiotas encontrada em qualquer hierarquia institucional ou, para falar a verdade, em qualquer lugar da vida. Muitas vezes são apenas pessoas que precisavam encontrar trabalho na região, muitos deles jovens sem treinamento. Prisioneiros já descreveram para mim suas diferentes relações com os agentes, indo da dinâmica tóxica pai-filho ao respeito mútuo e cooperação. A retenção de funcionários é um problema: uma pesquisa recente mostrou que um terço dos agentes penitenciários tem menos de dois anos de experiência. Perguntei a Charlie se o guarda com quem ela tinha querelado poderia considerar que estava seguindo as regras da prisão — seria uma possibilidade? Era um esforço de minha parte para ver se ela conseguia mentalizar, se ela tinha a capacidade de reconhecer o que podia estar passando na mente de outra pessoa, assim como na sua própria, ou de "pensar sobre pensar". A maioria de nós conta com essa capacidade como certa, mas algumas pessoas acham-na difícil, o que dá origem a comportamentos problemáticos.

Eu esperava que meus comentários sobre o agente pudessem provocar uma resposta agressiva, mas, em vez disso, Charlie me surpreendeu. "Eu sei", suspirou e relaxou na cadeira. Isso foi encorajador; algo no fato de eu defender a perspectiva de outra pessoa conteve sua raiva, e houve uma diminuição perceptível de tensão na sala. "Eu perdi a cabeça com ele. Não sei o que deu em mim", disse Charlie. Uma frase familiar, e sempre que a ouço de alguém penso a mesma coisa: seja o que for, não entrou agora; provavelmente já estava alojado lá. Mas eu esperava que adentrássemos nisso no decorrer de nosso trabalho conjunto.

Suas queixas continuaram durante a maior parte da sessão, passando do agente "cretino" à "seleção de merda" de livros da biblioteca, e eu assentia o tempo todo. Só perto do final comentei que até ali parecia que estávamos falando sobre coisas que eram externas a ela, em vez de sobre o que estava acontecendo em sua cabeça, em seu mundo interno. Ela ficou surpresa e teve que pensar sobre isso por um minuto, mas então concordou, dizendo que sabia que precisava encontrar um jeito de administrar seus pensamentos raivosos. "Como você sente a raiva?", perguntei. Sem perder o ritmo, ela disse: "Quente — parece o sopro do dragão quando chega". Era uma frase tão evocativa. Eu sabia que ela iria para minhas anotações e eu pensaria a respeito com cuidado mais tarde. Quem eram seus dragões? Eles estavam dentro ou fora?

Na semana seguinte, Charlie chegou na hora certa para nossa consulta, mas se recolhera dentro de si novamente e se mostrava deprimida e retraída, com o olhar fixo nos pés calçados com chinelos. Houve um longo silêncio depois que ela se sentou, que acabei por romper ao tentar adivinhar que ela não falava comigo dessa vez porque se sentia desconfortável. Era isso? Ela me lançou um olhar. "Isso é estúpido. Os *shrinks* nunca fazem nenhum bem." Achei que ela estava me testando; ninguém usa o termo "*shrink*" como um elogio, e não conheço nenhum psiquiatra que não se sinta rejeitado ou menosprezado ao ser chamado assim. Não tenho ideia de onde vem o uso dessa palavra, mas a associação com cabeças humanas encolhidas usadas como troféus não é confortável. A escolha de Charlie em usar o termo me fez considerar se ela via psiquiatras como inimigos. Guardei esse pensamento com o dragão; não era minha função defender minha profissão e, de todo modo, eu queria reconhecer que sua experiência com os psiquiatras que ela havia consultado antes "não lhe fizera nenhum bem". Tentei fazer isso perguntando se o comentário dela sobre psiquiatras era um sinal de desesperança. Seus olhos se estreitaram. "Por que eu deveria ter alguma porra de esperança? É isso que você espera de mim?" Achei interessante que ela estivesse supondo o que eu estava pensando. "Eu sei o que vocês querem, a sua turma... é para eu ter remorso, certo? Desculpe, mas eu não tenho. Eu era muito mais jovem na época... quando aquilo aconteceu. Não sou a mesma pessoa agora e não me sinto triste sobre isso. Desculpe. Cai fora. Eu não vou fingir."

Isso era complexo. Ela era inteligente o suficiente e estava no sistema há tempo suficiente para saber que os profissionais forenses e penitenciários interpretam a expressão do remorso como um sinal de diminuição do risco de crimes futuros, e "prisioneiro expressa remorso" aparecerá numa lista de fatores para avaliações de liberdade condicional como um indicador de menor risco. Seria uma boa ideia, se fosse verdade. O problema é que há poucas provas disso, ou melhor, os dados disponíveis parecem indicar que o sentimento de remorso é um dos elementos menos importantes para uma redução de risco bem-sucedida. De início isso me surpreendeu, mas com o passar do tempo testemunhei que fatores positivos são muito mais relevantes, como uma atitude pró-social, investimento em obter assistência e ajuda e uma compreensão genuína de que uma mudança de mentalidade é necessária para que haja uma mudança de vida no futuro. Na minha experiência, é mais fácil para os infratores acessarem o arrependimento. É menos pessoal e menos emocionalmente contundente do que o remorso. Também pode ser mais funcional porque pode servir como um motivador para novas escolhas; é também uma palavra que implica mudança, e agir para mudar é essencial para uma nova maneira de pensar e de se comportar.

Eu nunca mencionara a palavra "remorso" para Charlie e achei interessante que ela atribuísse a mim pensamentos que eram dela. Era possível que, em algum nível, ela quisesse sentir remorso porque sabia que deveria senti-lo. Também pode ser que sua raiva fosse motivada por uma ansiedade de que eu a visse apenas como a Charlie do passado, a adolescente numa fotografia desbotada, e não como a mulher madura que ela era agora. A ideia dela de que o remorso pode ter uma data de validade também era fascinante e eu queria voltar a ela mais tarde, mas, por enquanto, validei sua linha de pensamento. "Ok, isso está claro para mim. O remorso não é real para você, e você quer ser honesta quanto a isso. E arrependimento? Você se arrepende?"

"Claro!" Ela ainda estava com raiva, mas não de mim, pensei. "Não sei como tudo aconteceu". E, de repente, ela estava me levando para a noite do assassinato. Eu estava com ela no parque ao cair da noite e com ela quando ela se recordava de correr atrás dos outros, disparando descalça pela grama, chapada e faminta, seguindo o exemplo deles. Ela descreveu em linguagem vívida como se "deixou levar" pela onda unânime da gangue de raiva e repulsa pelo velho vagabundo, juntando-se ao grupo quando todos partiram para cima dele. Alguém pegou sua bebida, arrancaram o saco de dormir de suas mãos enquanto ele implorava para que parassem — e então ela e uma garota mais velha, alguém que ela admirava, o empurraram para o chão. Ela ouviu um som terrível quando a cabeça dele bateu no cascalho e viu um pouco de sangue sair de sua orelha, mas disse que tudo parecia desconectado dela, "como se eu estivesse olhando para uma fotografia ou algo assim". Ela olhou além de mim enquanto revivia o acontecido, com os olhos desfocados e o rosto impassível. "Ele ficou lá, sabe… meio que se contraindo um pouco, e depois… estava morto. E eu fiz parte disso e me arrependo. Mas você não pode voltar. Você nunca pode voltar. Nunca, nunca, nunca." Sua repetição me lembrou de Lear embalando a pobre Cordélia em seus braços, seu lamento agonizante de "nunca, nunca, nunca, nunca, nunca…" definindo o coração partido com perfeita simplicidade. Ele se defrontava com a mesma verdade devastadora que Charlie articulava agora: a morte não pode ser desfeita.

Senti que estávamos começando a explorar o caos do mundo interior de Charlie. Observei que ela oscilava entre a visão de que precisava usar violência para influenciar eventos e emoções e sentimentos de desamparo e desespero passivos. Essa vacilação é uma característica comum em pacientes que foram expostos a altos níveis de trauma e adversidade na infância, e passei a ver esses extremos de violência e passividade como duas diferentes e úteis personas — uma palavra derivada do grego antigo que significa "máscara de palco". A metáfora da máscara é muito útil para pensar sobre como a mente funciona em situações sociais, à medida que assumimos ou deixamos de lado diferentes qualidades, dependendo de certas pistas emocionais. Não surpreende que, em suas peças, Shakespeare descreva, de maneira memorável, a vida como um palco, em que todos os homens e mulheres, "pavoneando-se e afligindo-se", são "apenas atores".

Ocorreu-me que a persona da Charlie Violenta refletia uma hipótese do Mundo Justo, ideia concebida na década de 1960 pelo psicólogo americano Melvin Lerner. A partir de sua extensa pesquisa, ele descobriu que seres humanos são muito dispostos a pensar que os beneficiários merecem suas bênçãos, e as vítimas, seu sofrimento; ou, dito de forma mais simples, coisas boas acontecem a pessoas boas e coisas ruins acontecem a pessoas ruins. Essa ideia de "receber o que merece" prevalece ainda hoje. Ela pode até explicar por que algumas vítimas se tornam agressoras, um tema recorrente no trabalho forense, como vimos. Charlie e outros como ela internalizam suas experiências de abuso e trauma para criar a crença de que, se eles são excluídos de um mundo onde coisas boas acontecem, os sentimentos associados de perda, rejeição e inveja se tornam motores tóxicos para mais "maldade". Eles também podem sentir necessidade de exercer cada vez mais controle sobre os outros para se protegerem da maldade de suas vidas e do castigo que as "pessoas boas" irão infligir.

Sua outra persona, a Charlie Passiva, acreditava que todos ao seu redor tinham maior poder e agência do que ela. Nesse estado de espírito, ela não precisava se responsabilizar por nada. "Ainda não sei como aconteceu", ela dissera, logo antes de me fazer um relato preciso de como o assassinato de Eddie havia se desenrolado. Se, como disse, ela apenas "se deixou levar" e nada do que fez foi escolha sua, ela podia evitar sentimentos difíceis. Foi a gangue, foi uma garota mais velha, não foi real para ela, foi "como uma fotografia". Eu compreendi como aquela narrativa havia ajudado a manter a vergonha afastada, e que talvez tenha sido a única maneira de ela suportar seguir vivendo. Comecei a pensar que a ameaça de suicídio que ela fizera ao agente da prisão não fora à toa, mas até agora ela reprimira esses sentimentos contando a si mesma uma história que a mantinha segura.

Continuamos a nos encontrar por alguns meses, e ela foi ficando cada vez mais capaz de falar sobre seus sentimentos e o passado. Seu humor ainda oscilava de uma semana para outra, mas eu conseguia avaliar melhor qual máscara ela estava usando e discutir a respeito assim que ela entrava na sala. Conversamos sobre outras histórias de sua vida, e eu também me interessava por qualquer história fictícia que ela tivesse lido e gostado. Em uma sessão, lembrei-a do nosso primeiro encontro em sua cela, quando eu lhe perguntara sobre o romance de Vikram Seth. Ela saberia dizer por que escolhera aquele para ler? Mas naquele dia ela era a Charlie Passiva e deu de ombros, não queria sequer assumir a responsabilidade pela escolha de sua leitura. Foi então que sugeri que ela desse uma olhada em *O senhor das moscas*, de William Golding. Eu sabia que esse romance tinha uma ressonância óbvia que poderia ser perturbadora para ela, pois descreve um bando de garotos que cometem um assassinato juntos, mas tive a sensação de que ele poderia ser pertinente para nosso trabalho.

Charlie não comentou minha sugestão e eu não insisti. Nossa sessão seguinte começou com ela em modo enérgico, contando com certo prazer uma história que acontecera naquela manhã envolvendo outra prisioneira, que entrara numa briga aos gritos com um dos funcionários e, em consequência, perdera todos os seus privilégios. Ela riu enquanto imitava a fúria desamparada da mulher quando descobriu em que encrenca se metera, lamentando de um jeito melodramático: "Vocês não podem fazer isso comigo!". Não sorri nem comentei, e se instalou um silêncio constrangedor entre nós. "O quê?", exigiu Charlie. "Você está rindo", comentei, "mas também está descrevendo uma coisa que pode ser dolorosa ou assustadora, não?" O rosto de Charlie ficou vermelho e ela desviou o olhar. "Eu sei." "O que você viu quando estava assistindo isso acontecer hoje, Charlie?" Ela soltou um suspiro profundo e depois olhou para mim. "É isso o que as outras pessoas veem, não é? Elas *me* veem assim, não? Quando estou puta com os guardas, e não é engraçado, certo?" Ela estava determinada a analisar esse novo pensamento, e eu a deixei continuar, intrigada em ver como sua mente estava processando aquilo. "Eu estava observando, sabe, enquanto ela jogava coisas, uivava e tentava chutá-lo, e fiquei pensando: 'O que você é? Você é uma mulher adulta tendo uma droga de um chilique!'. E então pensei: 'Se você está tendo um chilique... você deve ser uma criança. Uma criancinha malcriada'. E então..." Ela parou. "E então?", cutuquei.

"E então me veio à cabeça o pensamento de que... eu também não sou criança. Quer dizer, olha para mim. Tenho quase cinquenta anos agora, certo?" Ela se levantou, empurrando a cadeira para trás, incapaz de ficar parada, como se a ideia de que ela era uma adulta fosse eletrizante. "Meu nome verdadeiro é Charlotte, sabe, mas sou chamada de Charlie desde pequena. Isso não é nome de adulto, né? E o agente com quem briguei naquele dia, quando quebrei minha cela? Ele também me chama de Charlie. Pior ainda, ele diz 'Charlie-girl', tipo 'Pega leve, Charlie-girl'. Acho que isso entrou direto no meu peito."

"E deixou o dragão sair?", falei. A metáfora do dragão que ela havia usado no início se tornara um código para indicar que estávamos trabalhando em algo importante. "Sabe o livro que você me disse para ler, aquele livro sobre as crianças na ilha? Então, aqueles meninos, não havia adultos por perto para controlá-los, e esse foi o problema. Isso me fez pensar, talvez se eu fosse uma adulta... quer dizer, eu *sou* uma! E se eu conseguir me controlar quando fico brava, sabe, em vez de perder o controle, como aquela vadia boba hoje de manhã... como a porra de uma criança."

Foi um grande avanço, e eu queria saber se ela era capaz de expandir essas ideias. Perguntei-lhe o que poderia ajudá-la a se controlar, para que ela pudesse se sentir mais adulta — ela podia pensar em alguma coisa? Ela nem piscou. "Eu poderia me chamar pelo meu nome verdadeiro, não? Charlotte, não Charlie. E dizer a todo mundo para fazer o mesmo. Isso ajudaria, certo?" A ideia não me ocorrera, mas mostrou um verdadeiro insight. Dei um sorriso largo e disse que eu poderia fazer isso também. Em um adorável momento de clareza, ela balançou a cabeça com veemência. "Não, não, você não. Eu quero ser Charlie e Charlotte aqui. Tudo bem?" "Claro", falei, muito emocionada. "Não tem problema algum."

Voltamos ao *Senhor das moscas* em sessões posteriores, e ela disse que achou muito doloroso lê-lo. Ela começou a chorar quando falamos da empolgação que os meninos da história sentiam por matar, e isso permitiu que ela falasse mais sobre a "euforia" que sentira quando ela e a gangue foram atrás de Eddie. A verdade emocional do romance a ajudava a articular algo como arrependimento, ao mesmo tempo que lhe oferecia uma maneira de expressar o quão impossível, ela havia sentido na época, teria sido desafiar a vontade de seus pares sem destruir a si mesma.

Eu havia pensado em *O senhor das moscas* em relação a Charlie — ou Charlotte — após nosso primeiro encontro, quando vi que ela era uma leitora. Antes de fazer a sugestão, debatera comigo mesma por algum tempo se deveria arriscar o aborrecimento que o livro poderia causar-lhe. Agora eu estava contente. A grande poeta polonesa Wisława Szymborska escreveu sobre a poesia como sendo "um corrimão redentor", uma bela ideia que, para mim, se aplica a toda boa escrita e narrativa. Foi incrível ver Charlotte ter a mesma experiência.

Ela falou do apelido de um personagem principal do romance, Porquinho, que claramente a incomodava. "Por que o escritor fez isso", perguntou, "por que ele não tem um nome de verdade? Isso foi estúpido pra caralho, no que ele estava pensando?" De início, fiquei perplexa com o que parecia ser uma crítica exagerada, mas, enquanto ela continuava a falar sobre isso, tive um vislumbre de algo cru em sua raiva. Num impulso, perguntei-lhe: "Como você passou a ser chamada de Charlie? Quando isso começou?". Lágrimas brotaram de seus olhos e ela precisou se recompor antes de poder responder. Contou-me que quando era uma menininha sempre fora Charlotte, mas, quando entrou na puberdade, seus meios-irmãos começaram a provocá-la com o apelido de Charlie. Diziam que ela não era uma menina de verdade, que não tinha peitos, que parecia um menino e deveria ter um nome de menino. "E então começaram a me agarrar..." Ela vacilou e parou, claramente desconfortável. Tive a forte impressão de que ela estava voltando à Charlie Passiva diante dos meus olhos, e quando perguntei se ela queria contar mais, ela apenas disse, ríspida: "É isso, tenho sido Charlie desde então", com uma de suas pequenas encolhidas de ombros. "Mas você tem uma escolha a esse respeito agora", falei. Eu precisava que ela visse que ninguém poderia lhe dar agência, ela tinha que tomá-la. Ela olhou para mim surpresa e admitiu que o que eu dissera era verdade. Ela já havia feito a escolha de reivindicar seu nome de batismo.

"O que há em um nome?" A linguagem que usamos para nos descrever, inclusive como queremos ser conhecidos, é sempre significativa, e é um tema ao qual retorno com frequência em meu trabalho. Suas associações de infância com "Charlie" a mantiveram em um lugar traumático, onde ela estava à mercê dos outros e não tinha escolha a não ser obedecer ou atacar. Com o tempo, haveria outra mudança de linguagem. Ela reduziu aos poucos seu uso do palavrão como um comunicador multiuso de sentimentos e começou a escolher suas palavras com mais cuidado, tentando pensar na maneira certa de dizer algo antes de falar. Um dia, estávamos conversando de novo sobre o assassinato de Eddie, e eu a encorajei a tentar descrever suas emoções para mim em quaisquer termos que ela escolhesse — não havia resposta certa ou errada. Depois de pensar um pouco, ela disse que achava que o assassinato dele havia "escurecido seu coração". Por mais sombria que fosse essa ideia, a maneira como ela a expressou foi auspiciosa. Ela não usou a expressão mais familiar "partiu meu coração", que, como um clichê, poderia carecer de honestidade. Em vez disso, ela criou essa metáfora de podridão interna para transmitir seus sentimentos, evidência prima facie de uma mente engajada, de criatividade e transformação. Nosso objetivo era tentar ver se ela conseguiria se "desvencilhar" do sistema prisional, e agora víamos que isso poderia exigir desprender-se de uma parte de si mesma, despojar-se de uma velha persona que não era mais útil. Deixei sua companhia naquele dia com algum otimismo de que ela seria capaz de reordenar sua paisagem interna e abandonar aspectos de uma velha identidade que não lhe servia na vida adulta.

Ela logo estaria qualificada para solicitar liberdade condicional mais uma vez, e o conteúdo de nossas sessões finais passou a ser o que ela poderia dizer em sua defesa numa audiência e o que ela queria que os outros soubessem do nosso trabalho juntas, já que eu seria chamada para dar algum feedback ao conselho de liberdade condicional. Ela disse que achava que a melhor maneira de definir seria dizer que ela havia "crescido" na terapia, e eu concordei. Ela queria pedir para continuar a fazer terapia fora do ambiente da prisão, se lhe permitissem voltar para a sociedade, para "me ajudar a me administrar lá". Nós duas sorrimos com a ideia, reconhecendo que isso queria dizer que ela achava que sua relação comigo era positiva. E, o mais importante, era um sinal de sua crescente noção de segurança o fato de ela não achar que pedir ajuda era uma fraqueza. Pensei então que seu fracasso em progredir ou se "desvencilhar" poderia ter sido porque ela não tinha outro refúgio além da prisão. Refleti que, quando criança, cada vez que ela pensava que havia encontrado um porto seguro, este se mostrava cheio de perigos, e então ela destruía ou rompia sua capacidade de se estabelecer em um lugar. Ocorreu-me que suas repetidas revogações da liberdade condicional e mesmo o chilique em sua cela logo após nosso primeiro encontro, que pensei que tinha a ver com ela sentir-se contrariada pela autoridade, também poderiam fazer parte desse padrão. Talvez ela tenha entrado em pânico com a ideia de que trabalhar comigo para se "desvencilhar" a libertaria e achara que isso era um pensamento assustador.

Charlotte especulou que ela poderia tentar realizar sua ambição de trabalhar com pessoas com deficiência, se possível, ou idosos, sugerindo que essa poderia ser uma maneira de fazer alguma reparação "por quando matei Eddie". O fato de que ela conseguia admitir esse ato numa linguagem tão ativa era tão encorajador quanto sua metáfora do "coração escurecido". Entender a ideia de reparar o dano e estar disposta a fazê-lo era tão importante quanto realizá-la de fato, embora eu esperasse que ela o fizesse um dia. Desejei a ela tudo de bom quando nos separamos, com o cuidado de dizer: "Adeus, Charlotte". Ainda me lembro de seu rosto radiante.

6. Zahra

Era um novo ano e eu desfrutava da sensação de um novo começo quando voltei a trabalhar com a equipe de saúde mental da prisão feminina após as festas. Chaves pesadas tilintaram em meu cinto de couro quando passei pela segurança e segui meu caminho pelas câmaras e longos corredores familiares, parando para cumprimentar colegas em gabinetes ainda decorados com pedaços de festão e cartões. Uma olhada na agenda mostrou que minha primeira consulta naquele dia era com uma mulher chamada Zahra na unidade de saúde da penitenciária (a HCU) da ala central.

Ao aproximar-me das portas duplas, fui saudada pelo som de vozes alteradas lá dentro: xingamentos altos e furiosos misturados com um lamento agudo mais distante, mas prolongado, como o de uma viúva num velório. Passos apressados e gritos, presumivelmente de funcionários que acorriam para acalmar e conter pessoas, eram ressaltados pelo som desesperado dos soluços irregulares de outra pessoa. Pensei na chegada de Dante ao inferno ("Deixai toda a esperança, vós que entrais" inscrito no portão) e a cacofonia de "línguas desconhecidas" e "gritos de ira" que o saudaram. Imaginei como um visitante poderia se sentir atordoado diante disso; embora eu já fizesse aquele trabalho havia muitos anos, não me acostumara à angústia tanto dos funcionários quanto dos prisioneiros naqueles ambientes e esperava que isso nunca acontecesse. Mas, enquanto Dante tapava os ouvidos e chorava ao passar para o submundo, eu sabia que, se me dissolvesse em lágrimas ao entrar na unidade, não ajudaria ninguém.

A HCU tem como função providenciar intervenções básicas de saúde a prisioneiras que estão demasiado doentes para permanecerem nas celas. Algumas das pacientes estão fisicamente enfermas, mas, devido à predominância de doenças mentais em nossas prisões, a unidade também precisa cuidar de presas com doenças mentais agudas, muitas das quais esperarão semanas ou meses pela transferência para um hospital de custódia. As demandas que pesam sobre a HCU são muitas vezes opressivas e os funcionários podem ter o olhar atormentado de mães que cuidam de muitos filhos ao mesmo tempo. Ainda assim, o agente encarregado que me cumprimentou naquele dia foi acolhedor e eficiente. Disse que se chamava Terry e me conduziu da área de recepção para uma sala de reunião que ele havia conseguido liberar para mim.

Enquanto afastava alguns papéis e caixas a fim de abrir espaço para eu arrumar a sala, Terry me disse que todos estavam contentes por eu ter podido ir, pois estavam preocupados com o risco de suicídio da paciente que eu estava lá para ver. Tal como Charlotte, ela estava "no livro", aquele sistema para monitorar prisioneiros considerados sob risco de suicídio que são constantemente vigiados. Ele me entregou uma pasta de papelão cor de laranja com o nome de Zahra. Eu deveria escrever nela minhas observações sobre a paciente cada vez que nos encontrássemos, e ela teria de carregá-la quando estivesse de volta à sua ala, de acordo com as regras da prisão, como um aviso para as outras pessoas de que ela representava um risco. "Espero que ela fale com você — ela mal diz uma palavra a qualquer um de nós", disse Terry.

A mulher que entrou na sala de reunião alguns minutos depois não parecia estar obviamente sofrendo. Ela respondeu ao meu olá em voz baixa e segurou minha mão estendida com um aperto frio e frouxo. Enquanto se acomodava na cadeira que lhe ofereci, de frente para a minha, ela olhou para a pasta laranja com seu nome com um lampejo de reconhecimento; era claro que sabia de que se tratava, mas, ao contrário de Charlotte, não parecia ter problemas com aquilo. Tinha aparência comum: magra e esguia, com os cabelos pretos presos numa longa trança. Percebi que tinha uma atadura de pano nova em um dos braços, que aparecia por baixo da manga de um cardigã largo. Usava uma saia que ia até a panturrilha, sapatilhas de balé e um ar de resignação; seu jeito sugeria que, se alguém passasse na sua frente numa fila de banco, poderia ter certeza de que ela não reclamaria. Ela fez contato visual quando nos sentamos, mas seu olhar era opaco, com uma espécie de vazio que me preocupou. Pessoas gravemente deprimidas e com alto risco de suicídio têm maior probabilidade de se descreverem como entorpecidas e emocionalmente desconectadas, em vez de com sentimentos de tristeza. Achei que os funcionários estavam certos de vigiarem aquela mulher. Também percebi que, apesar de termos tido apenas uma breve interação, fiquei com a impressão de ser julgada ou criticada em silêncio.

Comecei, como sempre, explicando, com um sorriso amistoso, sobre o sigilo e meu papel na equipe de saúde mental. Ela mal reagiu. Não conseguia ver que eu estava lá para ajudá-la? Era raro eu sentir uma onda de aborrecimento como aquela — em especial com alguém que parecia tão plácida. Durante minha formação, muitas vezes havia lutado contra sentimentos negativos como aquele, e foi apenas aos poucos, cometendo muitos erros e levando-os à supervisão, que aprendi a sintonizar-me com eles e com meus pacientes. Essa é uma habilidade adquirida com base na escuta cuidadosa, muito parecida com a afinação de um instrumento musical. A "sintonia" se desenvolve durante a terapia essencial que fazemos durante o treinamento; ajuda-nos a reconhecer quando nossa própria bagagem emocional se intromete na sala e nos permite distanciarmo-nos dela. Embora ela estivesse se apresentando vazia, havia algo na postura de Zahra que gerava antipatia em mim. Ou eu estava apenas espelhando algum antagonismo que ela escondia?

Decidi enfrentar isso de frente. "Estou curiosa, você está se sentindo um pouco aborrecida com esse encontro?" Ela não disse nada, ficou olhando para baixo, com os lábios apertados como se quisesse impedir que um simples sim ou não escapasse. Minha irritação aumentou, e tive consciência de que queria levantar a voz para acordá-la. "Talvez não aborrecida, então. Que tal muito, muito brava?" Ela negou com um movimento veemente da cabeça, que era melhor do que nada; pelo menos demonstrava alguma emoção. Garanti a ela que não precisava me ver e que nada de terrível aconteceria se parássemos. Eu não estava lá para obrigá-la a fazer nada. Ela não reagiu; era como se não tivesse me ouvido. Refleti que, se eu estivesse sob constante vigilância de suicídio como ela, também seria improvável que isso me fizesse cooperar. "Zahra?" Ela olhou para cima rápido, depois baixou o olhar de novo, e eu disse a ela que compreendia que não era fácil falar com uma estranha assim. Ela balbuciou alguma coisa que eu não consegui entender. "Desculpe, pode repetir?" Ela levantou a voz: "Eu só quero morrer".

Zahra pusera fogo em sua cela algumas semanas antes das festas de fim de ano. Felizmente a fumaça disparou um alarme e sua vida foi salva. Fiquei interessada ao ouvir de seu agente de condicional que esse incidente tinha sido uma repetição do crime que cometera originalmente: dois anos antes, no período que antecedia os feriados de Natal, ela havia sobrevivido a um incêndio provocado por ela em seu apartamento. Nas duas vezes Zahra deixara bilhetes endereçados à mãe declarando sua intenção suicida, e, em ambos os casos, graças a uma ação rápida, tivera a sorte de que as piores consequências físicas haviam sido apenas pequenas queimaduras e a inalação de um pouco de fumaça. Mas o incêndio no apartamento resultara em graves danos à propriedade, bem como em ferimentos sérios em um bombeiro enquanto ele a resgatava e evacuava o prédio. A sentença máxima no Reino Unido para incêndio deliberado (incêndio criminoso) é prisão perpétua, mesmo que ninguém tenha morrido em consequência dele, e Zahra foi condenada a quinze anos com uma pena mínima de dez. Ela se comportara bem durante seu tempo na prisão, até o ocorrido recente em sua cela.

À parte de quaisquer motivos materiais ou políticos, o incêndio criminoso não é um crime bem compreendido, sobretudo quando perpetrado por mulheres, embora seja cada vez mais objeto de estudo.[1] Aparentemente, a carreira de incendiária de Zahra começou quando ela tinha dezessete anos, em seu quarto, quando tentou pôr fogo na cama. Não houve grandes danos, mas sua mãe a denunciou à polícia e a expulsou de casa. Ela ficou sob custódia até completar dezoito anos, quando precisou se virar sozinha. De acordo com a anotação de uma assistente social, ela tentou entrar em contato com os pais na época, mas o pai fora diagnosticado com câncer e sua mãe não quis que ela o visitasse. Seus irmãos mais velhos lhe enviaram algum dinheiro, mas também a mantiveram à distância, priorizando vidas ocupadas e famílias jovens. Parecia que ela estava realmente sozinha, à deriva no mundo.

Ela deixou sua Leicester natal e foi para Londres em busca de trabalho. Começou a provocar pequenos incêndios, quase sempre em parques ou perto de hospitais ou delegacias de polícia, como se quisesse tornar conveniente para os serviços públicos lidarem com as consequências. Não tentava esconder seu comportamento e foi pega várias vezes em flagrante — mas iniciar um incêndio não significa incêndio criminoso até que a polícia o denuncie como tal. Ela acabou sendo acusada duas vezes, mas suas sentenças foram breves e ela logo voltou à sociedade. Os registros de sua condicional indicam que ela se saíra bem depois disso, havia encontrado um apartamento de que gostava e um emprego em um centro de jardinagem. Dava-se bem com seu chefe, que era gentil com ela. Por quase dois anos, parece que Zahra não provocou mais nenhum incêndio. Esse tipo de pausa não é incomum entre incendiários e, na verdade, nem entre outros tipos de criminosos; é consistente com um padrão que também vemos no vício. Se as pessoas estão em um estágio inicial de criminalidade e não são antissociais, podem passar por períodos em que se sentem menos angustiadas ou acham a vida mais administrável por vários motivos. Elas permanecem abstinentes por um tempo, até que um dia alguma coisa as leva a agir novamente. Meu palpite era de que aqueles dois anos foram importantes para Zahra e, para mim, uma indicação esperançosa de que ela poderia ser pró-social.

Seu agente de condicional me disse que Zahra tinha um histórico de autolesão, que continuou na prisão, onde ela cortava os braços e as pernas. Isso não era incomum; há uma alta incidência de autolesão nas prisões da Grã-Bretanha, com relatos de que entre um quarto e um terço de todas as mulheres na prisão se autolesiona (cinco vezes mais do que nas prisões masculinas). Esse número aumenta anualmente e triplicou na última década, de acordo com um relatório recente do Ministério da Justiça.[2] A autolesão talvez explicasse a atadura em seu braço, embora ela pudesse estar relacionada às queimaduras sofridas em sua cela. Eu não iria questioná-la nesse estágio inicial, mas pensei que poderia haver algo em seu passado que fosse "indizível" para ela. Algumas pessoas que não conseguem lidar com seus sentimentos sentirão dor corporal ou ficarão deprimidas, internalizando a dor, enquanto aquelas que se autolesionam ou incendeiam coisas a estão externalizando. Ambos os tipos de atividade podem ser vistos como sinais de fogo, pedidos de assistência urgente. Autolesão pode se tornar um hábito difícil de romper e é perigoso. É um erro grave quando as pessoas minimizam atos de autolesão como busca por atenção — como se isso fosse uma coisa ruim.[3]

Sentada com ela naquela manhã, fiquei impressionada com a radicalidade do desejo expresso de Zahra de morrer e sua voz sem energia. Estava claro que sua tendência suicida não havia diminuído durante seu tempo na HCU. Eu teria que ser meticulosa ao alertar os funcionários e colegas a esse respeito, pondo em funcionamento mecanismos para garantir que todas as medidas de salvaguarda estivessem em uso. Haveria formulários para preencher e anotações a serem feitas em seu arquivo ACCT, criando uma trilha de papéis. Isso protegeria Zahra e serviria também como prova de que ela fora ouvida e recebera o nível adequado de atendimento e resposta, "por precaução". Essa burocracia pode parecer pesada, mas é importante; do mesmo modo como posso sentir compaixão e ainda permanecer distante em meu papel, as pessoas que dirigem as prisões devem equilibrar a preocupação com os presos com o dever de manter a ordem e ser prudentes ao rastrear as questões de responsabilidade e supervisão.

Achei que, se eu não respondesse imediatamente à declaração desoladora de Zahra sobre o desejo de morrer, ela poderia falar mais a respeito, mas em vez disso ela ficou em silêncio, olhando para o chão. Tomei um tempo para refletir sobre o que poderia dizer a ela. Seria um erro de principiante manifestar tristeza ou preocupação, transformando esse momento em algo sobre mim. Pensei que deveria apenas dar-lhe espaço para sentir seus sentimentos sem intrusão. Depois de vários minutos, ela ergueu a cabeça, talvez um pouco desconcertada pelo meu silêncio, e eu a olhei nos olhos. "Há quanto tempo você acha que se sente assim, Zahra?" Ela não vacilou. "Toda a minha vida." Uma admissão sombria e branda, como gelo verbal. Lembrei-me do verso de Keats, "Eu estive meio apaixonado pela Morte tranquila", mesmo que a autoimolação dificilmente fosse tranquila. Como ela abrigara esse sentimento, como vivera tanto tempo? Ela deu de ombros.

Decidi que era hora de mudar de assunto e lembrei de meu plano de tentar falar sobre o trabalho dela. Disse que sabia que seu antigo chefe a apoiara e perguntei se ela poderia me contar mais sobre ele e seu trabalho. Ela respondeu de imediato, num breve momento de animação. Descreveu o centro de jardinagem e como ela se orgulhava de montar vitrines e ajudar os clientes. Sentia falta disso, falou. "Eu era uma boa funcionária. Talvez consiga um emprego lá de novo quando sair." Ouvi-la fazer referência a uma vida futura e indicar uma inclinação por sair da prisão com vida foi um alívio para mim.

Ocorreu-me que Zahra talvez corresse mais risco de manifestar seu sofrimento se não tivesse um trabalho de que gostasse. Como qualquer um que já gostou de seu trabalho reconhecerá, uma vez que ele é perdido, fica-se apenas com o que se considera lar e lazer em sua vida. Se esse for um aspecto problemático ou um espaço em branco, então a depressão pode vir com tudo para preencher o vácuo. A recente tentativa de suicídio de Zahra e o crime original que cometera poderiam estar relacionados a essa calmaria na rotina e no trabalho que os feriados podem trazer. No Natal, as celebrações onipresentes do ideal de família feliz são intensas o suficiente no mundo fora da prisão, como todos sabemos (e parecem começar mais cedo a cada ano). As pessoas no cárcere absorvem a mesma alegria forçada dos especiais de TV, das canções de Natal e da música pop que tocam nas rádios ("Queria que fosse Natal todos os dias"), da leitura da mídia impressa e das postagens on-line (para quem tem acesso à internet) cheias de imagens de celebração e plenitude. Tudo serve de lembrete doloroso de que a punição da prisão é sobre exclusão social. Hospitais de custódia e prisões são obrigados a desenvolver o que é chamado (com ironia inconsciente) de "planos de cuidados festivos", ou seja, procedimentos feitos sob medida para ajudar a aliviar o aborrecimento que alguns dos presos sentirão com as memórias de Natais passados ou a contemplação do que veem como um futuro sem alegria. As festas em torno do Ano-Novo ou de aniversários também podem ser complicadas, sobretudo para quem cumpre uma pena longa; elas marcam outro longo e monótono período de doze meses, outro abismo de solidão e tédio a ser cruzado. Para prisioneiros com problemas de saúde mental, essas datas podem tocar fundo e despertar sentimentos difíceis de pavor, paranoia e ansiedade, bem como sonhos e memórias perturbadores de perda ou, talvez, de tempos mais felizes. O filósofo medieval Boécio colocou esse sentimento muito bem em palavras: "A maior infelicidade na adversidade é um dia ter sido feliz".

Eu queria saber mais sobre o significado específico dessa época do ano para Zahra e descobrir qual era a pergunta para a qual, em sua visão, a morte pelo fogo parecia a resposta certa. Mas nosso tempo estava se esgotando e eu teria de voltar a isso outro dia. Por ora, eu precisava conversar com ela sobre como lidaríamos com sua revelação de que ainda se sentia suicida. A equipe da prisão estava preocupada, falei, "e todos nós queremos mantê-la em segurança enquanto estiver aqui". Usei deliberadamente esses termos para sublinhar a natureza temporária de sua estada. Um dia ela sairia; o futuro esperava por ela. "Eles já sabem", disse, os olhos vagando em direção à pasta laranja. Falou como se dificilmente pudesse ser incomodada com a preocupação de todos por ela; se ela tinha alguma preocupação própria a respeito de morrer, não parecia estar consciente disso.

A prisão — e, por extensão, eu — teria de fazer o trabalho emocional de mantê-la viva. Para conseguir passar por isso, pensei, ela precisaria investir mais em sua própria sobrevivência. E, se não desistisse de seu interesse em atear fogo, ela poderia ficar na prisão por um longo tempo, com a possibilidade de ficar além de sua já longa sentença. Perguntei se ela me encontraria de novo na semana seguinte. "Há algum motivo para isso?", perguntou. Era uma boa pergunta, e eu tinha minha resposta pronta. Disse-lhe que queria defender a parte dela que expressara esperança para o futuro na forma de um retorno ao antigo emprego, e sugeri que ela também pensasse na terapia como uma espécie de trabalho. Eu estava disposta a tentar, se ela estivesse. Para minha surpresa, ela concordou.

Eu não sabia onde encontraria Zahra quando fui ao nosso encontro seguinte. Era provável que ainda estivesse na HCU, mas fui informada ao chegar que ela havia sido mandada de volta para a ala, o que significava que os funcionários acharam que o risco de que ela cometesse suicídio havia diminuído. Imaginei que eles também pudessem estar sob pressão para liberar leitos na unidade para alguma mulher que estivesse pior mentalmente. Em um sistema com poucos recursos, esse é o número de malabarismo: todos dão o melhor de si e rezamos para que nenhuma bola caia. Eu não tinha a ilusão de que por um milagre Zahra houvesse parado de querer morrer, mas talvez ela estivesse disposta a apostar em um futuro mais positivo.

Tomei como outro bom sinal o fato de que ela não estava na cela, mas no trabalho. Decidira voltar à função que havia exercido antes na capela, de limpar a sala de culto e prestar ajuda aos funcionários durante os serviços religiosos. Poderíamos ter nossa sessão lá.

As prisões na Grã-Bretanha têm capelas que atendem a todas as religiões e a nenhuma, que apoiam todas as práticas e crenças religiosas, inclusive o paganismo, o agnosticismo e o ateísmo. Embora os autoproclamados ateus sejam o maior grupo em nossas prisões, existe ainda uma proporção considerável de pessoas que se identificam como religiosas. Padres, rabinos e imãs visitantes complementam a função pastoral do capelão da prisão. É uma das maneiras pelas quais essas instituições podem tratar os presos como indivíduos e exemplificar o respeito pela dignidade humana, além de estimular melhores relações entre funcionários e detentos. Também há um entendimento de que a espiritualidade pode desempenhar um papel importante para que as pessoas se tornem mais pró-sociais e menos propensas a reincidir depois de soltas.

Trabalho, educação, programas de terapia e uma abordagem séria da dieta e da saúde física são outros exemplos de dignificação da experiência das pessoas dentro das penitenciárias, mas há uma tensão inerente ao oferecimento desses programas, além da perene falta de financiamento. Para que sejam vistas como justas, as prisões devem ter uma única regra para todos, e, às vezes, opções que atendem a um subgrupo específico são vistas como tendenciosas; o mesmo acontece em hospitais de custódia. O foco da reforma penal, que existe há tanto tempo quanto as prisões modernas, tem sido cada vez mais a tentativa de priorizar a reabilitação e, com ela, a dignidade humana, mas houve muitos fracassos. Não sou ingênua quanto a isso e estou ciente de que, em meu papel, posso ser impedida de ver o pior das injustiças ou abusos que ocorrem.

Cada capela é peculiar à instituição, mas todas parecem ter um ambiente tranquilo e dar uma impressão de relativa segurança. Ouvi o murmúrio baixo da conversa e o som de sinos quando me aproximei das portas — não sinos de igreja, mas aqueles címbalos tilintantes usados pelos monges budistas para marcar o início e o fim da prática de meditação. Era bem o contrário de chegar à HCU. Lá dentro, um agente penitenciário conversava com duas mulheres que esperavam para ver a capelã; fotografias de natureza nas paredes traziam citações inspiradoras, inclusive o maravilhoso verso de Robert Frost "A melhor saída é sempre através",[4] sobreposto à imagem de um túnel feito de carvalhos. Impressionou-me ver como aquele espaço sem julgamentos e cheio de esperança era importante para as pessoas que vivem com as consequências impostas pelos tribunais. Dentro daquelas paredes, a tristeza, a dor e o perdão eram bem compreendidos.

Falei brevemente com a capelã, que parecia gostar e valorizar Zahra. Ela me disse que Zahra estava num estado de espírito estável e se encontrara com o imã visitante naquela manhã. Isso também era encorajador; sugeria que ela poderia ser reflexiva e pedir ajuda. Ao mesmo tempo, eu sabia que havia o risco de que, à medida que prosseguíssemos com a terapia, surgissem alguns sentimentos dolorosos que o ato de incendiar provavelmente a ajudara a evitar. Há um meme que capta muito bem o verdadeiro sentido da ameaça em emoções difíceis: um homem abre a porta de casa para uma multidão de monstros bastante alegres que se acotovelam para entrar e responde dizendo: "Ora, ora, se não são aqueles sentimentos que tenho tentado evitar…". Zahra precisaria confiar em mim quando abríssemos a porta juntas, e eu sabia que isso não seria fácil para ela.

Ela chegou alguns momentos depois, sentou-se à minha frente e me saudou com um aceno de cabeça. Ela parecia mais alerta e menos vazia dessa vez, mas ficou mexendo na atadura que ainda estava em seu braço esquerdo, puxando-a e alisando-a enquanto conversávamos. Falei que estava feliz em vê-la e mencionei que a capelã havia falado calorosamente dela. Ganhei o mais breve dos sorrisos, que transformou seu rosto por um momento, mas logo desapareceu, como um interruptor de luz que acende e apaga. Lembrei-a de que a terapia era uma espécie de trabalho — o trabalho de levar sua mente a sério — o que poderia significar falar sobre suas experiências e escolhas anteriores. Ela franziu a testa e me disse que não tinha certeza de que conseguiria fazer isso. Era algo que a deixava nervosa porque não queria pensar sobre "coisas difíceis do passado".

As coisas difíceis poderiam esperar, falei. Podemos começar com algumas coisas simples. "Como o quê?" Ela poderia me contar um pouco sobre sua família, sugeri. Ela soltou o ar como se eu tivesse lhe pedido mais do que poderia suportar, mas fez uma tentativa. Teve o cuidado de não falar mal deles, pensei mais tarde; seus verdadeiros sentimentos só emergiriam com o tempo. Ela contou que seu pai morrera de câncer durante a primeira vez que cumprira pena na prisão. "Ele era um homem bom e honesto", disse Zahra; parecia que ela estava lendo uma citação de uma elegia ou obituário. "E sua mãe?, perguntei. "Ela está viva." Sua voz soou abrupta e impessoal. "Ela é uma mulher ocupada. Sete netos agora, sabe?" De novo, parecia uma citação, e me peguei pensando que ela poderia estar repetindo a mãe. Ela alguma vez visitara a filha na prisão? "Não, não, é muito longe." O tom de Zahra não convidava a fazer outra pergunta, e tive a forte impressão de que essa linha de investigação estava encerrada.

Há um clichê, que remonta a Freud, de que os terapeutas sempre perguntam sobre os pais das pessoas e inevitavelmente convidam os pacientes a culpá-los por seus problemas. Em décadas recentes, o trabalho sobre apegos infantis que descrevi, que se baseia na obra de Freud e de muitos que o seguiram, oferece evidências empíricas de que há uma conexão entre o relacionamento inicial de uma criança com seus pais e a maneira como sua mente se desenvolve. Isso, por sua vez, influencia o funcionamento da personalidade adulta, inclusive as maneiras como as pessoas falam sobre si mesmas e sobre as pessoas mais próximas a elas. Algumas pesquisas indicam que a exposição repetida a abuso ou negligência na infância pode afetar o desenvolvimento de conexões neurais entre as áreas do cérebro que gerenciam as emoções e dão suporte à autorreflexão. Na época em que conheci Zahra, eu havia publicado, junto com outros colegas forenses, uma pesquisa sobre como o sofrimento não resolvido relacionado à insegurança do apego na infância pode aumentar o risco de violência.[5] Eu tinha a impressão de que esse trabalho poderia ser relevante para Zahra, cuja autonarrativa, tal como era, parecia preocupada com membros da família que pareciam estar ausentes de sua vida. Lembrei-me do duplo significado de *"account"*, que tanto pode ser um relato quanto uma prestação de contas honesta.

Bons terapeutas não procuram provas de abuso ou trauma; em vez disso, ouvem com cuidado e prestam atenção ao que seus pacientes não dizem tanto quanto ao que dizem, percebendo os espaços importantíssimos entre as palavras. A maioria de nós também quer incentivar as pessoas a falarem mais sobre suas experiências positivas com pais e responsáveis, em particular sobre suas memórias de serem cuidadas, lembradas e reconhecidas como indivíduos. Essas memórias podem ter um efeito neutralizante em relação à adversidade, aumentando a resiliência e a probabilidade de sucesso da terapia. Apesar de eu não ter feito suposições precoces, fiquei impressionada ao ver como Zahra evitava falar sobre a realidade emocional de seu relacionamento com a família; seu relato era seco, prático.

Percebi que Zahra não estava acostumada a falar de si mesma e de sua experiência. Reticências no início da terapia não são incomuns, mas no caso dela achei que se tratasse de algo mais profundo. Ela era instruída e articulada, muito mais do que muitas pessoas com quem trabalhei, mas ela tinha muita dificuldade para encontrar palavras para sua experiência e seus sentimentos.

Foram necessárias várias sessões para saber um pouco mais sobre sua vida quando crescera nas Midlands. Como eu já observara em outros casos, ouvir a história de alguém em primeira mão é sempre preferível a relatórios ou documentos: o uso que a pessoa faz da linguagem abre uma janela para a sua experiência emocional. Por exemplo, eu sabia que os pais de Zahra já tinham dois filhos adolescentes quando ela nasceu; ela se descreveu como sendo uma "criança tardia" ["*late child*"]. Mais uma vez, havia dois significados a considerar: *late* pode significar falecida ou atrasada, e nenhuma dessas palavras tem conotações calorosas. Tive a impressão de que ela talvez tivesse aprendido essa expressão desde cedo e se sentia de alguma forma culpada por seu nascimento, como se sua vida fosse um erro.

Toda vez que nos encontrávamos, conversávamos sobre o livro laranja do ACCT que ela ainda tinha de carregar consigo e que continha anotações sobre seu risco de suicídio. Sugeri que poderíamos pensar juntas em reflexões para acrescentarmos às suas anotações, como se fosse uma tarefa do trabalho. Como consequência, acho que ela começou a ver seus sentimentos suicidas como um problema para a parte não suicida de sua mente. Isso era algo que podíamos examinar juntas, algo que ela não precisava esconder de mim. Com esse método, começamos a construir uma espécie de ponte entre nós. Ao levar a sério seus sentimentos suicidas por meio de nosso trabalho conjunto, ela começou a fazer uma conexão entre o que havia acontecido em sua cela e o dia em que ela incendiara seu apartamento. Pouco a pouco, hesitante no início e depois fluindo com mais facilidade, ela me contou a história do crime que cometera numa linguagem que sugeria capacidade de agir e aceitar. Consegui montar uma impressão detalhada daquele dia fatídico que ficou comigo por muitos anos, do mesmo jeito que um filme particularmente comovente ou angustiante se aloja na memória e certas imagens voltam à mente em momentos inesperados em minha vida cotidiana.

* * *

Ela começou contando que sua lista de compras naquela noite de novembro não era longa, mas ela precisava ir a alguns lugares diferentes. Lembrou que fazia um frio terrível, e eu a imaginei puxando o cachecol mais para cima em volta do pescoço para se proteger do frio enquanto caminhava na direção de sua casa. Ao atravessar a multidão de pessoas que faziam compras e esperavam condução, ela passou pela padaria de Khan e quase não parou, mas depois deu meia-volta e entrou. Eu conhecia bem aquelas docerias asiáticas e imaginei o sino de latão acima da porta tilintando quando ela entrou no calor úmido com cheiro de cardamomo.

Ela teve de ficar na fila por muito tempo ao lado de uma multidão quase inteiramente feminina, cuja tagarelice aguda irritava seus ouvidos. Através da vitrine do balcão ela viu seu doce preferido, *gulab jamun*: bolas de massa douradas e esponjosas polvilhadas com pequenos pedaços de pistache. A garota no balcão bocejou enquanto anotava o pedido. "Cubra a boca ou algo vai voar direto lá dentro, garota estúpida", ela ouviu em sua cabeça, como se sua mãe estivesse bem ao seu lado. Mas a mãe estava longe, em Leicester, na casa em que Zahra nascera, mas onde não era mais bem-vinda. Quando saiu da padaria e se dirigiu para casa, talvez tirando um daqueles doces da sacola para comer enquanto fazia malabarismos com as sacolas que continham as outras coisas que comprara, tenho certeza de que ela parecia totalmente inofensiva. Qualquer pessoa que estivesse ao seu lado na esquina esperando que o semáforo ficasse verde a teria visto como uma entre muitas: uma indiana com idade entre trinta e quarenta anos, bem-arrumada e pouco vistosa, sem dúvida usando um casaco de inverno apropriado.

Quando chegou em casa, a primeira coisa que Zahra fez foi enviar uma mensagem para sua mãe. A não resposta chegou: "Recebida". Ela tentou de novo. Enviou várias mensagens de texto desejando um feliz Diwali,* já que era a primeira noite do festival, e pedindo que ela ligasse em algum momento. Mamãe devia estar cozinhando para todos e veria a mensagem mais tarde, pensou Zahra. A lamparina de cerâmica com bico que ela havia tirado de uma caixa empoeirada debaixo da cama naquela manhã estava sobre a mesa, e ela demorou um momento para enchê-la com a grande garrafa de óleo que acabara de comprar. Ela foi pendurar o casaco e simplesmente o deixou cair no chão, perto da poltrona. Por que se dar ao trabalho? Seu telefone vibrou — uma mensagem! "PEÇA SEU VOUCHER DE £10 OU RESPONDA PARE PARA FINA- LIZAR." Do lado de fora, começaram os fogos de artifício. Eu a imaginei parada ali, ouvindo o primeiro silvo, assobio… estouro da noite, espiando os fogos pela janela da cozinha. Ela ouviu vivas fracos das crianças que moravam no apartamento ao lado filtrando- -se através do vidro. Ela tinha pensado neles enquanto fazia seu plano? Ela não queria, falou. Imaginou que elas ficariam bem. O prédio era quase todo de tijolos, não era?

Era o terceiro dia do Diwali. Ela disse que do lado de fora a rua estava apinhada de gente dançando, rindo e se divertindo. Os apartamentos estavam todos adornados com decorações, as janelas cheias de luzes que piscavam e velas. Eu não queria interromper seu fluxo, mas estava pensando: "Ela é de uma família muçulmana e Diwali é um festival hindu, não?". Como se tivesse lido minha mente, ela comentou: "Todo mundo celebra o Diwali, sabe. Tudo é desculpa para uma festa". O festival de cinco dias caíra um pouco mais tarde do que o habitual naquele ano, chegando perto do Natal. "Essas festas não são tão diferentes, não é?", disse Zahra. Perguntei o que ela queria dizer com isso. Explicou que

* Diwali: importante festa religiosa hindu, conhecida como Festival da Luzes. (N. T.)

206

crescera comemorando as duas e falou um pouco sobre como cada uma dessas festas marcava um novo começo e significava um triunfo do bem sobre o mal, a chegada da luz nas trevas. Eu escutei, pensando nas luzes do Diwali se fundindo em fios de lâmpadas coloridas de Natal e a mensagem do Evangelho de João sobre como "a luz brilha na escuridão, e a escuridão não pode vencê-la".

O terceiro dia do Diwali era quando se deveria visitar um templo, explicou Zahra, o que ela não fizera. Deve-se também passar um tempo com amigos e familiares — mas ela também não havia feito isso. Tinha ido trabalhar no centro de jardinagem, como de costume, organizando todo o estoque mais recente de Natal. Algumas semanas antes, perguntara ao patrão se poderia fazer também um enfeite do Diwali, então checou se tudo estava em ordem, as velas de chá alinhadas, as guirlandas de flores bem penduradas. Sorri com sua descrição da deusa Lakshmi equilibrada em sua flor de lótus olhando para o Papai Noel e sua rena no corredor oposto. Ela separou uma caixa de velas para comprar na saída com seu cartão de desconto de funcionária; ao contrário de alguns colegas, nunca tentaria embolsá-las às escondidas.

Era o único trabalho que tivera do qual gostava, disse ela. Um cheiro gostoso de gengibre e café emanava da cafeteria recém-instalada nos fundos. Os fregueses, com seus carrinhos cheios de poinsétias e festões dourados, cumprimentavam-se com abraços e risadas, amontoados em grupos aconchegantes de familiares e amigos em torno de canecas fumegantes e tortas de frutas. Vê-los a deixou triste, ela contou, mas não conseguia explicar por quê. Sugeri que talvez fosse porque ela não estava com sua família. Ela negou com a cabeça: seus dois irmãos a haviam convidado para ir às suas casas para as celebrações daquela semana, como faziam todos os anos. Mas ela se sentia envergonhada e zangada com eles por razões que realmente não conseguia articular — e, na época, não havia ninguém mais com quem ela pudesse falar sobre essas coisas. Eu assenti para que ela continuasse, encorajada por ela ter ido tão longe.

A verdade é que — ela falou de uma vez — temia ver sua mãe numa daquelas reuniões com seus irmãos e suas famílias, por mais que desejasse ter notícias dela e algum indício de que ao menos sabia que sua filha estava viva. Fazia três anos que elas não se comunicavam, e a última vez havia sido apenas um telefonema, curto e interrompido de modo abrupto pela mãe. E, antes disso, outros cinco anos desde que estivera com ela pessoalmente. Parecia uma eternidade. Os pensamentos ruins começaram de novo. Fazia muito tempo que ela não se sentia tão deprimida — e, mesmo assim, funcionava quase normalmente durante os dias de trabalho. Ninguém sabia. Na noite anterior, quando todos estavam saindo do trabalho, seu gerente lhe desejara boas-festas e perguntara: "Você vai ver a família?". "Indo para a casa da minha mãe!", retrucara ela, exibindo um grande sorriso falso para mim enquanto se lembrava de como havia contado essa mentira. Isso a animou um pouco, a ideia de que ele devia ter acreditado nela.

Mas, quando entrou em seu apartamento sombrio do subsolo, aquele mau sentimento a cercou, forçando-a a se enrolar como uma bola na cadeira perto do aquecedor elétrico. Ela teve de se recompor. Então checou o telefone mais uma vez, por via das dúvidas. Ainda sem resposta da mãe. Abriu o navegador e deu uma olhada nas pesquisas feitas na internet na noite anterior, certificando-se de que havia lido todas as instruções. Estava pronta. Descreveu como puxou um banquinho até o detector de fumaça da cozinha e, na ponta dos pés, depois de algum esforço, conseguiu desativá-lo.

Contou que pensou no que poderia acontecer no dia seguinte, imaginou um telefonema feito por um estranho para sua mãe, pensou no que ela faria, se atendesse. Depois parou de falar e caiu num silêncio taciturno. Esperei um pouco e então a incentivei, perguntando qual ela achava que seria a reação de sua mãe a tal ligação. "Talvez... Não sei. Imaginei que ela ficaria destruída — mas sobretudo porque as pessoas a apontariam como uma péssima mãe, a culpariam ou algo assim." Não havia nada com que sua mãe se importasse mais do que com o que os outros pensavam.

Zahra disse que o principal pensamento em sua cabeça era que ninguém se importaria se ela morresse. Ela não tinha amigos próximos. Sua família talvez nem mesmo ficasse sabendo da notícia por muito tempo; seus irmãos não atendiam ligações de números desconhecidos por princípio. Quando descobrissem, provavelmente pensariam que estavam melhor sem ela, livres de qualquer senso de dever sentimental que os fazia convidá-la uma vez por ano ou enviar-lhe uma foto após a chegada de outro bebê gordo e bonito. "Mãe, por favor, mande uma mensagem", ela escreveu uma última vez, pressionando "enviar" antes que pudesse se arrepender. Depois de um momento, viu a palavra "Recebido". Talvez sua mãe lesse essa mensagem final e percebesse que era urgente. Zahra relatava isso com voz monótona e tom pragmático, apesar do desespero implícito em suas palavras. A dissonância era comovente e dolorosa de ouvir, e ficar neutra, contendo as lágrimas, exigiu mais esforço do que eu imaginara.

Depois de mais meia hora encarando o telefone e desejando que ele vibrasse com o recebimento de uma mensagem, em um momento de clareza Zahra percebeu que não haveria nada. O tempo acabara. Ela rabiscou à mão um bilhete para a mãe, um pedido de desculpas e um adeus. Empurrou-o por baixo da porta da frente, na esperança de que ficasse fora de perigo. Pegou uma bandeja da cozinha, alinhou quatro ou cinco fileiras de pequenas velas de chá que havia levado para casa e colocou uma caixa de fósforos ao lado. Não costumava ter fósforos em casa porque seu fogão era elétrico, e, de todo modo, fósforos não eram bons para ela. Sabia disso. Mas naquele dia em especial comprou alguns.

Então abriu uma garrafa de vinho doce — outra compra rara. A bebida não combinava com ela, explicou, mas naquela noite... Ela parou. Eu concordei. Ela não precisava se justificar.

Comeu rápido os doces que comprara, engolindo-os com o vinho. Quando se levantou abruptamente, lembrou de ter pensado que poderia vomitar. Em seguida, como parte de um ritual pré-planejado, pegou a lamparina de cerâmica e, metodicamente, tomando cuidado para não esquecer nenhum lugar, deu a volta pelos dois cômodos do apartamento, jogando o conteúdo nos cantos das paredes. Quando a esvaziou, foi buscar a garrafa de óleo e despejou o que restava, traçando uma linha brilhante e úmida no carpete ao redor da cama. Eu a imaginei subindo na cama, sentada ali, abandonada numa ilha de tristeza, aonde ninguém viria em seu socorro. Ninguém sabia.

Pegou a caixa de fósforos e a sacudiu, e seu coração começou a bater mais rápido quando se lembrou da primeira vez que tinha ouvido aquele som tentador. Havia um poder naqueles pequenos palitos de madeira. Ela acendeu as velas na bandeja com cuidado, "como um bolo de aniversário". À medida que o barulho aumentava lá fora, com a música de Bollywood filtrando-se através das paredes, ela se lembrou de ter visto velas de chá em outras noites de Diwali, havia muito tempo, quando as pessoas enchiam a casa de sua família — amigos e parentes e parentes de amigos. Uma lembrança voltou à sua mente quando me contou isso: lembrou-se de uma ocasião, quando tinha dez ou onze anos, em que a jovem Zahra espiou para fora de seu quarto no andar de cima e observou a linha de velas que alguém colocara na escada. As pequenas chamas pareciam dançar ao som da música estridente da sala de estar. Mas ela tinha que ficar lá em cima e estudar, disse. Era seu trabalho ser uma boa menina e ir bem na escola, para que ganhasse dinheiro quando crescesse e contribuísse com a família. Seus irmãos mais velhos tinham permissão para participar da festa; eles eram mimados e adorados.

Perguntei-lhe se sempre fora uma boa menina e ela negou com a cabeça; contou que, na adolescência, desafiando seus pais, começara a sair pela janela do quarto quando deveria estar estudando para ir beber e fumar com alguns garotos do bairro que estavam sempre no parque. Arriscava-se a levar uma surra do pai toda vez que era pega. Falou que, aos dezesseis anos, começou a se autolesionar em segredo, fazendo cortes nos braços e nas pernas. De algum modo, isso a fazia se sentir melhor, "ou pelo menos não sentir nada". Cobria os vergões com mangas compridas e usava apenas calças. Ninguém sabia.

Ela voltou à história do incêndio, admitindo que não pôde evitá-lo — antes de acender um fósforo, dera uma última olhada no telefone. Havia uma mensagem na tela, mas apenas avisava "bateria fraca". Quem se importava? Ninguém. Ela pegou a primeira vela da bandeja e atirou-a do outro lado da sala, na direção das cortinas. Depois outra, e mais outra, em todas as direções... até a bandeja ficar vazia. Enquanto observava, com a cabeça zonza de vinho e os olhos começando a lacrimejar com a fumaça, as chamas se elevaram com um grande zunido, consumindo as cortinas e lambendo o papel de parede rasgado. Só então ela entrou em pânico. O que havia feito? Era a última coisa de que se lembrava até acordar num leito de hospital.

Eu sabia pelos documentos do julgamento que Zahra e seus vizinhos tiveram uma sorte incrível: os alarmes de incêndio do lado de fora do corredor dispararam imediatamente, e os bombeiros, já em alerta máximo durante a semana do Diwali, estavam por perto. As crianças do apartamento ao lado foram evacuadas com rapidez. Ela sofreu inalação de fumaça, mas escapou como por milagre com algumas queimaduras leves. Infelizmente, o bombeiro que arrombou a porta e a tirou da fumaça teve ferimentos graves. Zahra foi presa no hospital no dia seguinte e enviada para a prisão feminina, onde, dois anos depois, nos encontraríamos na HCU.

Enquanto ela narrava as lembranças daquela noite, pensei mais uma vez sobre como as festas de fim de ano são difíceis para os solitários e os que não são amados, para aqueles que não têm um lugar em que seriam bem-vindos para onde ir. Algumas pessoas lidam com isso trabalhando, como uma forma de se esconder do prazer socialmente imposto. Não são só as lojas da rua principal ou a Amazon que fazem a maior parte dos seus negócios durante essa temporada; a linha de ajuda dos Samaritanos recebe seu maior volume de ligações no último trimestre do ano. Minha mente continuava voltando às mensagens infrutíferas de Zahra para a mãe, e a pungência do anseio daquela mulher por contato materno, até mesmo por algumas palavras que lhe dessem um fragmento de prova de que ela existia na mente da mãe. Se muitos de nós podemos nos identificar com a angústia de Zahra no contexto dos feriados, então talvez possamos também reconhecer essa experiência de rejeição e medo quando uma pessoa que amamos não responde quando a chamamos. Por que ela achou que poderia obter uma resposta, depois de tanta rejeição? Eu me peguei pensando se ela fora motivada em parte pelo simbolismo esperançoso e maternal ao seu redor: a Virgem Maria segurando ternamente seu bebê, a sagrada família cercada de amor e luz; criancinhas sentadas ao redor de uma árvore com seus pais amorosos. Procurei por "imagens de Diwali" depois de nossa sessão e encontrei Lakshmi, a deusa da boa fortuna, emergindo de um oceano de leite, dos seios fartos e quadris largos.

Quando terminou seu relato, Zahra cruzou as mãos e olhou para mim com expectativa, como se eu fosse ter uma grande sacada. Eu ainda estava absorvendo a história, como quem fica paralisado no cinema depois de um filme poderoso, cego para os créditos rolando na tela e o público se encaminhando para as saídas. Eu podia ver Lakshmi e o Papai Noel em suas vitrines opostas, sentir o gosto pegajoso daqueles doces indianos, ouvir os fogos de artifício explodindo na rua e dentro de sua mente e sentir a dor aguda das mensagens que não chegaram. Não pude deixar de sentir uma enorme compaixão por ela e pela profunda solidão de sua vida. Mas a maioria das pessoas solitárias não ateia incêndios potencialmente fatais. Não compartilhei todos esses pensamentos com Zahra, mas compartilhei toda a tristeza que senti ao ouvir sua história, acrescentando que ela me deixou perfeitamente ciente de quão perto esteve da morte pelo fogo. "Por que você se importa?", perguntou ela. Não foi uma pergunta agressiva — ela parecia de fato perplexa. Eu precisava dar uma resposta cuidadosa. Mais uma vez, aquilo não dizia respeito a mim, mas ao seu desejo de morrer. "Bem, estou contente que você esteja aqui para falar sobre isso comigo e estou ciente de que isso poderia não acontecer, que você realmente esperava morrer. Também estou ciente de que você ainda se sentia assim não faz muito tempo, quando ateou fogo à sua cela." Ela assentiu com um movimento quase imperceptível. "Acho que em ambos os casos você queria ter notícias de sua mãe. Certo?"

Zahra não respondeu e fiquei com receio de ter interrompido a conversa. Então ela falou quase num sussurro: "É tudo o que eu sempre quis... ouvi-la falar comigo como se ela se importasse comigo". Ela não falou nada depois disso, pelo que pareceu um longo tempo. Precisei lembrar a mim mesma de expirar enquanto esperava por mais. "Eu acho", ela começou de novo, com uma firmeza na voz que eu não tinha ouvido antes, "que minha mãe realmente não gosta de mim. E acho que nunca gostou." Ela admitiu que se sentia envergonhada por dizer tal coisa. Perguntei-lhe se poderia explicar por quê, e ela me lembrou da importância, em sua família e cultura, de honrar os pais. Ela sempre pensara que devia ser culpa sua que a mãe a tratasse do jeito como tratava. Lembrei-me do rótulo de "criança tardia" de que ela falara, a ideia expressa de que ela havia sido um erro ou algum tipo de acréscimo negativo à família. Em nossa sessão seguinte, retomamos esse tópico, e ela me contou sobre outro rótulo que recebera de sua família quando era adolescente: "menina má". Isso a levou a contar sobre sua primeira tentativa de suicídio pelo fogo, quando tinha dezessete anos.

Como nos outros dois incidentes, ela fora rejeitada pela mãe naquele dia. Mais uma vez, isso aconteceu perto do final do ano, por volta das festas; cercada de festividades, ela se sentia isolada, incapaz de falar com ninguém sobre sua dor. Sozinha em seu quarto, sentindo-se insuportável e indesejada, o melhor recurso parecia ser a morte. Eu a imaginei naquela época, tão jovem, tão vulnerável, cicatrizes em seus antebraços, vasculhando uma mochila escolar, a mão se fechando em torno da caixa de fósforos. Chacoalhar, chacoalhar. Aqueles palitos — o poder descomunal que tinham para ela. Depois, a fumaça enchendo o quarto, o colchão ardendo em chamas, o pânico, a fumaça, a tosse e a voz da mãe gritando em seu ouvido: "Sua garota estúpida, estúpida! O que é que você fez?".

Ela ficou abalada com essa lembrança, assim como eu. Mas, como a sessão precisava terminar, tentei me assegurar de que ela estava um pouco mais calma antes de devolvê-la à ala, para não a mandar de volta angustiada. Convidei-a a se sentar comigo antes de sair e pensar sobre o que deveríamos escrever em seu livro laranja a respeito de seus pensamentos e memórias. Juntas, identificamos alguém da equipe que eu podia alertar sobre o fato de que ela estava se sentindo chateada, para que pudesse ajudá-la quando necessário, e assegurei-a de que ela não era a primeira pessoa que me descrevia relações tão difíceis com a mãe.

Falaríamos mais sobre essa relação conturbada nas semanas seguintes. Ela ficara surpresa e aliviada ao saber que não estava sozinha e que sua experiência não era exclusiva a um grupo cultural ou étnico. Contei-lhe que muitas mulheres têm conflitos com as mães e com a maternidade, por uma variedade de razões, e que nem todas nós devemos ter filhos. Se alguém tem dificuldade com o papel de mãe, pode ser porque não fora cuidada quando criança ou tem algum trauma não resolvido e está transmitindo essa dor para sua própria filha. À medida que nossa terapia progredia, convidei Zahra a especular sobre o que sua mãe poderia ter vivenciado quando criança e quando jovem. Ela viera da Índia para o Reino Unido a fim de se casar com um homem muito mais velho que não conhecia, que era violento com ela e com os filhos e que não era um parceiro amoroso. Isso não desculpava o tratamento que dispensara à filha, mas poderia ajudar a explicar suas limitações. Zahra poderia perdoar sua mãe por ser cruel? Ela poderia perdoar a si mesma por querer se ferir? Eu também queria explorar se ela poderia se permitir receber algo de seus irmãos, se não de sua mãe. Houve lágrimas quando chegamos tão fundo.

Também foi crucial para mim conversar com Zahra sobre como é assustador para qualquer criança ser negligenciada ou tratada com hostilidade por um dos pais, mesmo que nunca encostem um dedo nela. Pais zangados geram medo em seus filhos, e, por um longo período, o medo crônico pode prejudicar a autoestima de uma criança, seu senso de valor e sua capacidade de regular seus humores. Os pais de Zahra a proveram de todas as necessidades físicas e materiais: abrigo, comida, roupas. Mas o que Zahra lembrava era de se sentir constantemente rejeitada, julgada e não amada. Sua autolesão era uma resposta à angústia que sentia por uma atenção que nunca receberia e, por fim, isso se transformou em incêndio criminoso; no que dizia respeito a ela, sua triste pessoa poderia desaparecer numa bola de chamas. Pensei que era notável — e revelava sua resiliência — que Zahra tivesse conseguido sobreviver a tanta rejeição e aversão dos pais. Muitas pessoas com esse tipo de história se saíram muito pior.

Eu também sabia que era importante que Zahra percebesse que, como adulta, ela tinha escolhas e responsabilidades. Um dia, ela falava de novo sobre como era maltratada pela família e decidi que era hora de perguntar se as coisas que ela fizera enquanto morava em casa poderiam ter causado algum dano a *eles*. Zahra ficou indignada. Pulou da cadeira e gritou que eu não me importava com ela e que eu era uma vadia que não sabia de nada, acrescentando que sabia que eu estava "nisso apenas pelo dinheiro". Essa raiva veio do nada, e era tão incomum que a intensidade dela me surpreendeu. Senti como se tivesse tropeçado numa mina terrestre escondida. Então saiu furiosa da sala e bateu a porta com tanta força que ela estremeceu no batente. Depois de um momento de inação atordoada, tive de correr atrás dela: ela havia esquecido seu livro ACCT.

Zahra não olhou para mim quando a alcancei. Pedi desculpas por aborrecê-la, e ela observou em silêncio pétreo enquanto eu fazia uma anotação no livro sobre nossa altercação. Falei que poderíamos nos encontrar na semana seguinte para pensarmos mais sobre o que havia acontecido, mas, na verdade, eu não tinha certeza de que ela apareceria. Embora eu tivesse aprendido há muito tempo, com pacientes como Gabriel e Tony, que era possível que a terapia sobrevivesse a esse tipo de "aborrecimento", eu queria examinar minha parte nisso.

Separei um tempo para discutir o que havia acontecido com um colega mais experiente, para que eu pudesse processar o ocorrido. Falei que achava que eu havia deixado algo passar e não deveria ter sido pega de surpresa por aquela "ratinha que rugia". Assim que articulei esse pensamento em voz alta, reconheci que me distraíra demais pela complacência ou postura "tímida" de Zahra; também admiti que pensei que eu tinha alguma crença inerente de que ela era passiva, uma "boa menina", talvez relacionada a um estereótipo que eu tinha em mente, da filha asiática obediente que demonstra respeito pelos mais velhos. Não sinto orgulho disso e gostaria de poder dizer que foi a última vez que considerei alguém pelo valor de face, mas essa é uma lição que precisei aprender continuamente. Há uma boa razão para o uso dessa expressão, que deriva do mundo das finanças; conforme foi aprofundado pelo economista e psicólogo israelense Daniel Kahneman,[6] é fácil para a mente julgar com base apenas na superfície, e é mais difícil penetrar em camadas mais profundas de significado.

Meu colega também apontou que Zahra podia muito bem ter pensado que minha pergunta sobre machucar sua família fosse uma crítica a ela. Era provável que ela tivesse me visto como sua mãe, desinteressada por seu sofrimento e descuidada com o que ela poderia estar sentindo. Percebi que, no "calor do momento", toda a sua fúria reprimida em relação à mãe fora transferida para mim. Esse tipo de "redirecionamento" de sentimento de um paciente para seu terapeuta não era uma ideia nova para mim; é uma parte básica da teoria psicanalítica e se aplica tanto a emoções positivas quanto a negativas, inclusive amor, dependência, raiva e desconfiança.

Eu sabia que, se pudesse explicar a Zahra, isso poderia ajudar, e considerei um bom sinal que pelo menos ela estivesse fazendo algo diferente com sua raiva. Em vez de externalizá-la e descarregá-la em seu corpo ou em objetos inanimados que pudessem queimar, ela manifestara sua dor com um ataque verbal à pessoa que a machucara, como qualquer um de nós faria. Embora xingar pessoas e bater portas não seja a melhor maneira de se comunicar, achei que Zahra fizera algo autêntico e saudável ao ser aberta e honesta em sua raiva. Portanto, era fundamental que a terapia não parasse nesse ponto, e felizmente fui capaz de persuadir a equipe e Zahra disso.

Percebi que ela estava constrangida quando cheguei à porta de sua cela para pedir que voltasse à terapia; ela não quis olhar para mim enquanto eu me desculpava e perguntava se poderíamos conversar sobre o que havia ocorrido. Seu desconforto diante do meu arrependimento genuíno e de meu convite para começarmos de novo deixou claro que ela não estava familiarizada com o modo como poderia superar um conflito e fazer uma reparação. Essa é uma ferramenta vital para criar confiança em relações próximas, e fiquei agradecida quando ela concordou em fazer outra sessão.

Ao examinarmos o que havia acontecido naquele dia em que ela saiu furiosa, Zahra foi capaz de reconhecer que houvera uma confusão em sua mente entre o passado e o presente. O fato de que estávamos trabalhando juntas de novo demonstrava a ela que a raiva em relações próximas é algo a que se sobrevive. Pudemos voltar à minha pergunta sobre até que ponto ela havia causado alarme e sofrimento a sua família, e, com o tempo, ela pôde admitir que havia feito isso. Também falamos sobre o desafio de administrar seu sofrimento sem usar fogo ou autolesão. Embora não fosse parecida com o personagem, pensei que Zahra tinha muito em comum com o Hulk da Marvel, a criança traumatizada que se torna perigosa quando está com raiva. A certa altura, ela chegou a citar inconscientemente o filme, dizendo: "Não me deixe com raiva, você não vai gostar de mim se eu estiver com raiva". Tive de me esforçar muito para reprimir um sorriso à ideia do caos que se instalaria se aquela mulher de aparência mansa e branda se transformasse num monstro musculoso no meio de uma prisão feminina.

Depois de nove meses comigo, deixou-se de considerar que Zahra apresentasse risco de suicídio e seu livro ACCT foi encerrado. Ela foi informada de que seria transferida a outra prisão feminina para terminar sua sentença, e, antes que ela partisse, tivemos algumas sessões finais juntas. Falamos sobre seu risco futuro para si mesma e para outras pessoas, e ela disse que não achava que provocaria outro incêndio, mas não podia prometer que não gritaria, xingaria ou bateria portas quando as pessoas a aborrecessem. Recomendei ao seu agente de condicional que ela deveria obter mais ajuda da equipe de saúde mental de sua próxima prisão, inclusive um pouco mais de trabalho terapêutico individual, se possível. Ela também poderia se beneficiar de alguma terapia de controle da raiva em grupo, mas eu sabia que era raro que isso fosse oferecido nas penitenciárias femininas, onde os programas em grupo costumavam tratar de traumas e perdas. Essa história aconteceu há quase uma década, mas minha consideração ainda é válida hoje. Mesmo que o uso da violência para lidar com sentimentos de raiva e desespero as tenha levado à prisão, essa capacidade nas mulheres continua a ser tacitamente excluída das intervenções terapêuticas, o que não é uma comunicação honesta com a mulher criminosa ou o público. Quaisquer que fossem as terapias às quais ela pudesse ter acesso, seria importante que a revisão seguinte do caso de Zahra destacasse a importância de ela continuar a trabalhar em si mesma, o que poderia depois de um tempo levar à sua soltura e retorno à sociedade.

Alguns leitores da história de Zahra podem pensar que ela era em primeiro lugar uma vítima, dificilmente comparável a um prisioneiro homicida ou agressor sexual. Há verdade nisso, mas vale a pena reiterar que nem sempre pensamos assim sobre homens com histórias e crimes semelhantes. A raiva e a capacidade de violência deles são sempre levadas a sério, mas relutamos em ver as mulheres como perigosas para os outros porque é muito raro que elas expressem esses sentimentos com violência. A maior parte do mal que elas causam é a si mesmas, mas o comportamento de Zahra também punha os outros em perigo. Qualquer diferença em nossa compaixão por ela sugere que temos uma visão do mal marcada pelo gênero, em que a violência dos homens é vista como essencialmente diferente da das mulheres, o que não beneficia ninguém. No mínimo, essa percepção reforça o conceito pernicioso de que é de certo modo "normal" que os homens sejam destrutivos e violentos, e que a vitimização faz parte da identidade essencial de uma mulher.

Apesar de minha formação e considerável experiência em trabalhar com mulheres infratoras violentas, percebi que eu era igualmente culpada desse preconceito quando trabalhei com Zahra. Não fora fácil para mim permanecer em um estado objetivo com alguém que quase havia matado a si e a outras pessoas mais de uma vez. Duvido que eu a teria visto como "um ratinho" se ela fosse um homem que tivesse feito o mesmo. Ao final, o que mais importava não era como eu ou qualquer outra pessoa a via, mas se ela conseguiria abandonar os rótulos que lhe deram, como "criança tardia" ou "menina má". O desafio urgente é examinar com atenção nossas prioridades e preconceitos num sistema de justiça e uma sociedade em que apenas algumas mulheres como Zahra terão a ajuda de que precisam, e só quando elas literal ou metaforicamente se incendiarem.

7. Ian

"Você chegou ao seu destino", declarou o GPS. Parei o carro junto ao meio-fio numa rua suburbana sem graça e olhei com certa dúvida para os números desbotados das casas. Lá estava ele, o sobrado de tijolos no final da quadra. O alojamento para pessoas em liberdade condicional precisa ser discreto, sem sinalização ou outros marcadores. Havia algum procedimento de segurança na porta e um funcionário pediu minha identidade. Muito parecido com o bairro, o homem que desceu as escadas para me encontrar era desinteressante. Como tantas pessoas que estiveram presas por muito tempo, havia um certo ar de cautela e tristeza nele.

Ian fora solto da prisão uma semana antes, depois de cumprir uma longa pena pelo abuso sexual de seus dois filhos pequenos. De meia-idade, com ombros estreitos e compleição esguia, tinha cabelos cor de areia cortados à escovinha e uma pitada de sardas na ponte de um nariz pontudo, e usava jeans e uma blusa de moletom simples sobre uma camisa de colarinho. Anos atrás, lembro de ter trabalhado na prisão com um homem condenado por crimes sexuais contra crianças, e um agente penitenciário ter comentado comigo que ele "parecia um típico pedófilo". Não consegui entender o comentário: é importante, ao menos por uma questão de segurança, que todos aceitem que criminosos sexuais não têm características distintivas, não mais do que os terroristas. "Arrumado e tedioso" foi minha primeira impressão de Ian, assim como outros homens em sua posição, que no geral não querem atrair atenção para si mesmos, dentro ou fora da prisão.

Ele apertou os olhos para ver a identificação que lhe apresentei e pronunciou incorretamente meu sobrenome com um "sh" suave, como as pessoas costumam fazer. Aceitei sua oferta de uma xícara de chá, e ele me indicou uma sala ao lado do corredor na qual poderíamos conversar. Móveis descombinados estavam dispostos em torno de uma pequena TV e escolhi uma poltrona perto da porta, ao lado de uma estante de livros com várias brochuras surradas. Ao ver os títulos, não pude deixar de me divertir um pouco com o fato de que muitos deles eram livros sobre crimes verdadeiros ou romances policiais. "Você quer açúcar?" Ian estava de volta, trazendo duas canecas fumegantes. O propósito do nosso encontro estava longe de ser o intercâmbio social cotidiano, mas estava começando como qualquer outra conversa inglesa. "Se daqui a pouco não mencionarmos o tempo", pensei, "haverá um comentário sobre comida." E, como era de esperar, Ian acrescentou: "Desculpe, estamos sem biscoitos".

Na época, eu ainda trabalhava em prisões, mas também havia entrado para uma equipe de saúde mental que colaborava com o serviço de liberdade condicional para dar apoio a prisioneiros recém-soltos como Ian. Havia uma preocupação crescente com o risco de suicídio de homens em liberdade condicional, e o pedido para que eu visse Ian era devido, em parte, a esse motivo. Ele havia recebido tratamento para depressão enquanto estava na prisão e agora voltava para a sociedade depois de uma década preso, o que nunca é fácil. Disseram-me que ele aceitara minha oferta daquele encontro sem questionar, o que poderia indicar receptividade, mas pensei que também poderia significar que ele estava institucionalizado, acostumado a fazer o que lhe era pedido.

Sentamo-nos um de frente para o outro em torno de uma mesa de centro de madeira marcada por queimaduras de cigarro e círculos causados por pratos quentes. A casa estava em silêncio. Era provável que estivesse lotada, visto que as vagas em albergues são escassas e sempre procuradas, mas espera-se que os residentes estejam fora durante o dia, à procura de trabalho ou em reuniões com serviços de liberdade condicional ou de habitação. Comecei com algumas perguntas gerais, nada muito intrusivo. Ele gostava da casa? (Sim, era ok.) Estava saindo muito? (Sim, passava um ônibus no final da rua que ia para a cidade.) Que tipo de trabalho estava procurando? (Talvez construção, mas é inverno, então...) Sua voz foi sumindo e ele ficou olhando para a caneca, como se as folhas de chá pudessem revelar algo sobre suas perspectivas. Essas banalidades poderiam facilmente preencher todo o tempo da consulta e eu sabia que teria de ir mais a fundo, mesmo estando consciente de que nós dois estávamos relutantes em fazê-lo. Tive uma impressão de Ian como alguém parado num parapeito, esperando que eu dissesse algo que o derrubaria sobre sentimentos de mágoa e vergonha.

Avancei com delicadeza, perguntando se as coisas haviam mudado muito desde a última vez em que ele morara na área. Ao serem soltos, a maioria dos criminosos é reabilitada em seu distrito de origem, a menos que haja alguma objeção ou restrição. Ian havia sido colocado a poucos quilômetros de seu antigo bairro, mas não havia necessidade de uma "zona de exclusão" porque sua família se mudara fazia muito tempo. Um rubor vermelho subiu por seu pescoço para colorir suas bochechas pálidas, e sua mão agarrou o braço do sofá. "O bairro não mudou muito", ele encolheu os ombros. "Não conheço mais ninguém por aqui e a família se foi há muito tempo... quer dizer... não sei para onde." Engoliu em seco e acrescentou: "Não havia endereço de remetente naquilo... você sabe, a carta".

Essa carta era outro motivo do pedido para que eu visse Ian. Um de seus filhos, agora com dezenove anos, havia entrado pouco tempo antes em contato com o serviço de liberdade condicional para perguntar se poderia encontrar-se com o pai, em uma carta breve e polida, sem revelar nada de seus sentimentos ou intenções. Em casos como esse, é incomum que membros da família entrem em contato, e o pedido causava certa ansiedade à equipe de liberdade condicional. O rapaz era maior de idade e um cidadão privado. Ninguém tinha o direito de questionar ou controlar suas ações, tampouco tinha o dever de protegê-lo — mas eles tinham a responsabilidade de apoiar Ian, que já estava exposto e frágil. A equipe havia pensado em postergar contar a ele sobre o desejo do filho, talvez apenas por alguns meses até que ele se acomodasse, mas decidiu que essa desonestidade prejudicaria o trabalho deles com Ian. Alguns dias antes, quando fora à reunião semanal com seu agente de condicional, ele recebera a carta. Disseram-me que ele reagira com uma mistura de choque e alarme, e tentei tranquilizá-lo dizendo que eu não estava lá para piorar as coisas. "Não precisamos falar sobre a carta hoje, se você não quiser."

"Suponho que sim", disse Ian, com ar cansado. "Quer dizer, ninguém gosta disso." "Quem não gosta do quê?", perguntei. "Você sabe, de toda a ideia." Perguntei por que ele achava que as pessoas não gostariam que ele se encontrasse com... Procurei o nome do filho, embora me perguntasse se seria uma boa ideia invocá-lo na sala dessa maneira. "É Hamish?" Ian estremeceu um pouco, uma resposta involuntária que alertou nós dois para o fato de que o passado estava vivo e era doloroso. Àquela altura, eu sabia como era importante ler um sinal como esse e esperar até que tivéssemos construído alguma conexão antes de tentar ir mais a fundo. Percebi que seria difícil.

Avisei Ian de que precisaria fazer um histórico como parte da minha avaliação, mas que não precisávamos fazer isso naquele dia. Ele pareceu muito aliviado. Ele poderia me dizer o que sentira em relação à carta de seu filho? Ian se inclinou para a frente, ficando um pouco mais animado. "Eles não querem que eu responda, eu sei. Como ficaria se saísse na imprensa local?" Uma resposta interessante, porque não tratava de como *ele* se sentira; ele estava pensando na mente da equipe da condicional. Isso dava esperança, pois podia significar que ele era capaz de imaginar também as emoções de suas vítimas. Mas podia ainda implicar um motivo autocentrado disfarçado de preocupação com os outros: um receio sobre como a exposição pública poderia *afetar a ele*. A voz de Ian ficou amarga, quase um rosnado. "'Pedófilo local visita filho', certo? É o que eles diriam, aposto."

Eu já havia recebido algumas informações de sua equipe de condicional. Ian fora solto sob licença pelo conselho de condicional depois de cumprir dez anos de uma sentença de vinte anos. Embora isso signifique ficar livre do encarceramento, a soltura em liberdade condicional não equivale à liberdade. É uma extensão da prisão, com regulamentação estrita e implementação de sistemas de comunicação com o objetivo de fiscalizar o criminoso e prevenir a reincidência por meio de um retorno à prisão, se o risco justificar a medida. O crime de Ian foi abusar de seus dois filhos, Hamish, na época com nove anos, e seu irmão Andrew, de onze. Sua esposa Sheila o denunciara à polícia. Enquanto estava sob prisão preventiva, ele negara as acusações, mas acabou confessando. Até onde eu sabia, Ian não tivera nenhum contato com a família desde a noite de sua prisão, e Sheila se divorciara dele enquanto ele estava no cárcere.

Ian tinha razão em dizer que os jornalistas locais saltariam como abutres em cima de uma matéria sobre um crime como aquele, que seria publicada na primeira página com uma foto tirada pela polícia. Um pedófilo com certeza atrai a atenção dos leitores como alguém que todos nós temos permissão para odiar. Notei como o mais famoso relato ficcional contemporâneo, *Lolita*, de Nabokov, costuma aparecer na cobertura da mídia, sobretudo se houver uma menina envolvida; o sr. Humbert é o pedófilo emblemático. Mas, para mim, a narrativa de um homem como Ian tem muito mais em comum com o caminho inexorável que Dostoiévski traça em *Crime e castigo*: a concepção gradual de uma coisa sórdida, sua concretização em existência e ação e o lento desenrolar das consequências, o torturante depois.

Hoje, se fizermos uma pesquisa com uma amostra representativa de pessoas pedindo-lhes que classifiquem os piores exemplos do mal humano, há uma boa chance de que os pedófilos — ou, para usar o termo profissional, abusadores sexuais de crianças (ASCs) — ocupem o primeiro lugar. Sou cética quanto à noção de qualquer tipo de hierarquia do mal, mas sei que o fascínio público pelos ASCs beira a obsessão em sua intensidade. Não me lembro de isso ter sido verdade no início da minha carreira, nem acho que pode ser explicado por um aumento no número de condenações por abuso sexual infantil nos últimos anos. Esses números permaneceram estáveis por três décadas. Mesmo admitindo que haja subnotificação, o abuso sexual de crianças é menos comum do que outros tipos de maus-tratos infantis.

Uma explicação para esse foco contemporâneo nos ASCs deve ser a internet e as mídias sociais, que aumentam a conscientização sobre todo tipo de atividade, perto e longe, e o aumento de produção e uso de pornografia infantil, que é obviamente uma forma de abuso sexual de crianças. Também sabemos que a vitimização violenta, em todas as suas formas, tem crescido nos últimos tempos pela primeira vez em meio século. Uma pesquisa intrigante feita por colegas americanos, entre eles o professor Jim Gilligan,[1] encontra uma correlação, em particular entre homens, entre a vergonha e taxas mais altas de violência em tempos de maior instabilidade social e desigualdade de riqueza.

Diferentes países e sociedades apresentam diferentes respostas sociais e legais ao demônio da pedofilia. No Reino Unido, como em grande parte dos Estados Unidos, é obrigatório que as comunidades sejam informadas quando um ASC condenado se muda para a região; isso deu origem a algumas reações da imprensa e da comunidade que se parecem muito com vigilantismo. Em algumas jurisdições, as pessoas são mantidas em registros (obrigadas a se inscreverem nas autoridades locais, impedidas de trabalhar com jovens etc.) muito depois de terem cumprido sua pena e sua liberdade condicional. Às vezes, isso será para toda a vida, o que não ocorre quanto a uma série de outros crimes graves ou mesmo fatais; trata-se de outra maneira pela qual a sociedade reforça a noção de que os crimes sexuais contra crianças são o "pior" mal. Ocorreu-me que esse nível extremo da mescla de interesse e aversão pelo abuso sexual de crianças pode ter uma qualidade difícil de definir. C. S. Lewis falou de um "mal sentido" em relação a coisas que têm um "travo" excitante precisamente porque são proibidas.

Todo o ativismo no que diz respeito aos ASCs e a sua condenação sugere que conhecemos nosso inimigo, mas isso não é tão simples quanto possa parecer. Para começar, a palavra grega *paedophile* (que denota alguém que ama crianças) é erroneamente usada como intercambiável para designar alguém que causa dano sexual a crianças. Em vez disso, ela se refere a uma atração sexual primária por crianças, e nem todos aqueles que têm esse desejo agem de acordo com ele; na verdade, muitos se definem como ativamente "anticontato".[2] Para complicar ainda mais as coisas, a maioria das pessoas condenadas como ASC não é simplesmente pedófila; muitas delas são casadas ou têm parceiros e um interesse sexual comum em adultos, mesmo quando abusam de seus filhos ou filhas. Embora esteja conosco desde os tempos antigos, até o século passado o crime sexual contra crianças mal era reconhecido ou mencionado, e até o ativismo pelos direitos civis e a revolução social da década de 1960, havia proteções legais mínimas para as vítimas dos ASCs, em qualquer jurisdição. Hoje, as leis de proteção na maioria dos países definem as vítimas de abuso sexual infantil como qualquer pessoa com menos de dezoito anos.

Mas essa postura protetora não leva em conta outro desenvolvimento social em escala mundial, o fato de que muitas "crianças" com menos de dezoito anos estão envolvidas em relações sexuais, com proteções legais diminuídas em lugares onde a idade de consentimento (dezesseis no Reino Unido e em grande parte dos Estados Unidos) é inferior a dezoito anos. E, onde há sexo, pode haver casos de agressão sexual; sabemos que a esmagadora maioria de todas as agressões sexuais ocorre no contexto dos relacionamentos. Embora a identificação de dados precisos seja difícil, sobretudo devido à subnotificação por parte das vítimas, que podem estar com medo ou relutantes, existem algumas estatísticas que se destacam. Uma pesquisa sobre a escala e a natureza do abuso sexual infantil em Londres em 2017 e 2018 observou que meninas entre os quinze e dezessete anos relataram a maior incidência de agressão sexual.[3] De acordo com uma pesquisa feita em 2015 pela instituição de caridade escocesa Break the Silence, uma em cada três adolescentes em um relacionamento sofre um ato sexual indesejado.[4]

Um estudo recente realizado pelo sociólogo David Finkelhor, um importante pesquisador americano nesse campo, mostrou que na faixa etária dos catorze aos dezessete anos "a maioria dos crimes é cometida por outros jovens (76,7% para homens e

70,1% para mulheres), principalmente conhecidos", e, desse número, as meninas têm quatro vezes mais probabilidade de serem vítimas do que os meninos.[5] Parece que, enquanto a mídia e o interesse público estão mais focados na ideia do "típico" ASC como um adulto estranho e assustador que tem como alvo uma vítima pré-púbere,[6] a vítima mais comum de agressão sexual infantil é uma garota adolescente, e seu agressor, um garoto adolescente.

Há também a questão sobre o que o desejo acarreta. Relatos biocientíficos tradicionais do desejo sexual tendem a enfatizar a importância de ver e olhar como base da luxúria, e querer mais quando não se pode ter. Mas minha experiência em avaliar criminosos sexuais sugere que isso é simplista. Nem todos eles descrevem um foco visual em seu desejo sexual, e outros motivos, como raiva ou ciúme, podem levar um homem heterossexual casado a abusar de seus filhos. Descobri que é útil dividir o conceito de desejo em três domínios diferentes: o carnal, o sensual e o erótico. Os três podem coexistir em uma pessoa em momentos diferentes, mas comunicam coisas diferentes.

O erótico é fácil: é o uso do sexo para expressar intimidade e apego e, sobretudo, é lúdico e profundo; sua mensagem é: "Quero você como você, e você e eu como nós". O sensual é mais raso e pode envolver pouca reciprocidade ou conexão, mas pode ser reconfortante, até porque o toque expressa uma mensagem de "estou com você". Muitos prisioneiros heterossexuais falarão sobre isso ao descreverem seus relacionamentos homossexuais na prisão. O desejo carnal não é lúdico e não está interessado em cooperação ou troca; é sobre apetite. O objeto de desejo é algo a se ter, e a mensagem pode ser simplesmente "foda-se" ou "eu possuo você". Abuso sexual de crianças (como todos os outros tipos de abuso sexual) é violência e é carnal. Vítimas de ASCs não têm uma experiência erótica ou sensual, e a maioria descreve a sensação de ser usado, controlado e consumido. Eu duvidava que Ian seria capaz de explicar qualquer uma dessas coisas para si mesmo, muito menos para seu filho, se eles voltassem a se encontrar.[7, 8]

Depois de alguns anos de sua pena, Ian concordou em participar de um programa de tratamento de agressores sexuais (SOTP, na sigla em inglês). Esse tipo de programa foi desenvolvido no Reino Unido nas últimas duas décadas para ajudar agressores sexuais a reduzirem seu risco por meio de uma atenção dada aos danos causados e o desenvolvimento da autoconsciência. Nos Estados Unidos, o Federal Bureau of Prisons oferece programas semelhantes para criminosos sexuais condenados, embora não sejam muito difundidos e variem de estado para estado; do mesmo modo como no Reino Unido, o foco principal tido lá está mais no gerenciamento de risco do que na reabilitação e terapia. Em contraste, em 2011 o Parlamento Europeu aprovou uma diretiva quanto à redução do abuso sexual de crianças que enfatizava o valor dos programas de prevenção e intervenção para os ASCS. Na Escandinávia e na Alemanha, colegas têm se empenhado ativamente em tentar ajudar os ASCS em potencial *antes* que cometam crimes. A atenção deles está voltada para adolescentes, para tentar impedir um padrão de abuso antes que ele se torne compulsivo, sobretudo se a pessoa tiver outros fatores de risco para o crime, como abuso de substâncias e isolamento social.

Os SOTPs em prisões britânicas podem envolver adultos sobreviventes de abuso sexual que estejam dispostos a falar sobre as experiências que tiveram no passado. Essas conversas podem ajudar os criminosos a levarem a sério o dano que cometeram. Soube que Ian ficara muito comovido depois de ouvir um jovem falar do abuso que sofrera de um parente. Ele disse ao seu agente de condicional na prisão que havia adquirido uma nova compreensão do que seus filhos haviam passado e aceitava totalmente a responsabilidade por suas agressões. Em seguida, entrou numa depressão prolongada e algumas vezes teve comportamento suicida, o que pode acontecer quando as pessoas acordam para a realidade do que fizeram. Ian me contou em nosso primeiro encontro que estava feliz por continuar tomando os antidepressivos que lhe haviam sido prescritos naquela época porque sabia que o ajudavam, e tomei isso como um bom sinal. O investimento no cuidado de si pode ser o primeiro passo para cuidar dos outros.

Eu o veria por seis sessões, com a tarefa específica e limitada de aconselhar sobre riscos e ajudar os agentes da condicional a pensarem sobre a questão urgente de um possível contato com seu filho. Além do que aconteceria se fosse noticiado na imprensa, possibilitar esse encontro levantava considerações éticas e práticas que discutimos na reunião de equipe. E se Hamish quisesse se vingar, alguém perguntou, ou se Ian tentasse "seduzir" seu filho de novo? Não gosto dessa palavra, porque muitas vezes é usada em excesso e ignora a complexidade das maneiras pelas quais os criminosos fazem suas vítimas obedecerem. A ideia de seduzir também não consegue transmitir o dilema da vítima quanto ao seu relacionamento com o abusador e como pode ser difícil repelir alguém em quem você confia e ama. Sugeri que achava improvável que Ian tentasse qualquer coisa do tipo com seu filho adulto e tinha dúvidas de que, àquela altura, ele concordasse em vê-lo. Peter, o agente sênior da condicional de Ian, propôs uma reunião preliminar com Hamish como uma próxima etapa e sugeriu que eu comparecesse e observasse. Eu não falaria especificamente sobre Ian e não agiria como nenhum tipo de terapeuta para Hamish, mas eu poderia ficar disponível para responder a algumas perguntas gerais sobre os ASCs e seu tratamento. Como norma, não costumo encontrar as vítimas de meus pacientes, mas não é algo inédito em meu trabalho comunitário, e eu estava disposta a fazê-lo se fosse útil a todos os envolvidos. No interesse da transparência, eu informaria Ian antes do encontro.

Na sessão seguinte, abordei essa questão e ele ficou reativo à ideia. Eu iria advertir Hamish sobre ele ou algo assim? "Contar a ele coisas que eu disse a você?" Assegurei-o de que não compartilharia com seu filho nada do que ele me dissera. Seu tom abrandou. "E você estará lá para ver se ele está... tipo... forte o suficiente?" Não, respondi, eu não estaria lá para ser a terapeuta de Hamish. Minha prioridade era Ian. Acrescentei que me parecia que ele poderia ter alguma curiosidade a respeito de seu filho e como ele estava agora, um jovem adulto. Era isso? Ian deixou a cabeça cair entre as mãos e sua resposta saiu abafada. "Não sei... Eu não sei de nada." Percebi seu desespero e sentimento de perda, e sua tristeza parecia preencher o espaço entre nós.

Estou ciente, enquanto escrevo isto, de que o leitor pode experienciar fortes sentimentos negativos ao imaginar esse encontro. É compreensível e humano que um tipo de indignação surja quando se defronta com uma pessoa que machucou uma criança, que explorou a confiança de um inocente. Como um pedófilo ousa se apresentar como triste ou vulnerável? Como posso ter compaixão por um homem assim e me oferecer para ouvi-lo e entendê-lo, ainda mais sabendo que vítimas de abuso sexual muitas vezes não conseguem obter esse apoio? E de que adiantará isso, afinal? Fazem-me essas perguntas com frequência, e parte da minha resposta é que privar pessoas como Ian de ajuda não melhorará os serviços para as vítimas. Na verdade, a situação pode piorar para as futuras vítimas se os abusadores não forem apoiados em seus esforços de reabilitação nem tiverem uma chance de reparação. E, como médica, sei em que estou me metendo quando me sento para trabalhar com ASCs, com tanta segurança quanto um especialista em pulmão sabe, ao entrar em uma unidade respiratória, que seus pacientes tossirão.

As pessoas também me perguntam como eu, "como mãe", consigo me envolver nesse trabalho. Explico que minha experiência inicial com ASCS foi em meados da década de 1990, antes de me casar ou ter filhos. Naquela época, eu era uma trainee sênior e tentava ganhar experiência em psicoterapia. Grupos de terapia para criminosos sexuais estavam sendo testados pelo serviço de liberdade condicional e surgiu uma oportunidade de que eu fizesse parte de um grupo de tratamento de homens ASCS. Para alguns participantes, era uma condição para que permanecessem fora da prisão, enquanto para outros, que já haviam cumprido a pena, era uma condição para que fossem soltos. O trabalho em grupo estava se tornando mais predominante na área forense e era indicado para infratores porque promovia um comportamento pró-social ao exigir que trabalhassem em conjunto, ouvissem com respeito e falassem na própria vez. Era eficaz também porque muitas pessoas com histórico criminal eram avessas a ficarem sozinhas com uma figura de autoridade ou com uma pessoa no papel de cuidador e precisavam estar em um grupo para se sentirem seguras. Para os ASCS havia um valor específico porque eles tinham que administrar sentimentos de vergonha e culpa, emoções de autoavaliação que imaginassem a reação do público.

Nesse grupo, vimos surgir um roteiro recorrente, um "discurso de neutralização", como é chamado pelos criminologistas. Ele implica o uso de uma linguagem que reduz a responsabilidade, como todos nós fazemos quando ficamos na defensiva, desde a tenra idade — expressões como "a culpa não foi minha", ou "eles que começaram" são exemplos familiares. As construções cuidadosas que ouvi no grupo também colocavam o abuso como algo consensual, com frases do tipo "Ela flertou comigo", ou "Ela nunca disse não", ou mesmo "Eu a amava… Era assim que mostrávamos nosso amor um pelo outro". Também havia narrativas sobrepostas sobre como eles se aproveitavam dos laços afetivos ("Você não ama seu papai?") ou faziam ameaças veladas ("A mamãe vai ficar brava com a gente").

Em quase todos os casos, as vítimas eram crianças que conheciam e das quais cuidavam no papel de pais, avôs, padrastos, primos, professores e amigos da família. Os dados provam sem deixar dúvidas que isso é típico da esmagadora maioria dos ASCs, cujo crime acontece no contexto de uma relação existente.[9] Como vimos que acontece com outras formas de crimes violentos, a mídia se concentra nas exceções à regra. O sequestro forçado de jovens por estranhos é relevante, é claro, mas a maneira como o tema é tratado pode ser enganosa, como se casos chocantes como o sequestro e abuso de Jaycee Dugard, nos Estados Unidos, ou de Natascha Kampusch, na Áustria, fossem algum tipo de norma medonha. Tragicamente, esse tipo de abuso perpetrado por estranhos acontece, mas ele é o equivalente criminal a uma queda de avião. Ele nos persuade erroneamente a pensar que há alguma ameaça onipresente "lá fora", como se o perigo viesse de algum bicho-papão malvado e desconhecido. É provável que essa ideia persista porque é terrível demais admitir que a ameaça está perto do lar.

Ao contrário das fantasias grotescas dos tabloides, os homens do grupo de ASCs em geral não eram frios ou psicopatas e, em muitos casos, pareciam bastante empáticos. Pediu-se a cada um deles que escrevesse um relato do crime que cometera antes de sentar-se na cadeira central e lê-lo para os outros, o que não era fácil. Os outros homens apontavam as distorções da realidade, as quais reconheciam com facilidade porque "é preciso ser um para conhecer um". Se for administrado de maneira adequada, esse processo é realmente notável. Aprendi muito naquela época, em especial sobre a necessidade de delicadeza e precisão ao conduzir um grupo. Com facilitação qualificada e sensível, os ASCs em terapia de grupo podem ser ajudados a caminhar na corda bamba da autorrevelação honesta sem morrerem de vergonha.

Depois que comecei em Broadmoor, tive poucas oportunidades de trabalhar com ASCs porque havia apenas um pequeno número deles detidos lá e, ao contrário dos homens no grupo de liberdade condicional, quase todos haviam matado suas vítimas — o que é estatisticamente excepcional. Vim a trabalhar com ASCs de novo dentro do serviço de liberdade condicional décadas depois, e nessa época eu era uma psicoterapeuta muito mais experiente. Nesse ínterim, tive a oportunidade de estudar com alguns colegas notáveis, entre eles o professor Derek Perkins, que fizera um trabalho pioneiro no tratamento de criminosos sexuais, e a dra. Estela Welldon, pioneira em organizar grupos de terapia que colocam agressores e vítimas juntos, permitindo que eles aprendam algo um sobre e com o outro em seu caminho para a recuperação.[10]

Nessa época, eu já tinha filhos em crescimento e descobri que isso tornava o trabalho ao mesmo tempo mais difícil e mais fácil para mim. Eu podia avaliar melhor como era possível ver os filhos como uma extensão de si mesmo, quase como um objeto que se controla, que era um tema que eu ouvia com frequência nos "roteiros" do grupo de terapia. Era difícil como sempre fora imaginar uma criança em perigo, mas não acho que agora seja mais forte para mim do que antes de eu ter filhos, mesmo quando penso em qualquer vítima de violência. Posso ter passado a sentir maior empatia pelas esposas de ASCs que abusaram dos filhos, pensando em seu choque e medo quando descobriram o que estava acontecendo, e na vergonha e sensação de fracasso que podem ter vivenciado devido à expectativa cultural de que as mães irão proteger seus filhos.

Pouco depois de minhas sessões iniciais com Ian, sentei-me numa sala de reuniões numa repartição pública tipicamente monótona da cidade, onde esperei por Hamish junto com Peter, um agente de condicional à moda antiga, capaz de lembrar-se da época em que fazer uma aliança positiva e terapêutica era o esteio do trabalho, ao contrário da gestão de risco básica que é oferecida agora. Era um homem grande com sotaque suave do West Country e maneiras gentis. Achei reconfortante seu ar de calma e imaginei que seus clientes teriam a mesma sensação. Os criminosos me dizem que, com frequência, acham mais fácil trabalhar com agentes de liberdade condicional mais velhos do que com os mais jovens, que às vezes podem ser mais rígidos e controladores. Simpatizo com essa percepção quando me lembro de meu eu mais jovem que às vezes encobria minha falta de confiança com uma atitude mandona. Em retrospecto, percebo que a falta de experiência em funções de cuidado, como cuidar dos pais ou dos filhos, ou mesmo de um animal de estimação, é uma desvantagem ao lidar com pessoas que são dependentes e, às vezes, demandantes. Lidar com diferenciais de poder é uma habilidade adquirida que requer anos de prática.

Sentei-me à ponta de uma mesa retangular, de onde poderia ver os dois homens sem ter que virar a cabeça de um lado para o outro, como numa partida de tênis. Eu estava consciente de que me sentia nervosa, ainda que não pudesse dizer por quê. Lembrei-me de que estava lá apenas para observar. Hamish foi acompanhado até a sala; parecia mais jovem do que seus dezenove anos, tinha o rosto redondo bem barbeado, cabelos claros e compleição esguia. Ele se desculpou por estar atrasado, quando na verdade não estava, e fez um bom contato visual comigo, apertando minha mão com firmeza, assim como seu pai fizera quando nos conhecemos. Após breves apresentações, Peter agradeceu-lhe por ter ido e começou dizendo que gostaríamos de entender um pouco mais sobre seu pedido para ver o pai. O rapaz suspirou. "Ninguém quer isso." Outro eco inconsciente de seu pai, pensei.

"Apenas sinto que preciso de respostas", continuou Hamish. "Minha mãe e meu irmão… eles acham que eu não deveria vê-lo.

Mamãe diz que é melhor deixar o passado para trás e que, afinal, estamos bem sem ele há muito tempo... E é verdade — nós estamos." Ele olhou de mim para Peter, com o olhar no mesmo nível. "De todo modo, Andy ficou pior do que eu. E a gente fez terapia sobre isso logo depois... quer dizer, não por muito tempo, mamãe não podia pagar. Mas me lembro que o terapeuta disse que talvez eu quisesse virar a página mais tarde em relação ao que aconteceu." "Virar a página?", Peter ergueu uma sobrancelha. "O fato é que tenho lembranças dele de antes, algumas boas também, sabe — futebol, feriados, coisas assim. Quer dizer, ele era meu pai, e então tudo aconteceu e, puf, ele sumiu de um dia para o outro e... Eu sei que ele não é... tipo, ele não é mais o papai, mas quem é ele agora? E o que vai acontecer agora que eu sei que ele está fora? Eu posso topar com ele na rua ou algo assim."

Não consegui me conter: "Você tem medo do seu pai?". Peter cravou os olhos em mim, e Hamish franziu a testa como se a pergunta fosse absurda. "De jeito nenhum... Não tenho certeza se tenho algum sentimento por ele. Eu só quero ver... não sei, esse bicho-papão sobre o qual não podemos falar há dez anos. Ainda sou parente dele, não sou?" Percebi um pouco de raiva fervilhando não muito abaixo da superfície. Como se pudesse ler minha mente, Hamish rapidamente nos garantiu que não tinha qualquer desejo de vingança, e comecei a sentir uma admiração relutante por um jovem que estava reunindo coragem para fazer algo tão difícil. Nem Peter nem eu respondemos de imediato com um plano de contato, e o tom de Hamish se tornou suplicante, quase desesperado. "Não existe um tipo de processo que eu possa fazer? Eu li a respeito disso, em que a vítima e a pessoa que a feriu ficam juntas numa sala... Isso é tudo que eu quero, apenas um encontro em que eu possa perguntar..."

Ele estava falando de justiça restaurativa, uma prática de reconciliação que surgiu no Canadá na década de 1970 em programas experimentais que envolviam a realização de reparações verbais por criminosos às vítimas de pequenos furtos ou vandalismo. Em última análise, isso contribuiu para o desenvolvimento, na década de 1990, da mediação formal vítima-criminoso e sua adoção e promoção pela ONU, pelo Conselho da Europa e outras organizações, entre elas a Associação Americana de Advocacia. Na época em que eu trabalhava com Ian e o serviço de liberdade condicional, a prática era cada vez mais aceita pela consciência pública no Reino Unido. Mas eu sabia que nenhuma vítima tinha direito a esse tipo de alívio, apesar do que havia sofrido; o agressor sempre tinha o direito de recusar, pelo motivo que fosse.

"Se você tivesse esse encontro, qual você acha que seria sua primeira pergunta?" A voz de Peter era baixa e gentil. Hamish enrubesceu e, por um momento, vi o rosto de seu pai quando me sentei com ele pela primeira vez no albergue. "Eu não sei, se ele está arrependido agora? E... por que ele fez aquilo? *Por quê?*" Essa pergunta estava carregada de anos de dor. Peter assentiu. "Ok. Teremos de discutir isso com mais detalhes. Mas vamos pensar a respeito, eu prometo." O rosto de Hamish revelou sua decepção, como se esperasse que aquela reunião fosse mais conclusiva. Minha impressão era de que era improvável que aquele jovem fizesse mal ao pai. Mas ele ainda não era totalmente adulto e não havia pensado direito sobre qual seria o impacto de ver o pai depois de tanto tempo — não apenas para ele, mas também para sua mãe e seu irmão. Um encontro desse tipo pode perturbar a dinâmica familiar de maneiras imprevisíveis. Eu também estava preocupada com o impacto sobre Ian, em especial com seu risco de depressão clínica. Em minha mente, eu o vi curvado naquele sofá velho com a cabeça entre as mãos e pensei que, se eu fosse ele, encontrar com Hamish poderia ser muito doloroso.

Não podíamos resolver essa questão da noite para o dia. Haveria o processo oficial usual de compartilhamento de informações na equipe, e pediriam minha opinião fundamentada uma vez terminadas minhas sessões com Ian. Depois que Hamish foi embora, perguntei a Peter sobre a ideia da justiça restaurativa. "É remotamente possível?" Ele ficou em dúvida. "Em teoria, sim, mas não sei se alguém já fez isso em um caso como este. É mais comum com assaltantes ou ladrões se encontrando com pessoas que não foram gravemente feridas. Não consigo pensar em ninguém que pudesse facilitar isso." Com certeza não era algo para o qual eu fora treinada; e, contudo, quando mais tarde me lembrei desse momento, eu pensaria: "Eu poderia ter feito algo mais?". Mas, ainda que tivéssemos encontrado um mediador habilidoso para ajudar, que resposta Ian teria dado ao grande "por quê" de Hamish?

Em meu encontro seguinte com Ian na casa, achei que ele parecia mais vivo, menos abatido. Não parecia deprimido e me contou que estava comendo e dormindo bem. Comentei que ele parecia estar se permitindo desfrutar do fato de que estava fora da prisão agora, e ele concordou. Assim que nos sentamos na sala de TV ele quis saber como havia sido meu encontro com seu filho, e eu o atualizei. "Ele quer me perguntar coisas? Que coisas?" Eu devolvi a pergunta. "Se você fosse Hamish, o que gostaria de perguntar?" Mas Ian sacudiu a cabeça com rapidez; não podia ou não queria responder. Ele se virou e ficou de frente para a janela, pressionando a palma das mãos contra os olhos, como se quisesse conter as lágrimas. Depois de um tempo, falei de novo, na esperança de mantê-lo na conversa. "Não tenho como saber com certeza, mas imagino que ele talvez queira colocar um nome e um rosto em você, como você é agora, para que você o assuste menos."

"Ele está com medo de mim?" Precisei pensar na melhor maneira de responder, e disse que, na mente de seu filho, talvez ele estivesse ligado a um momento de sua vida que ele não compreendera, um momento em que sentira medo. "Ah." Ian ainda parecia surpreso, então perguntei se a ideia lhe causava um cho-

que, ou se ele não conseguia entender por que seu filho queria vê-
-lo. "Depois do que eu fiz? Sem a menor dúvida."

"Ian", falei, calma, mantendo o contato visual, "você poderia tentar falar comigo sobre isso, como você vê agora, com o benefício de uma visão em retrospecto?" Contar-me sobre o crime não seria fácil, mas eu sabia que ele tivera de passar por isso antes com a polícia, advogados, terapeutas e outros. Como parte de minha avaliação, eu precisava saber como ele pensava a respeito do crime agora. Quando ele contasse a história, eu ficaria alerta para quaisquer pequenos "picos" linguísticos que pudessem indicar sentimentos correntes de grandiosidade ou pretensão, um senso de injustiça ou um desafio às regras — todos os fatores que podem indicar um risco presente.

Ele escolheu começar por sua infância, talvez porque era distante do crime. Iniciou contando que sempre tivera uma relação problemática com os pais. Sua mãe era alcoólatra e entrava e saía de clínicas de reabilitação e hospitais durante a maior parte de sua infância e adolescência. Quando seus pais se divorciaram, ela o deixou com o pai. Ian tinha apenas treze anos, seu irmão mais novo, doze. Ian descreveu seu pai como distante e hostil, um homem que era "frio como um bloco de gelo", e acrescentou que tinha "muito medo dele". Não fiz qualquer comentário, mas Ian pode ter percebido meu interesse e foi rápido em garantir que seu pai nunca abusara dele, física ou sexualmente. Eu não tinha motivo para não acreditar nele. Apesar de ser verdade que alguns ASCs perpetuam o abuso que sofreram quando crianças, esse é apenas um fator de risco. Uma história de abuso sexual na infância não é essencial nem suficiente por si só para fazer com que alguém passe de vítima a agressor.[11]

Ian deixou a escola e a casa do pai assim que pôde, tornando-se aprendiz de construtor em outra cidade aos dezessete anos. Eu sabia, por sua ficha policial, que ele tivera apenas um contato anterior com a polícia, uma advertência por ato obsceno quando tinha dezenove anos. Ele não mencionou esse episódio e pareceu envergonhado quando o interrompi para perguntar a respeito; falou que não era nada, que ele estava bêbado e fora pego urinando num parque público à noite. Ele disse que havia falado sobre isso no grupo SOTP na prisão, e muita gente contara histórias semelhantes — não significavam nada. Eu não tinha certeza se isso era verdade; muitas pessoas condenadas por ato obsceno acabam cometendo algum outro crime sexual, mas o contrário também é verdade, que muitos exibicionistas não representam risco para ninguém. Não tínhamos tempo para entrar nesse assunto, mas anotei o uso de bebida alcoólica, que causa desinibição. Até então, esse era um dos poucos "números" do cadeado de bicicleta que pude discernir em Ian; mas, por mais útil que esse modelo de avaliação de risco fosse, eu estava aprendendo o tempo todo que a ausência explícita de fatores conhecidos de violência (que eram tão evidentes em vidas tão cheias de adversidades como as de Gabriel ou Charlotte, por exemplo) poderia ser igualmente reveladora. Eu só precisava pensar em Zahra para me lembrar disso. Nesse momento, Ian e eu fizemos uma pausa, concordando em continuar do ponto em que paramos em nossa próxima sessão.

Voltei na semana seguinte sabendo o que me esperava, como um médico de pronto-socorro se apresentando para o turno de sábado à noite. Ele retomou no ponto em que tinha vinte e poucos anos e conheceu sua esposa, Sheila, então professora do ensino secundário. O namoro e o casamento foram "normais", disse ele, sem entrar em detalhes. "Fale sobre ela", sugeri, mas ele bloqueou esse caminho e sua linguagem corporal foi quase um clichê quando cruzou os braços sobre o peito e ergueu o queixo como uma criança teimosa. "Não há nada a dizer." "Nada mesmo?", perguntei com delicadeza. Fez que não com a cabeça, inflexível.

Parecia que não ia me deixar ver seu casamento por dentro. Então, depois de um momento, disse baixinho: "Eu a decepcionei". Ele apressou o ritmo da narrativa, falou em termos gerais sobre os primeiros anos juntos, quando estavam reformando sua primeira casa e planejando uma família.

Não foi loquaz, e seu relato não caiu em arrogância ou autocomiseração; mas parecia que ele estava dissociado da história, como se estivesse descrevendo a vida de outro homem. Contou que quando seu pai morreu ele e Sheila herdaram algum dinheiro. Ela foi promovida na escola e eles concordaram que ele pararia de trabalhar e seria dono de casa por um tempo. O novo papel de Sheila implicava que ela precisaria trabalhar até tarde algumas noites por semana; perguntei se o incomodava ficar tanto tempo longe dela. Ele pareceu surpreso, como se esse pensamento não lhe tivesse ocorrido. Estava tudo bem, ele a encorajara, porque era um bom trabalho, um bom dinheiro. Ele estava orgulhoso dela. Mas admitiu que, com o tempo, começou a se sentir irritado por ter de assumir mais o papel de cuidado dos meninos. Não havia problema em jogar futebol com eles ou fazerem o jantar juntos, mas ele ficava ansioso com coisas como ajudá-los com o dever de casa, pelo fato de ele mesmo não ter estudado muito. Eles discutiam sobre o tempo de TV e de computador, e ele cedia em vez de aplicar as regras estritas de sua esposa. Ele odiava ser "o policial mau" e "fazer tudo". Começou a sentir-se como um pai solteiro. Eu assenti para mostrar que entendia que não era um papel fácil.

"Foi quando começou, acho." Ele caiu em uma de suas longas pausas, e eu ouvi pacientemente o tique-taque do relógio e o barulho de um carro ocasional passando lá fora na rua chuvosa. Quando recomeçou a falar, depois de respirar fundo, tive a sensação mental de dar-lhe o braço à medida que ambos nos dirigíamos para um precipício, fazendo-lhe companhia enquanto ele enfrentava o abismo. Eu não iria interrompê-lo a partir dali, a não ser para encorajá-lo se ele vacilasse.

Começara com Andy, o mais velho, então com onze anos. Ian não sabia dizer quando começara a primeira sensação de querer tocá-lo, apenas que uma imagem surgiu em sua cabeça um dia, um lampejo de ver sua mão no pênis de Andy — não que ele já tivesse feito isso. A imagem deu a ele um pequeno "pontinho" de excitação calorosa, como se imaginar uma coisa distante pudesse trazê-la para mais perto, torná-la possível. Parecia um radar sexual, voltando-se para uma sensação distante mas definitiva de excitação, o que me trouxe à mente aquilo que Evelyn Waugh chamou de "um grito agudo de morcego de sexualidade, inaudível para todos, exceto para mim".[12]

De início, Ian afastou o pensamento, mas ele continuou voltando, ficando cada vez mais forte. Uma noite, depois que os meninos estavam na cama e ele estava sozinho em seu quarto, e Sheila fora até tarde de novo, ele se masturbou com aquela imagem em sua mente e imaginou que Andy havia sorrido para ele, um sorriso adorável e acolhedor. Então ele imaginou Hamish, de nove anos, nessa fantasia, pensando em como todos eles poderiam se tocar, uma ideia que era excitante para ele. O pensamento de que ele poderia de fato fazer isso passou a se firmar, começando com a noção de que talvez Andy achasse que era um toque acidental. Há anos ele não supervisionava os meninos na hora do banho, mas agora começou a ir para o banheiro quando eles se preparavam para dormir. Ele começou uma briga de água, que eles adoraram — mamãe nunca permitiria isso. Então ele sugeriu que brincassem de "submarinos e tubarões" juntos, os meninos na água e ele sentado na beira da banheira. Contou que os meninos adoravam a brincadeira, que se tornou rotina sempre que mamãe saía, os três fazendo uma verdadeira bagunça no banheiro, água e bolhas por todo lado, gritos de riso, sem a obrigação de lavar o cabelo ou escovar os dentes. Nesse ponto, pude preencher algumas lacunas (para mim, não em voz alta). Eu havia visto o suficiente nos documentos judiciais, mas também tinha ouvido muitas versões dessa história antes, em outros casos. O roteiro avança inexoravelmente para sua conclusão brutal.

Quando sentiu pela primeira vez a mão de seu pai tocar seu pênis na banheira, Andy contou a um policial especialmente treinado para trabalhar com crianças que achou que tinha sido um acidente. Tentou não pensar nisso, mas então o toque começou a se repetir. Ele começou a se sentir "esquisito" com aquilo, "estranho" e envergonhado. O que papai estava fazendo? Ele tinha ouvido falar sobre sexo e outras coisas na escola e na conversa com seus amigos, até mesmo visto algumas coisas na internet na casa de seu melhor amigo, e começou a se preocupar que seu pai fosse gay. Ou que talvez ele fosse. Mas era seu pai, então isso era impossível. Então ele viu o pai fazer a mesma coisa com Hamish, seu irmão mais novo. Os irmãos conversaram um pouco a respeito, deitados em seus beliches tarde da noite. Imaginei essas crianças olhando para cima, sussurrando na escuridão em vez de se encararem enquanto lutavam com palavras e pensamentos tão difíceis. Eles não sabiam o que fazer. Sabiam que mamãe ficaria zangada — e papai também. Era o segredo deles com o pai. Não disseram nada.

Ian havia prometido a eles um presente: iriam os três ao lançamento do novo filme de super-herói no cinema na próxima vez que mamãe saísse. Sentado entre os filhos, Ian colocou as mãos nas calças dos meninos enquanto eles assistiam ao filme. Os meninos disseram que ficaram chocados — e apavorados caso alguém ao seu redor visse. Ian me disse que sua memória do incidente era de que seus filhos consentiram; afinal, eles não se mexeram e não o repeliram, apenas assistiram ao filme. Em casa, ao colocá-los na cama, ele fez com que os dois tocassem seu pênis ereto, como em sua fantasia. Os meninos fizeram isso sem discutir. Hamish e Andy lembraram que, depois daquela noite, o pai deu a eles uma mesada extra e outras guloseimas, dizendo que eles eram "bons meninos". Era outra expressão familiar aos meus ouvidos — assim como o testemunho da mãe.

Sheila estava preocupada com o novo emprego desafiador e se considerava afortunada por seu marido ser tão bom com as crianças. Em retrospecto, ela se deu conta de que os meninos ficaram mais calados e irritáveis nesse período. Uma noite, Andy teve uma grande briga com ela "por nada" e, por alguma razão, quebrou um brinquedo novo, presente do pai, em pedacinhos. Sua atitude foi particularmente chocante porque ele sempre fora o mais bem-comportado dos dois meninos, o irmão mais velho responsável. Ian foi uma grande ajuda naquela noite, lembrou Sheila à polícia mais tarde. Ele acalmou a todos e limpou a bagunça, assegurando-a de que provavelmente eram "apenas hormônios" — "Você sabe, meninos são meninos". Ele também havia sido um adolescente emburrado. Mas Andy não era um adolescente — ele tinha onze anos. Depois desse incidente, ela tentou reduzir o trabalho, mas foi difícil: havia uma inspeção do Ofsted* para acontecer e todos precisavam fazer horas extras.

Então chegou a noite em que Sheila estava numa conferência fora da cidade e Ian tentou fazer sexo anal com Andy na frente de Hamish. Ian passou correndo por essa parte da história, e eu não o pressionei. Eu havia lido os depoimentos dos meninos, que me deram a essência da coisa, com palavras eloquentes em sua concisão. Após a agressão, Andy trancou a si mesmo e o irmão no quarto deles. Ian me disse que sabia que tinha ido longe demais e entrou em pânico. O que aconteceria? Ele ficou acordado a noite

---

* Ofsted: Office for Standards in Education, departamento que define os padrões de qualidade do ensino na Inglaterra. (N. T.)

toda. Mas os meninos se levantaram na manhã seguinte e saíram de casa para irem à escola. Nada foi dito. Alguns dias depois, Sheila recebeu uma intimação de emergência da escola dos meninos. Andy revelara a um professor de confiança o que acontecera em casa. Hamish foi trazido e confirmou a história.

Ian falou daquele último dia em sua antiga casa, de como foi uma longa e terrível noite. Sheila estava trabalhando até tarde de novo. Os meninos não voltaram para casa depois da escola, mas no início ele pensou que poderiam estar na casa de um amigo. Sua mente estava confusa e seu coração começou a disparar conforme as horas passavam e eles ainda não haviam retornado. Ligou para Sheila para saber o que estava acontecendo, mas ela não atendeu o telefone. Ele tentou de novo várias vezes, sem sucesso. Então arrumou a casa e começou a preparar o jantar, esperando que a qualquer minuto a porta da frente se abrisse e os meninos entrassem tagarelando, batendo as mochilas no banco da entrada. Conforme os minutos passavam, ele percebeu que isso não aconteceria. Ele entendeu, disse, que tinha acabado. "O que tinha acabado?", perguntei, com calma. Era minha primeira pergunta desde que ele iniciara esse capítulo doloroso. "A vida", respondeu ele. Foi quando pensou pela primeira vez em se matar, em princípio contemplando uma viagem noturna desesperada até Beachy Head, o famigerado local de suicídio da Grã-Bretanha, na costa de Sussex. Mas seria muito mais simples tomar uma overdose de paracetamol regada a uísque. Ele mexeu no armário de remédios, derrubou os comprimidos na mão, despejou uísque puro malte em uma caneca de café e engoliu tudo. Então a campainha tocou. Era a polícia. Quando abriu a porta, Ian estava obviamente bêbado. Disse aos policiais que havia tomado uma overdose e acrescentou: "Estarei morto em breve, não se preocupem". Essa frase me pareceu estranha. Não se preocupem com o quê? Que ele fizesse mais mal aos filhos? Que ele opusesse resistência? Enfiaram-no no carro imediatamente e o levaram para o hospital.

Entendi, pela ficha da condicional de Ian, que incluía alguns dos relatórios policiais e transcrições do julgamento, que Sheila não hesitou ou questionou o que os meninos haviam dito; ela chamou a polícia e levou as crianças para a casa de seus pais. Ela não foi para casa nem contatou Ian — eles nunca mais se falaram. Como tantas mães antes dela, Sheila estava cheia de autorrecriminação e disse à polícia: "Eu nunca vou me perdoar". Observei que, depois da prisão de Ian, a assistência social investigou exaustivamente a pobre mulher, como parte da rotina, por falha em proteger os filhos. Isso pode parecer cruel, mas tanto no grupo com o qual trabalhei na década de 1990 quanto mais tarde vi muitos ASCs casados que abusaram não só de seus filhos, mas também de seus netos, às vezes com o consentimento e cooperação das esposas. Esses casais não só rejeitavam a ideia de que o homem era um pedófilo como também não classificavam seu comportamento como crime sexual. Tanto marido quanto esposa acham que o homem da casa pode fazer o que quiser com a companheira e os filhos. Por outro lado, avaliei vários pais que baixavam pornografia infantil da internet, que negavam que fossem desviantes e ficaram genuinamente perplexos com a ideia de que seus próprios filhos pudessem estar em risco por causa deles. Eles não veem seus filhos como objetos sexuais precisamente porque têm uma relação parental com eles.

Quando Ian e eu nos encontramos para nossa sessão final, voltamos ao assunto de como responder ao pedido de Hamish para encontrá-lo. De início, Ian foi ambivalente; falou sobre querer o perdão do filho se pudesse obtê-lo, mas comentou que mesmo assim não estaria acabado para ele. Como ele poderia se perdoar, mesmo que Hamish pudesse? A que propósito serviria um encontro dos dois? Ele havia destruído o futuro deles ao tornar Hamish cúmplice de seu abuso. Ele achava que entendia melhor a rejeição de Andy; ele sabia como era ser Andy e romper todas as relações com o pai. Depois de alguma discussão, anunciou que ver Hamish seria demais para ele. Não poderia dar a seu filho o que ele queria, não agora. Retransmiti a decisão a Peter, que ficou muito aliviado e me disse que toda a equipe de profissionais envolvida no caso de Ian achava que essa era a melhor solução.

Hamish ficaria desapontado (mas ele já tinha superado o pior, foi o comentário tácito). Talvez um dia as coisas mudassem, falei, quando Ian tivesse uma nova vida. Um dia ele talvez pudesse pensar num encontro. Peter olhou para mim, sua humanidade moderada por um realismo nascido de longa experiência. "Talvez."

Mais tarde, voltou-me a imagem de Ian sentado naquele velho sofá perto da janela, com a cabeça baixa e o ânimo esmagado, lutando com sua vergonha. Refleti sobre como o perdão é complicado e quão pouco espaço se dá para ele em nosso sistema de justiça, pensando de novo sobre a justiça restaurativa e se ela poderia ter funcionado para Ian e Hamish. Qual havia sido o resultado de manter Ian na prisão? Nossa sociedade mostrara a ele e ao mundo o quanto odiamos o crime de agressão sexual contra crianças. Mas dez anos de prisão nos custaram quase quinhentas mil libras esterlinas. Será que poderíamos ter alcançado o mesmo resultado, ou outro melhor, se tivéssemos mantido Ian numa casa comunitária para criminosos, usando um dispositivo eletrônico? Talvez fosse possível alocar recursos para dar a ele e a toda sua família, separados ou juntos, muito tempo terapêutico para lidar com esse doloroso ataque à segurança e ao amor deles. Tal terapia não pressuporia reunificação, nem mesmo perdão. No entanto, teria garantido que tanto o pai quanto os filhos recebessem a ajuda de que precisavam, e os termos da sentença ainda teriam controlado Ian e comunicado a condenação social de suas ações. Tenho de pensar que passar uma década na prisão foi um fator que contribuiu para a conclusão de sua história.

"Estarei morto em breve, não se preocupem", dissera ele à polícia uma década antes, na noite de sua prisão. Ian cumpriu a promessa seis meses após nossa última sessão. Ele havia encontrado um quarto para alugar e um emprego no turno da noite. Isso foi percebido como um bom desdobramento; vi pessoas em suas circunstâncias que seguem adiante, que parecem abandonar o passado e começam uma nova vida. Mas, mesmo que parecesse bem por fora, Ian estava vivendo no que Thoreau chamou de um "desespero silencioso". Certo dia, ele bateu o ponto ao amanhecer, dirigiu-se à estação e se jogou na frente de um trem que se aproximava. Peter entrou em contato comigo assim que recebeu a notícia. Ele precisava contar a Hamish, e eu sabia que ele usaria sua compaixão e longa experiência para atenuar as preocupações que o jovem pudesse ter a respeito de se seu pedido de encontro havia contribuído para o suicídio de Ian, o ato que interrompe toda conversa. Lamentei a perda de Hamish de seu pai e o fato de que esse jovem sério e ansioso nunca teria o "virar a página" que procurava.

No meu trabalho, sempre existe o perigo de ficarmos cegos pela fantasia de que sabemos o que se passa na mente de um paciente. Os serviços de liberdade condicional e de saúde mental ficariam sob escrutínio na esteira da tragédia, caso tivéssemos deixado passar alguma coisa. Mas o fato é que, mesmo que tivéssemos uma vaga ideia do plano de suicídio de Ian, não teríamos muitas opções para apoiá-lo ou dissuadi-lo, como "setorizá-lo" (um coloquialismo britânico para internação involuntária numa unidade psiquiátrica) para sua própria proteção. Mesmo se tivéssemos, e se por algum milagre houvesse uma vaga disponível, suspeito que a unidade de saúde mental local teria se recusado a permitir que ele ficasse em suas instalações, com o argumento de que ele não tinha o tipo de distúrbio que o tornava passível de detenção nos termos da Lei de Saúde Mental.

Do ponto de vista prático, fizemos o possível para ajudar Ian a sobreviver ao desafio de sair da prisão: ele tinha casa, encontrara trabalho e recebera algum apoio da equipe de condicional e de mim. Em um sentido psicológico, não podíamos ter oferecido mais. Ian fora incapaz de se reconciliar consigo mesmo e, em sua mente, a morte se tornou sua melhor ou única opção. Com ou sem a carta de Hamish, Ian tinha sua vergonha e, como falei, a vergonha é um poderoso motivador da violência, inclusive violência contra si mesmo. Há muito tempo, li um livro sobre os efeitos do incesto e do abuso infantil que tem o memorável título de *Soul Murder* [Assassinato da alma].[13] Desde então, ouvi muitos sobreviventes de abuso sexual falarem desse sentimento, a percepção de que alguma parte deles morreu. Pode parecer estranho pensar sobre como isso também se aplica aos agressores, mas, com base em minha longa observação e trabalho com ASCs como Ian, acredito que muitos deles também vivenciam esse sentimento. Eles fazem algo suicida assim que abusam de uma criança. A vergonha é uma emoção devoradora de almas.[14]

8. Lydia

Eu me pergunto se alguém que passasse pela sala de visitas da prisão naquele dia e olhasse através das paredes de vidro, a caminho de seu próprio compromisso, saberia com certeza qual de nós era a profissional e qual era a que em breve seria ex-prisioneira: duas mulheres, ambas de pele clara, ambas de meia-idade, no ato de trocarem um aperto de mãos e se acomodarem nas duas cadeiras de metal que provocavam dormência no traseiro e eram parafusadas no chão de azulejos, de cada lado de uma pequena mesa. Ondas sutis de normalidade deviam emanar de nós duas, com nossos brincos simples semelhantes, relógios pequenos e roupas comuns. A de cabelos curtos ao estilo Chanel, que ficavam prateados perto da testa, usava preto — um suéter e calça justa. A com cabelos mais compridos, presos num coque bagunçado, era eu, vestida como sempre para transmitir conforto e tranquilidade. A única pista seria o sobretudo cinza pesado pendurado nas costas de minha cadeira, mas, à primeira vista, seria fácil que ele passasse despercebido. Eu viera do frio de fevereiro para aquela visita, enquanto a outra mulher, Lydia, logo seria escoltada de volta para sua cela.

Esse passante hipotético é uma metáfora adequada para mim, em casos como o de Lydia, no qual deixei de ver algo significativo porque me concentrei na superfície. Isso acontecera com Zahra, mas, como eu disse, aprender a não tomar os outros pelo valor de face é um processo longo; ao menos tem sido para mim. Descrevi como gosto de pensar na mente como um recife de corais, misterioso e complexo, sempre processando, fervilhante de coisas belas e perigosas. William James, o pai da psicologia americana, também escolheu uma metáfora aquosa quando cunhou sua famosa ideia do "fluxo de consciência",[1] uma imagem particularmente útil em qualquer discussão sobre obsessão humana. Imagine a água fluindo, cheia de destroços e detritos de pensamentos. Pode haver pequenos redemoinhos no fluxo aqui e ali, uma breve divergência causada por uma árvore caída ou algum lixo descartado sem cuidado: são as ondulações mentais que se desenvolvem em torno de certos pensamentos. Todos nós já passamos por isso: pense numa daquelas músicas — uma canção popular ou um jingle comercial que gira e gira e não sai da sua cabeça. É desconfortável, mas temporário e não causa danos; logo será desalojado e arrastado rio abaixo.

O problema surge quando uma grande pedra de preocupação fica presa no fluxo. O pequeno redemoinho se torna um turbilhão, atraindo outros pensamentos e sentimentos que giram na mente até que uma ilusão seja criada. É um processo gradual, não muito diferente do desenvolvimento de um vício, que pode começar pequeno, com a primeira inalação de um baseado ou a ida de um adolescente ao bar, e que pouco a pouco vai assumindo o controle do eu. A primeira vítima da obsessão ou do vício é a verdade, quando as pessoas sucumbem à perigosa fantasia de que podem parar a qualquer momento.

Esses pensamentos fixos ou neuroses são a base do padrão de comportamento conhecido como *stalking*, que tem sido definido de várias maneiras, como "perseguição obsessiva", "vigilância e perseguição indesejadas" ou, na definição do Departamento de Justiça dos Estados Unidos, como "um crime de terror, parte ameaça e parte previsão de uma ameaça sendo executada". Uma pesquisa criminal britânica[2] de 2019 indicou que 10 a 20% da população já teve comportamento de perseguição, sem incluir os milhões que costumam se entregar àquela atividade familiar pós-separação romântica ou pré-entrevista de emprego amplamente conhecida como "stalkeada no Facebook". Em média, a perseguição obsessiva real pode durar de um ano a dezoito meses, mas cerca de um décimo dos perseguidores a faz por mais de cinco anos, e em um pequeno subconjunto de casos a perseguição pode durar décadas. A pesquisa mostrou que, no Reino Unido, a probabilidade de que os perseguidores sejam homens e as vítimas, mulheres é maior, mas um em cada dez homens relatou ter uma perseguidora. Como parte de meu trabalho com o serviço de liberdade condicional, eu iria avaliar uma mulher que estava entre esse número e que seria solta em breve da prisão.

O primeiro encontro com Lydia foi um "olá" — uma visita de cortesia, não uma sessão de avaliação. Ela tinha acabado de ganhar liberdade condicional e em breve sairia da prisão para a sociedade. Eu fizera uma parada para me apresentar porque nos encontraríamos fora da prisão para uma série de cinco ou seis sessões, a pedido de sua equipe de liberdade condicional. Quando escrevi a ela sobre o encaminhamento, expliquei meu papel. Eu iria avaliar o risco que ela oferecia e apoiá-la para que permanecesse segura, explorando com ela as raízes do crime que cometera: sua experiência de vida, personalidade, como ela lidava com o estresse. Tive a impressão de que ninguém em sua equipe estava muito preocupado com o risco para o público em geral. Afinal, havia apenas uma pessoa na mira de Lydia.

Dois anos antes, depois de viver uma vida sem culpa e sem crime, Lydia havia começado uma campanha de assédio contra seu terapeuta, um certo dr. W, fazendo ameaças a ele, a sua família e sua propriedade. A polícia interveio para adverti-la e o dr. W obteve uma medida protetiva após outra. Trata-se de ordens de proteção emitidas pela justiça com o objetivo de impedir que um perpetrador de violência tenha acesso físico a uma vítima; são usadas principalmente em casos de violência doméstica. Elas podem gerar multas ou outros encargos, dependendo das circunstâncias e da jurisdição; se o comportamento continuar, pode resultar em acusação criminal e uma sentença de prisão.

Como muitos perseguidores, Lydia ignorou as ordens do tribunal e prosseguiu em sua obsessão, até que afinal foi presa e se declarou culpada de assédio. No Reino Unido, as sentenças por perseguição se tornaram mais duras na última década, mas na época (cerca de dez anos atrás) Lydia pegou três anos e cumpriu dois, quando foi determinado que ela poderia cumprir o restante da pena em liberdade. Seu encaminhamento para mim tinha por objetivo oferecer-lhe uma camada extra de apoio. Eu a ajudaria a ajudar a si mesma enquanto voltava a assimilar-se à sociedade. Ela não era obrigada a aceitar as sessões, mas me disseram que concordou de imediato quando lhe foi feita a proposta. Eu esperava que isso significasse que ela era receptiva ao apoio e era capaz de confiar. A breve carta de encaminhamento esclarecia que Lydia havia concluído alguns cursos ou programas de tratamento em grupo enquanto estava na prisão, semelhantes aos grupos SOTP para criminosos sexuais que Ian frequentara, que tendem a se concentrar em promover a compreensão das experiências das vítimas. Minha intervenção não seria a primeira que ela teria após a condenação, mas, até onde eu sabia, seria a primeira vez que ela falaria sozinha com uma pessoa desde então — ou desde a última vez que fizera terapia com o homem que se tornou sua vítima.

Manter a mente aberta em relação a qualquer pessoa encaminhada aos serviços forenses significa estar atenta até mesmo às primeiras impressões mais sutis, sejam elas positivas ou negativas. Em nosso primeiro encontro, Lydia parecia de fato uma imagem da serenidade e da calma, e foi difícil para mim imaginar aquela mulher deixando alguém com tanto medo a ponto de pedir às autoridades que a contivessem. Não havia nada nela que me fizesse pensar que eu deveria ser cautelosa; embora ela tivesse ficado obcecada por seu terapeuta, ele era homem, era um apego amoroso para ela. Ela não teria um interesse genérico por todos os terapeutas, assim como Ian não se interessava sexualmente por todas as crianças; como na maioria dos crimes violentos, havia uma base relacional clara.

Mais tarde, eu tentaria me lembrar se algumas de suas falas pareciam ensaiadas, mas era provável que na época eu estivesse contente por achá-la disposta a falar. Comecei nossa conversa fazendo algumas perguntas gerais sobre o crime e a soltura iminente. Sim, ela se declarara culpada no julgamento, isso mesmo. Agora, podia ver que a maneira como havia feito as coisas no passado tinha sido "um erro terrível". Era como se estivéssemos falando sobre uma gafe social ou uma ocasião em que estacionara na vaga errada sem pensar. Pensei em trazer à tona o nome de sua vítima, para ver se causaria uma alteração em seu tom. Ela havia pensado no dr. W e ficaria tentada a entrar em contato com ele assim que fosse solta? Antes que eu pudesse dizer mais alguma coisa, ela ergueu a mão, com a palma para fora, como para me impedir de sequer considerar tal ideia, e sua voz ficou pesarosa e séria. "Ah, ele — não tenho planos de fazer contato. Claro que não. Sei que não é permitido. E agradeço muito sua ajuda, doutora. Francamente, não quero acabar aqui de novo, nem em um milhão de anos."

Perguntei quais eram seus planos. Ela tinha uma vaga em um albergue temporário no momento da liberação, não? Ela disse que, na verdade, era dona de um apartamento, que fora cuidado por uma amiga enquanto ela estava na prisão, e que se mudaria para lá assim que os inquilinos fossem embora. Ela tinha sorte, refleti; metade das mulheres que saem da prisão não têm para onde ir e podem esperar ficar desabrigadas; muitas temem sair por esse motivo. Uma prisioneira com quem conversei, que havia entrado e saído da prisão durante anos por uma série de delitos menores, me contou: "Este é o melhor lugar em que já morei". Mas Lydia falou sobre o quanto estava ansiosa para ir para casa, acrescentando que, quando estivesse estabelecida, pensava em ter um gato. Ela "simplesmente adorava animais", disse, e sentia falta de tê-los por perto. Embora tivesse sido advogada "antes de tudo isso", alguém sugerira que ela poderia no começo conseguir algum trabalho de passeadora de cães, apenas para voltar devagar à vida na sociedade, sem pressão. "É adorável pensar em caminhar no parque todos os dias. Mal posso esperar." Eu assenti. Tudo soava muito sensato.

Houve apenas um momento de tensão no final, quando perguntei se no passado ela já havia se consultado com um psiquiatra como eu. Achei que soubesse a resposta, com base na breve conversa que tive com Jane, sua agente de condicional, quando liguei para me preparar para o encontro. Eu a pegara num momento muito ocupado, ela dissera, e nós rimos, porque todos os momentos de seu trabalho eram muito ocupados. Depois, quando ela tentou acessar o arquivo de Lydia, descobriu que o sistema estava fora do ar e sugeriu que eu tentasse a unidade de agentes de condicional na prisão. Eu estava bem acostumada a essa lenga-lenga procedimental, como descrevi em outros casos; apesar de todos os avanços tecnológicos que surgiram desde que eu começara na antiga época das pastas em caixas e anotações manuscritas, a falta de sistemas centralizados para o uso de profissionais forenses de saúde mental e da polícia continuava a ser um problema.

Jane se lembrou de que alguns relatórios psiquiátricos haviam sido apresentados pela promotoria durante o julgamento de Lydia, os quais a descreveram como hostil e fixada em sua vítima, e um especialista sugerira que ela poderia ser paranoica. Ou talvez essa informação estivesse errada, ou eu não entendera bem, porque Lydia foi firme em sua resposta: nunca tinha visto um psiquiatra em sua vida. "Não há necessidade!" Ela poderia estar mentindo para mim, ou acreditar que de algum modo fosse verdade, ou sabia que havia visto alguém no período do julgamento, mas o considerou irrelevante. Havia um desafio em seu olhar agora, e pensei ter detectado um endurecimento em sua postura. Não era meu trabalho discutir com ela. Em vez disso, perguntei o que significava se encontrar comigo, se era problemático para ela.

"De forma alguma, dra. Adshead! Pelo contrário. É para o meu próprio bem, não é? E minha agente de condicional, Jane, recomendou que eu fizesse isso. Devo dizer que tem sido bastante estressante aqui, e tenho certeza de que lhe disseram que eu até tive alguns pensamentos suicidas no início. Mas agora, graças aos céus, posso ir para casa! Me levantar e correr de novo — começar do zero. Começar com o pé direito, como dizem." Uma resposta positiva com as palavras perfeitas. Eu estava consciente de que me sentia aturdida; o lampejo de emoção negativa que eu registrara momentos antes havia desaparecido. Decidi que poderia retornar à pergunta sobre psiquiatras mais tarde. Eu só queria construir uma conexão suficiente para que pudéssemos ter um sentimento de reconhecimento psicológico quando nos encontrássemos de novo. Nós nos separamos, a agente veio para conduzi-la de volta à ala, enquanto eu me encolhia em meu casaco pesado. Quando Lydia saiu da sala, ela fez um pequeno aceno com os dedos, com um amigável e alegre "Tchau por ora!". Percebi que me senti aliviada por ela ter ido embora e também que me mantive tensa por vários minutos. O que era aquilo?

* * *

Até então, essa mulher talvez não se encaixasse na noção de "perseguidora típica" de alguém, mas, como vimos, não existe uma única tipologia para qualquer categoria de criminoso violento. A perseguição (*stalking*), termo outrora associado à caça legal e ilegal de animais, é uma categoria criminal relativamente recente. A palavra foi apropriada com esse sentido pela primeira vez na década de 1980 pela mídia, em relação a alguns assassinatos notórios e particularmente chocantes que envolviam fãs que haviam se tornado obcecados por estrelas de Hollywood. Como consequência, a Califórnia foi o primeiro estado a aprovar leis específicas antiperseguição; a maioria dos outros estados americanos fez o mesmo nos cinco anos seguintes. Antes disso, comportamentos indesejados de vigilância e perseguição eram julgados nos Estados Unidos como assédio criminoso ou subsumidos na categoria de tentativa de homicídio ou homicídio premeditado, como nos famosos casos de Ronald Reagan e John Lennon. Após as mudanças legislativas na Califórnia, a imprensa tendia a relacionar a palavra a celebridades femininas, com manchetes de tirar o fôlego como "Olha quem está sendo perseguida" acompanhadas de imagens de mulheres bonitas parecendo assombradas ou caçadas. Essas narrativas de mulheres como presas estimularam certo tipo de imaginação masculina durante séculos; relatos de "perseguidores de celebridades" pareciam banalizar a experiência da vítima, como se a perseguição obsessiva fosse o preço da fama ou mesmo uma espécie estranha de honra.

Em comparação com os Estados Unidos, o Reino Unido demorou e só tornaria a perseguição obsessiva um crime específico em 2012; antes disso, os criminosos (inclusive Lydia) eram acusados de "assédio criminal", de acordo com a legislação datada de meados da década de 1990. Tradicionalmente, nosso sistema de justiça limita seu envolvimento nas complexidades das relações pessoais privadas. A lei prefere argumentos binários, e os estatutos criminais tendem a ser redigidos de forma que as ações sejam certas ou erradas, o que pode funcionar bem com algo como homicídio. Mas, não importa onde ocorram no mundo, os crimes relacionados à perseguição tendem a levantar questões mais complicadas de percepção e grau, dependendo dos papéis de gênero do lugar e das atitudes e normas culturais, que podem variar muito. Os defensores de mudanças legais em relação à perseguição na Grã-Bretanha, como o Suzy Lamplugh Trust,[3] acabaram tendo sucesso quando enquadraram o comportamento de perseguição como mais do que "assédio", argumentando que não o fazer era perigoso e simplista porque não abordava a fixação crônica no cerne da ação ou o pesado ônus psicológico com o qual a vítima tinha de arcar ao longo do tempo.

A maioria dos países europeus e de alguns outros mais distantes adotou legislação específica semelhante nos últimos anos, mas, assim como outros crimes violentos, é difícil medir a incidência da perseguição em escala global. Esse comportamento pode existir em todos os lugares, mas talvez não seja relatado, sobretudo se algumas culturas ainda não o considerarem problemático, devido às diferentes atitudes em relação ao gênero e aos direitos civis. A perseguição parece ser menos comum em culturas em que as relações entre mulheres e homens estão sujeitas a um maior escrutínio social, ou nas quais os homens relutam em denunciar o assédio por mulheres.

O dr. W, vítima de Lydia, era um terapeuta com consultório particular que ela buscara para aconselhamento no luto após a morte de seu pai. Lydia o contatara por sugestão de seu clínico geral, depois de reclamar que não conseguia dormir. Eles tiveram várias sessões, que pareceram ajudá-la, e a terapia terminou após o período combinado. Cerca de seis meses depois, o dr. W ficou alarmado ao receber um cartão de Dia dos Namorados no qual Lydia expressava seu amor por ele e que havia sido escrito em termos íntimos. Ela "mal podia esperar para vê-lo", escreveu, como se eles estivessem tendo um caso. Ele respondeu com cuidado, dizendo que o trabalho deles havia chegado ao fim e ele não poderia encontrá-la de novo, mas que ela poderia procurar terapia em outras fontes. Quando ela respondeu pedindo "apenas uma última sessão", ele respondeu com cortesia que não achava que um encontro seria útil. Suponho que ele esperava que fosse o fim daquela situação.

Para Lydia, essa recusa era inaceitável, e ela deu início a uma campanha destinada a fazê-lo concordar em vê-la, bombardeando-o com centenas de e-mails e mensagens de texto. Como ele não respondeu, ela o denunciou ao seu órgão regulador, alegando que ele havia iniciado uma relação sexual com ela quando era sua paciente. Isso causou constrangimento e ansiedade profissional ao dr. W, que foi submetido a um inquérito disciplinar e teve de interromper seu trabalho durante a investigação. As coisas pioraram quando ele encontrou Lydia na frente de sua casa e teve de insistir para que ela fosse embora. Ele nunca havia vivenciado algo desse tipo, disse mais tarde ao tribunal, e começou a sentir medo.

Um século atrás, o comportamento dela teria sido considerado prova de "erotomania", ou síndrome de Clérambault, batizada em homenagem ao psiquiatra do século XIX que descreveu pela primeira vez pacientes com crenças delirantes de estarem em um relacionamento amoroso com outra pessoa. Em geral, eles pensam que esses sentimentos são correspondidos, mesmo que nunca tenham encontrado o objeto de seu amor; em alguns casos, a pessoa amada era imaginária. Os primeiros compêndios de psiquiatria diziam que um caso "típico" de erotomania envolvia uma mulher madura cujas fantasias amorosas eram um incômodo, mas não eram consideradas perigosas. Essa descrição da erotomania como uma doença mental em mulheres que dá origem a um comportamento de baixo risco tem forte contraste com a familiar obsessão masculina por ex-parceiras que estamos mais propensos a associar hoje em dia com a perseguição obsessiva, e que por vezes leva a um comportamento de alto risco ou, em casos raros, à violência fatal. Esses últimos são os de que ouvimos falar, é claro, junto com relatos de um ocasional perseguidor de celebridades.

Nas últimas décadas, pesquisadores mostraram que existem muitos tipos diferentes de atividades de *stalking*. Alguns perseguidores permanecerão dentro da lei, usando táticas como iniciar processos judiciais sobre questões de guarda de crianças para pressionar e intimidar seu ex-parceiro ou parceira. Outros nunca encontraram o objeto de sua obsessão e tendem a persegui-los virtualmente, inclusive abordando seus familiares ou amigos, o que também cobra um alto preço. Uma vítima descreveu que a perseguição que ela vivenciara de um estranho era "como um vírus infectando sua vida". A miríade de opções disponíveis para as pessoas presas numa fixação como essa e a possível migração de muitos perseguidores para o ciberespaço fazem com que seja difícil avaliar se esse crime está ou não aumentando em nossa sociedade. Eu me pergunto se, como no teste de um vírus, quanto mais ele for explorado e discutido, mais casos serão descobertos.

Recentemente, um homem que foi condenado por *stalking* comentou comigo durante uma avaliação: "Eu acho que quando você ama uma pessoa, você não tenta matá-la". Esse aparente truísmo esconde a complexidade mais profunda dos relacionamentos humanos, em que amor e ódio podem ser sutilmente equilibrados, e o fato de que a ambivalência e a ambiguidade coexistem com a intimidade. Acho que é equivocado acreditar que perseguição e assédio sempre têm a ver com amor, crença que pode ser um resquício daquelas ideias iniciais sobre damas refinadas e suas fixações inofensivas em pretendentes imaginários. Muitos persegui-dores não pretendem amar suas vítimas; alguns querem vingança, alguns querem se comunicar, alguns querem garantir que a vítima não se esqueça de quem eles são. Penso que mesmo aqueles que insistem que amam sua vítima querem apenas controlá-la. Há uma ausência do tipo de cuidado e preocupação que associamos ao amor; se amor significa "ser conhecido", como Paulo escreve aos coríntios, então o *stalking* demonstra uma profunda falta de conhecimento e uma total falta de interesse pelos sentimentos e pontos de vista da outra pessoa.

De acordo com a definição de risco dos livros didáticos, Ly-dia não representava um alto risco de dano ao dr. W, mas não foi isso que ele sentiu ou experienciou. A perseguição dela foi invasi-va e prolongada, durando bem mais que um ano, potencialmente impactando seu sustento. Apesar do fato de ela ter manifestado repetidas vezes seu amor por ele, isso se transformou muito rápi-do em um ressentimento por ele não fazer o que ela pedia, levan-do a queixas quanto a sua conduta profissional. Seu objetivo prin-cipal era estar com ele pessoalmente, mesmo que isso significasse vê-lo em uma audiência regulamentar; para alguém aprisionado numa ilusão, contato negativo é melhor do que nenhum contato. Quando isso não aconteceu, ela foi à polícia alegar que o dr. W havia abusado sexualmente dela quando era sua paciente, o que fez com que outra investigação tivesse início. Isso aumentou a aflição do dr. W, que precisou contratar um advogado e suspen-der de novo seu trabalho.

Quando ficou claro que não havia nenhum processo a que seu terapeuta precisasse responder, a polícia a advertiu. Isso pode ser suficiente para dissuadir, sobretudo quando alguém é tão pró--social quanto Lydia ainda parecia ser. Mas isso apenas alimentou o ressentimento. Ela tocaiou a casa do dr. W, e quando ele estacio-nou o carro e entrou Lydia atacou o veículo, riscando a pintura com uma chave e quebrando as janelas. Em seguida, enfiou um cartão na caixa de correio, endereçado à esposa dele, com descrições explícitas do estupro que ela acusava o dr. W de ter cometido.

Àquela altura ele foi aconselhado a obter uma medida protetiva, mas Lydia a ignorou e apareceu em sua casa de novo, dessa vez jogando carne podre por cima da cerca, com a intenção de que o cachorro da família a comesse e morresse. Essa crueldade para com os animais de estimação da vítima (que lembra o "coelho fervido" do filme *Atração fatal*, de 1987) não é incomum e é uma escalada alarmante porque tem como alvo um ser vivo que a vítima valoriza; ela ou seus entes queridos podem ser os próximos. O comportamento de Lydia passou a ser visto como de alto risco, e quando continuou a ser encontrada perto da propriedade do dr. W, acabou sendo presa. Durante o interrogatório policial, ela disse a eles que era tudo um mal-entendido. Ela só queria encontrar o dr. W cara a cara para que ele pudesse se desculpar por todo o mal que ele lhe havia causado: a vítima era ela, não ele. Ela foi condenada e enviada para a prisão.

Quando li a história de seu caso, não pude deixar de sentir, pela enésima vez, que tive a sorte de ter passado a maior parte da minha vida trabalhando como terapeuta em instituições de alta segurança, onde seria impossível para meus pacientes terem um comportamento como o de Lydia. Como psiquiatra forense que trabalha com infratores de alto risco, tenho um nível extra de cautela quanto à possível perseguição por parte dos pacientes, mas, na verdade, minha única experiência com algo semelhante ocorreu fora desse ambiente e não envolveu um paciente. Alguém que eu nunca conheci se opôs a um artigo que escrevi para um periódico acadêmico e reclamou dele e de mim aos meus empregadores e, por fim, ao órgão médico regulador, o General Medical Council (GMC). Costumo pensar que as reclamações sobre o trabalho de uma pessoa podem ser tão esclarecedoras quanto punitivas, mas, nesse caso, quando as cartas da pessoa persistiram por vários meses, sua campanha começou a parecer mais assédio do que crítica — sobretudo quando uma das cartas chegou ao meu endereço residencial. Mais tarde, soube que o autor tinha o hábito de reclamar de psiquiatras, e foi de certo modo tranquilizador ser uma entre muitos, embora na época parecesse pessoal. Quando as cartas afinal pararam, presumi que o foco em mim e em meu trabalho tinha mudado para objetos mais novos que caíram no fluxo mental da pessoa.

Avaliar o risco de Lydia em nossas sessões seguintes significaria prestar muita atenção à sua descrição do que havia ocorrido e o significado disso para ela. Eu estava particularmente curiosa para entender por que ela não podia deixar que o dr. W dissesse não a ela, ou não conseguia ouvir esse não. Nosso primeiro encontro havia sido tranquilizador, e eu sabia que sua agente de condicional, Jane, achava que ela havia melhorado muito. Contaram-me que Lydia tinha se saído bem na prisão e rapidamente ganhara o status de "aprimorada" devido ao bom comportamento, o que significava que lhe confiaram uma variedade de funções, como trabalhar com pessoas mais velhas e ajudar outras pessoas a ler. Ela também havia feito um curso obrigatório na prisão que tinha o objetivo de aumentar a empatia pelas vítimas e expressou remorso e pesar pelo crime que cometera. Tudo isso parecia positivo, mas uma das razões pelas quais as equipes de saúde mental trabalham com o serviço de liberdade condicional é que há um aumento conhecido no risco de reincidência imediata após a soltura. A transição de volta à sociedade traz muitos fatores de estresse, e o apoio é importante para promover a desistência.

Nossa primeira sessão propriamente dita aconteceu algumas semanas depois que ela foi solta. Sugeri que ela viesse me ver na unidade de segurança local onde eu trabalhava; há algumas salas fora do ambiente trancado que são disponibilizadas para visitas profissionais. Reservei um espaço pequeno, mas bem iluminado, com duas cadeiras, uma de frente para a outra, diante de portas francesas que davam para uma área ajardinada, onde a primavera estava começando a aparecer. Num reflexo, puxei uma cadeira um pouco para trás e me sentei para encontrar a Lydia "livre", com a mente aberta para quaisquer mudanças que eu pudesse notar. No início, pareceu que havia pouca diferença. Ela estava tão agradável quanto em nosso primeiro encontro e quase com a mesma aparência, vestindo preto de novo, dessa vez com uma blusa branca lisa. Ela me tratou como uma igual, conversando sobre seus planos de se mudar em breve do albergue para prisioneiros em liberdade condicional para seu próprio apartamento, e as pequenas frustrações envolvidas em restaurar coisas como banda larga e o registro do imposto municipal. Ela enfiou a mão na bolsa e me mostrou um panfleto que fizera para anunciar seu trabalho de passeadora de cães, com um charmoso desenho em tinta preta de uma figura franzina que sorria enquanto se esforçava para segurar as coleiras de meia dúzia de grandes cães que a puxavam por um caminho. Mesmo quando a elogiava pelo desenho, lutei para conciliar isso com o que eu sabia sobre o crime que ela cometera, inclusive sua tentativa de ferir o animal de estimação da família do dr. W.

Eu queria saber mais sobre seu passado, ouvir seu relato de si mesma com suas próprias palavras, a fim de fazer uma avaliação precisa de seu risco no futuro. Mas nessa primeira sessão deixei que ela me guiasse, e ela vagueou por diferentes assuntos, descreveu algumas reformas que queria fazer na cozinha e fez comentários sobre o clima. "Vi narcisos de verdade em minha caminhada esta manhã." Nós duas sorrimos desse código britânico para o frágil alívio que sentimos quando o inverno dá sinais de que está acabando. "Você é jardineira?", perguntei. "Ah, não", respondeu ela, rápido, "esse era o domínio do meu pai, não meu." Eu sabia que nosso tempo restante era curto, mas quis prosseguir nesse tema. "Você se parece com ele?" Talvez a pergunta tenha sido demais, cedo demais, e ela se arrepiou um pouco. "Eu não diria isso, não." No final da sessão, senti que tínhamos nos conectado de maneira agradável, mas não a conhecia melhor do que no início.

Combinamos nosso encontro seguinte e abri a porta para ela. Ela começou a se afastar, então parou e se virou. "Ah, eu queria dizer que pesquisei você no Google." Assenti, sem surpresa. A maioria das pessoas que consultam um profissional costuma pesquisá-los antes, e isso não significa nada sinistro. Sou cautelosa com a segurança cibernética, como a maioria das pessoas, e tento fazer com que minhas pegadas na rede sejam mínimas e banais. Tendo em vista a história de Lydia, eu manteria alguma cautela, mas não me sentia em perigo porque não havia apego a mim. Ela me via como uma tarefa a ser cumprida, ou assim pensei. "Tchau, por ora", disse ela enquanto caminhava pelo corredor com as costas retas e a cabeça erguida. A palavra "controle" veio à mente. Ela conduzira a conversa inteira — uma passeadora de cães com uma coleira curta.

Pensei em como era importante ouvir dela sobre sua infância, sobretudo porque sua ligação com o dr. W ocorrera após a perda de seu pai. Já falei de meu estudo profundo sobre a importância dos apegos na infância para relacionamentos adultos posteriores e, portanto, não fiquei surpresa ao descobrir que vários pesquisadores proeminentes da perseguição entendiam o comportamento como uma manifestação de um apego precoce tóxico. Um deles, o psiquiatra forense americano J. Reid Meloy, que trabalhava em estreita colaboração com o FBI, publicou na década de 1990 alguns trabalhos sobre apegos em perseguidores,[4] e vários estudos conduzidos a partir de então mostraram que quase todos os perseguidores tinham uma história de apego inseguro aos pais na infância, mais do que se poderia esperar na população em geral ou mesmo entre outros tipos de criminosos violentos.

Imaginei que, quando Lydia foi ao dr. W com um sofrimento não resolvido em relação à perda de seu pai, isso pode ter desencadeado memórias de outras perdas não resolvidas. Suspeitei que ela queria que o dr. W agisse como um regulador emocional e controlasse sua angústia por ela. Era semelhante ao cenário em que alguém cria um apego desorganizado e preocupado numa relação amorosa; não é razoável esperar que um parceiro (alguém que não seja seu pai ou mãe) possa fazer você se sentir segura, protegida e feliz o tempo todo. Quando o parceiro falha em fazer isso, como inevitavelmente acontece, o indivíduo desorganizado se sente magoado e amedrontado, o que pode levar a comportamentos controladores e até mesmo hostilidade. É quando o parceiro ou parceira muitas vezes decide ir embora, o que é então interpretado como abandono e rejeição, gerando raiva, hostilidade e, às vezes, violência. Os dados nos mostram que, quando tentam deixar seus parceiros controladores, as pessoas tendem a correr o maior risco no momento da partida, e se eu estivesse certa quanto ao que havia acontecido, pensei que isso poderia explicar por que Lydia começara a perseguir o dr. W depois que ele insistira que o trabalho deles juntos havia terminado.

Este tipo de apego também foi encontrado em alguns homens que cometem espancamento em suas vítimas,[5] embora o comportamento dos agressores também seja influenciado por narrativas culturais sobre mulheres e crianças como posses do homem da família. Essas atitudes são essenciais para o conceito de "masculinidade tóxica" e incluem a crença de que, como homem, "ninguém pode dizer não para mim". Um perturbador exemplo recente é o do australiano Rowan Baxter, jogador profissional de rúgbi, que ameaçou e perseguiu sua ex-esposa e seus filhos. Quando os encontrou, jogou gasolina no carro com eles dentro e ateou fogo. Depois, afugentou as pessoas que correram para tentar apagar as chamas e, enquanto sua família sofria seu terrível destino, pegou uma faca e esfaqueou-se até a morte. Parece incrível, mas tenho certeza de que suas ações tinham uma simetria perfeita em sua mente: sua esposa e filhos eram "dele", e se ele não podia viver sem eles, então eles não deveriam viver sem ele. Existem feminilidades tóxicas assim como masculinidades tóxicas, mas no contexto da violência esse conceito de posse por direito é particularmente perigoso.

As explicações psicológicas dos resultados caóticos do apego inseguro não têm a intenção de fornecer qualquer desculpa para a violência de ambos os gêneros, mas são essenciais se quisermos entender o significado para um agressor e desenvolver estratégias de gestão de riscos e intervenção. Como indiquei, tenho descoberto cada vez mais que o significado do comportamento criminoso entra em foco com mais facilidade quando o vejo através das lentes dos apegos na infância, e isso é especialmente verdadeiro em casos que envolvem crimes de luxúria e amor; em anos recentes, muitos estudos têm sido feitos sobre essa conexão no que se refere a mulheres perseguidoras.[6]

Estava claro que Lydia havia inventado uma narrativa de ter sido abusada pelo dr. W para justificar seus sentimentos de ressentimento e mágoa: "Se eu me sinto tão mal, ele deve ter abusado de mim e deve ser punido". Para me preparar para minha sessão seguinte com ela, li os relatórios psiquiátricos do julgamento, baseados nas anotações do dr. W. Verificou-se que, após a morte de seu pai, Lydia ficara perturbada com lembranças de sua adolescência e revelara ao dr. W que seu pai havia abusado dela sexualmente. Ela nunca contara sobre isso a ninguém antes, e foram apenas os pesadelos recorrentes que a fizeram revelar seu segredo ao dr. W. Era possível que o doloroso relato desse relacionamento abusivo com um pai muito querido tivesse desencadeado uma profunda confusão emocional na mente de Lydia entre seu pai e seu terapeuta.

* * *

Quando ela chegou para a sessão seguinte, procurei conversar sobre suas lembranças das relações familiares. Gosto de fazer algumas perguntas padrão sobre a infância, mas quando comecei a fazê-las para Lydia ela franziu a testa. "Por que isso é relevante?" Expliquei, como muitas vezes preciso fazer com os pacientes, que as primeiras experiências da vida influenciam os relacionamentos e o comportamento na idade adulta, e que era importante compreender o passado para ajudar as pessoas no presente. Lydia assentiu, mas pareceu um pouco preocupada. Eu havia notado, quando ela chegou, que dessa vez carregava uma grande pasta de couro em vez de sua bolsa elegante de costume. Ela a havia colocado ao lado da cadeira sem fazer comentários, e resolvi não perguntar sobre aquilo e seguir com o trabalho.

Comecei com algumas perguntas gerais sobre a situação da infância de Lydia: onde ela nasceu, como era sua família, onde moravam. Suas respostas foram breves, quase rudes. Ela era filha única de pais mais velhos, cuidada por uma mãe caseira e um pai advogado. Ela crescera numa cidade no interior da Inglaterra, saíra-se bem na escola e seguira o pai na profissão, especializando-se em direito imobiliário e contratual. Pedi a ela cinco palavras que descrevessem seu relacionamento com o pai, com uma lembrança relacionada a cada palavra. Então, por exemplo, eu poderia dizer que minha relação com meu pai era "amorosa" e relembrar que ele ia me encontrar depois das aulas de piano para que eu não tivesse que andar para casa no escuro, e que quando o via chegar eu corria em direção a seus braços abertos.

Lydia pareceu perplexa com a pergunta e ficamos em silêncio por alguns minutos. Isso não era incomum. Era uma nova tarefa, que podia exigir alguma reflexão. Ela tinha sido tão articulada até aquele momento que duvidei que teria dificuldade por muito tempo. Mas o silêncio se aprofundou e cresceu. Olhei pela janela atrás dela e vi o céu escurecer, e esperei. Por fim, comecei a dizer: "Sei que isso pode ser um pouco difícil" — mas ela me interrompeu com a mão levantada. "Não. Estou pensando." Esperei mais um pouco. Então ela soltou o ar devagar e disse: "Desculpe, não. Não consigo pensar em nenhuma palavra. Quer dizer, ele era um pai excelente em todos os sentidos. Provedor da nossa família. Um homem realmente excelente". "Você tem alguma lembrança que acompanhe a palavra 'excelente'?" Lydia franziu a testa e não respondeu.

Conforme o silêncio se estendia de novo, comecei a me sentir desconfortável. Na terminologia do apego, as respostas de Lydia eram "desdenhosas" e distantes, mostravam uma atitude de "evitar" a emoção e deixavam implícito que minhas perguntas eram inúteis. Tive a impressão de que a atmosfera entre nós havia de algum modo esfriado e a entrevista não parecia mais tranquila. Também comecei a ficar em guarda, e nenhum psiquiatra forense ignora essas sensações. Somos treinados para reconhecer que cada emoção que sentimos na sala é clinicamente relevante, seja ela de irritação, como experienciei muitas vezes com pacientes como Marcus, ou compaixão, como descrevi no caso de Zahra. O que eu estava sentindo agora era um medo persistente. Olhei pelo vidro da porta para ver se havia alguém no corredor, subitamente consciente do alarme que eu sempre usava preso ao cinto, mesmo quando não estava nas áreas fechadas do hospital. Perguntei-me sobre o que eu teria dito a ela para causar aquela mudança, ou se eu só estava imaginando-a.

Minha linha de pensamento foi abruptamente interrompida por um som estridente, um clique-claque-clique-claque. Lydia se virara na cadeira e estava curvada sobre a pasta, soltando os fechos de metal. O que havia lá? Uma arma? Enquanto meu nível de ansiedade começava a crescer, ela soltou um pequeno grunhido com o esforço e puxou uma grande pasta arquivo abarrotada de papéis. Ela pôs a pasta no colo e a abriu. Eu relaxei um pouco, até que percebi que os papéis que ela revelou eram densamente manuscritos, não digitados. Mesmo de cabeça para baixo, pude perceber que o texto estava cheio de sublinhados, múltiplos pontos de exclamação e letras maiúsculas enfáticas, com uma característica maníaca que me fez pensar que algo estava muito errado.

Quando ela começou a falar de novo, parecia que sua voz havia mudado. Estava mais fria, mais firme, com o tom de um sargento que fala com um subordinado. "O que eu preciso explicar, e o que você precisa entender, dra. Adshead, é que isso não tem nada a ver com meu pai. Não gosto de suas perguntas e, francamente, as considero inadequadas e pouco profissionais. O que eu quero falar hoje, e que você deve compreender, é que fui vítima de um grave erro judiciário." Minha boca estava seca, mas a encorajei a se explicar melhor. "Posso lhe mostrar exatamente onde a acusação mentiu e conspirou com minha suposta 'vítima'" — ela quase cuspiu a palavra — "para me condenar falsamente por um crime espúrio."

Em um instante, seu vocabulário havia passado de uma conversa fiada polida a um juridiquês brusco, uma mudança tão preocupante para mim quanto aquelas anotações febris escrevinhadas que ela agora folheava com muita energia, procurando uma página específica. Claque — ela soltou o prendedor de papel do arquivo e puxou um fluxograma desenhado à mão, uma malha complexa de linhas e setas entre vários blocos que continham diferentes iniciais e marcações codificadas por cor. Segurando-o para que eu o visse, ela traçou sua "lógica" movendo o dedo de bloco em bloco enquanto falava, como se apresentasse provas forenses a um júri. Aquilo beirava o cômico, pensei; a advogada de tabelionato transformada em passeadora de cães estava fazendo o papel de advogada criminal. Mas ela falava totalmente a sério.

"Vou apresentar a você a prova de que o dr. W é um criminoso sexual em série que abusou de mim e de outras quatro pacientes desprevenidas, até onde sei. Proponho apelar contra minha condenação e providenciarei para que o dr. W seja acusado de agressão sexual agravada. Vou mostrar..." — ela olhou para o gráfico por um momento enquanto decifrava sua própria caligrafia, depois terminou com firmeza — "provarei, sem qualquer dúvida razoável, que a acusação reteve deliberadamente provas que teriam apoiado minha causa." Plaft — ela bateu a palma da mão com força na pasta grossa para enfatizar seu ponto. Tentei não reagir, mas percebi que me encolhi.

Precisei respirar algumas vezes. Ela parecia estar desconectada da realidade, e eu sabia que ela não estava num estado de espírito que acolheria minhas reflexões sobre o que acabara de dizer. Decidi que seria melhor me ater ao que estava na minha própria mente. Eu estava confusa, disse. "Quando nos conhecemos, na prisão, você disse que sabia que o que fizera era errado, não? E você percebeu que precisava seguir em frente e queria nosso apoio. Será que entendi mal alguma coisa?" Ela olhou de soslaio para mim, a testa franzida, como se fosse eu a pessoa que estava se comportando estranhamente ali. "Claro que quero apoio. Preciso da sua ajuda em meu recurso contra minha condenação, para que eu possa retornar ao meu trabalho de advogada. Quer dizer, eu sou a vítima aqui, vítima de agressão e mentiras infundadas, a que foi forçada a cumprir pena na prisão, você não percebe? É um absurdo! O dr. W é um *estuprador*, um homem que ataca mulheres vulneráveis que precisam de terapia. Isso não a enoja? Ele foi *cruel*, *abusivo* e *rude* comigo, e eu não fiz nada além de trazer seus crimes à atenção da polícia e do mundo." Comecei a me perguntar se minhas questões haviam acionado um interruptor mental. Os adjetivos que ela estava listando podiam resumir seu pai. Lydia parou de falar. "Você está me ouvindo?" Não esperou uma resposta. "Você não vê, doutora, eu sou a que sofreu. Você e eu — precisamos ficar juntas." Isso parecia ser uma referência a nós não só como colegas profissionais que podem pegar em armas contra um sistema corrupto, mas também como sororidade: cabia a nós enfrentarmos o patriarcado juntas.

Eu precisava pensar rápido e com cuidado. Se ela não se considerava uma criminosa ou não tinha uma visão real de como os outros a viam, talvez seu estado mental fosse muito menos estável do que a equipe de condicional havia pensado. Para ser justa, descreveram-na como uma pessoa que se dava bem na prisão e não apresentava nenhum sinal de doença mental. Lembrei-me de um telefonema anterior de Jane, sua agente de condicional: ela achava que perseguição era um crime esquisito para uma "mulher como Lydia". Esse era um tipo de sinal vermelho que eu também não percebera em relação a Zahra; sempre vale a pena examinar essas suposições de normalidade, que podem servir para esconder outra realidade. Também me lembrei que, quando nos conhecemos na prisão, Lydia havia tocado de leve em alguns sentimentos suicidas do passado, como se fossem algo sem interesse, como nuvens passageiras em um céu azul. Ocorreu-me que, talvez, assim como o dr. W, todos nós, profissionais dispostos a ajudar Lydia, tivéssemos ignorado os sinais de caos e perigo em sua mente que poderiam se manifestar quando ela se sentisse exposta ou carente. Seu bom comportamento era uma máscara, uma persona que ela podia pôr ou tirar à vontade.

Repassei com ela sua lista de afirmações sobre o dr. W, uma por uma, enquanto ela exclamava "correto" a cada ponto. Numa espécie de espelho do desempenho dela como advogada criminal, eu parecia estar atuando como a advogada da acusação, e ela estava no banco dos réus. "Para ser clara, Lydia, você não aceita as provas apresentadas ao tribunal de que você ligou para o dr. W diariamente e enviou centenas de mensagens implorando para vê-lo e dizendo que o amava?" Lydia olhou para mim com desprezo. "Mentiras. Tudo invenção para tentar me silenciar, para me punir por falar minha verdade. Você não consegue ver isso?" Tentei tornar meu tom mais coloquial, mas era difícil depois de ter lido todas as transcrições e saber os detalhes. "Então você não danificou o carro dele nem deixou carne podre para o cachorro dele? Eu entendi isso errado? Você não foi condenada por danos criminosos?"

"Ah, doutora. Veja. Você não vê? Eu tive que fazer essas coisas porque a polícia simplesmente não agia. Não foi um 'dano criminoso', foi um arranhãozinho com a chave na porta do carro, pelo amor de Deus. Meio bobo, mas com certeza não digno de me prender ou mandar para a prisão. Ninguém se machucou, não é?" Tentei assentir, esperando parecer atenciosa e aberta. "E funcionou! A polícia enfim percebeu, e eu pude afinal explicar tudo em detalhes: como ele me atraiu, ganhou minha confiança em meu momento de carência, só para se aproveitar de mim, como havia feito com as outras." Eu consegui dizer um "Certo..." pouco convincente, mas ela me cortou. "Aí está. Eu fui a vítima. E eles não fizeram nada. Nada com ele, pelo menos."

Eu sabia que não deveria argumentar com uma pessoa irracional, mas tinha de dizer o óbvio. "O dr. W foi investigado pela polícia, creio. E nenhuma prova foi encontrada contra ele." Lydia fez um gesto de desdém com a mão. "Um encobrimento. Uma perversão clássica da justiça. E agora, veja, ele continua lá fora, uma ameaça para qualquer mulher desavisada que entrar em seu consultório. De volta à sua prática como se nada tivesse acontecido, oferecendo seu chamado 'Aconselhamento de Luto e Perda para Famílias e Indivíduos'." Ela deve tê-lo pesquisado no Google assim que saiu da prisão, tal como fez comigo. Mas, antes que eu pudesse perguntar, ela continuou, em voz baixa, como se estivesse me instruindo para uma importante missão secreta: "Eles estavam todos envolvidos nisso, doutora, você não vê isso agora? A polícia, os advogados, o juiz — todos. Até minha agente da condicional, tenho certeza. Estão todos contra mim. Eu sei. Ele tem que admitir o que fez, na minha cara, e ser punido. Eu só queria...". Sua voz se quebrou, como se fosse começar a chorar, mas ela não estava chorando, estava furiosa. "Eu só quero que alguém o faça me pedir desculpas por ter se aproveitado quando eu estava muito deprimida. Ninguém está me ajudando! Ninguém nunca me ajudou." Notei que seu tom de voz não combinava com as palavras queixosas; não havia nenhuma atividade emocional ou calor de sentimento naquelas declarações de vulnerabilidade, e a atmosfera na sala ainda estava dura e estranha, e confusa para mim. Tentei voltar ao seu apelo por minha ajuda. Com delicadeza, observei que não tinha autoridade legal; eu era médica. "O que eu poderia fazer que possa ajudá-la?" Ela se recostou na cadeira e cruzou os braços, olhando para mim como se estivesse avaliando meu potencial, ou a falta dele. "Li tudo sobre você na internet." Eu não tinha ideia de onde ela queria chegar com isso. "Sei que você trabalha com predadores sexuais. Você é uma especialista. Você escreveu sobre eles, fez palestras. Você já viu de tudo. Quero que você testemunhe em minha apelação que o dr. W é um deles, que ele me agrediu e que você acredita em mim, que está do meu lado."

Enfim, estava claro. Eu estava sendo escalada para um papel coadjuvante, ou pelo menos para um pequeno papel no drama de Lydia. Percebi que a discussão racional agora era impossível, e, se eu dissesse mais alguma coisa, ela poderia perder o controle por completo. Dei outra olhada na direção de sua pasta aberta, perguntando-me mais uma vez se ela continha uma arma, e tive uma pequena amostra do medo real que o dr. W deve ter sentido. Meu próprio pensamento estava ficando desorganizado pela ansiedade, e eu poderia ainda estar refletindo a paranoia dela com a minha. Eu precisava encerrar aquilo e pegar o telefone.

"Lydia, podemos parar por aqui hoje? Preciso pensar com cuidado sobre o que você me disse. E você vai conversar sobre isso com Jane também?" Lydia fechou o arquivo com força. Começou a enfiá-lo de volta na pasta, obviamente decepcionada comigo. "Jane? Ela é apenas mais uma engrenagem na máquina corrupta que me colocou na prisão. É por isso que vim até você. Achei que você pudesse me ajudar. Você sabe do que estou falando — você entende. Eu sei que você entende!" Clique-claque-clique — aquela maldita pasta estava fechada, o que era um alívio. Estendeu a mão e tocou meu braço por um momento, e achei que ela estivesse à beira das lágrimas. "Por favor, me ajude. Eu sou a vítima aqui, dra. Adshead. Não há nada errado comigo — é ele. Temos que... só precisamos ter certeza de que a verdade será revelada. Para salvar todas as outras mulheres que podem sofrer no futuro com o terrível abuso e crueldade dele."

Era extremamente alarmante que ela tivesse conseguido esconder a verdade de seu pensamento distorcido de todos os profissionais que a viram desde sua prisão, inclusive eu. Para ser justa, os psiquiatras que a examinaram para a acusação em seu julgamento sinalizaram algumas preocupações. Infelizmente, o desempenho sempre tão normal de Lydia e seu notável bom comportamento na prisão foram considerados sinais de uma criminosa reformada, outro exemplo de como o valor de face pode ser enganoso, mesmo para uma pessoa treinada para olhar abaixo da superfície e muito atenta ao perigo. Eu não tinha conseguido compreender que por trás da fachada monocromática de Lydia estavam suas "verdadeiras cores", uma vida emocional interior rica em sentimentos vívidos como paranoia, fúria e indignação. Agora eu pensava que o dr. W podia estar em perigo de verdade em relação a ela.

O desempenho bem-sucedido de Lydia foi um lembrete importante de como o transtorno mental pode, às vezes, ser um camaleão, escondido à vista de todos. Desde sua prisão, ela deve ter planejado retornar ao objeto de sua obsessão na primeira oportunidade. Não importava que ele não a quisesse, ou que suas acusações a tivessem levado à prisão por dois anos; seu delírio estava profundamente entranhado. Eu tinha de pensar que era provável que ela buscasse uma reconexão com ele em breve, mesmo como adversária. Soltei um suspiro de alívio quando ela saiu, grunhindo "Pense nisso, dra. Adshead", em vez de sua habitual frase de saída "Tchau por ora". Assim que ela sumiu de vista, entrei na internet para ver se o dr. W tinha um site e se ele dava seu endereço. Fiquei contente ao ver que havia um formulário de contato, uma precaução que ele talvez tivesse tomado depois de suas experiências com Lydia. Liguei para Jane, sua agente de condicional, e compartilhamos nossa consternação e preocupação. Jane disse que conversaria com colegas e a polícia para formular um plano de ação. Enquanto isso, imaginei Lydia enfurecida em casa, revirando seus arquivos e anotações rabiscadas, digitando frustrada em seu teclado enquanto vasculhava a internet tentando encontrar o dr. W.

Soube mais tarde que Lydia foi ao antigo consultório do dr. W, localizado num centro de saúde. A jovem que trabalhava na recepção explicou à senhora de meia-idade de aparência comum que pedira para vê-lo que ele havia ido embora meses antes. Lydia insistiu que a recepcionista estava mentindo, passou por ela e abriu a porta do que tinha sido o consultório do dr. W. Ficou furiosa ao encontrá-lo vazio e começou a ter um ataque de cólera, acusando a recepcionista de escondê-lo e de ser sua amante. Apavorada, a mulher se trancou no banheiro e ligou para a polícia, enquanto Lydia começava a rasgar os livros das prateleiras e a virar móveis, quebrando um vaso de vidro em sua fúria.

A polícia chegou rápido e ela foi presa. Uma avaliação imediata foi feita pelo serviço psiquiátrico local, que determinou que ela estava em estado psicótico agudo. Devo dizer que senti um enorme alívio quando fui trabalhar no dia seguinte e soube que ela estava sob custódia. Por mais triste e alarmante que tenha sido ouvir sobre o colapso de Lydia, a ação notavelmente rápida tomada pelos profissionais, sem que nenhum dano tivesse sido causado ao dr. W ou a sua família, foi um bom resultado. Devido ao histórico de ameaças ao médico, o psiquiatra forense de plantão no distrito achou que o risco era tamanho que Lydia precisava ser detida num hospital de custódia em vez de ser devolvida à prisão segundo os termos de sua liberdade condicional. No hospital, ela pelo menos teria acesso a alguma terapia, embora eu não soubesse se isso a ajudaria.

Devo admitir que quanto mais aprendo sobre perseguidores, mais impressionada fico com o aspecto pertinaz da obsessão, o peso e a imobilidade absolutos daquela "rocha" na consciência. Pessoas como Lydia ocupam um universo paralelo minuciosamente criado, no qual lutam por algo que nunca tiveram. Estou começando a considerá-los psicologicamente surdos, porque não conseguem ouvir a rejeição. Frases diretas como "sou casado, nunca ficarei com você" ou "não quero você perto de mim" são difíceis para alguém cujos ouvidos estão abertos a ignorar.

Achei que Lydia poderia continuar em sua ilusão por tempo indefinido, de modo a manter a angústia e a tristeza não resolvidas à distância. Infelizmente, eu duvidava que ela fosse capaz de aproveitar uma terapia que a ajudasse a explorar o significado de suas ações, e tampouco aceitaria a realidade de que seu falecido pai nunca se desculparia pelo que havia feito a ela. Se viesse a ter consciência de todas as implicações do que havia feito e do que elas significavam para suas perspectivas de vida futura, ela poderia se tornar suicida. Para ela, paradoxalmente, poderia ser mais seguro ficar em seu mundo de fantasia, onde era uma profissional bem-nascida e poderosa, filha de um "homem excelente", que só precisava encontrar uma maneira de convencer o mundo de que ela estava certa e todo o resto estava errado.

Como eu, o leitor pode sentir a dor da história de Lydia e de tudo que ela perdeu, mais do que ela própria jamais sentirá. Minha breve interação com ela aconteceu há mais de uma década, e é provável que ela ainda esteja na unidade de segurança, preocupada em escrever seus papéis e desenhar seus gráficos codificados por cores, absorta na conspiração que agora é a narrativa de sua vida.

9. Sharon

"Obrigada por ter vindo me encontrar — posso chamá-la de Sharon?" Ela não tirou os olhos do celular. "Tanto faz." Eu já havia percebido uma mistura anômala de sentimentos em relação a ela: compaixão, irritação e tristeza. Ela tinha dezenove anos, aquela idade limítrofe em que a menina e a mulher disputam posição, e ela corria o risco de perder a custódia de seu bebê. "Eu gostaria de começar explicando como nós... Sharon?" Eu estava me dirigindo ao topo de sua cabeça, uma risca branca ziguezagueando por raízes escuras. "Sei que isso pode ser um pouco difícil, mas você poderia deixar o telefone para que eu possa explicar o que precisamos fazer juntas?" Estávamos num centro comunitário, numa sala que eu usava quase sempre para encontrar pessoas envolvidas nos casos médico-legais que eu assumia de vez em quando. Outros terapeutas também usavam a sala, então havia uma configuração genérica, com poltronas confortáveis, algumas mesinhas com abajures e a inevitável caixa de lenços de papel. Havia algumas fotos agradáveis e anódinas emolduradas nas paredes pintadas de verde pálido, bem como um relógio em frente à minha cadeira que indicava as horas com precisão, ao contrário da maioria dos relógios das instalações do NHS.

Depois que deixei Broadmoor, em 2013, continuei a trabalhar como psiquiatra forense, dando consultas para diferentes equipes de saúde mental em prisões femininas e para o serviço de liberdade condicional, como já contei, mas sempre tentei abrir espaço na minha agenda para fazer avaliações psiquiátricas para a vara de família, que trata do cuidado e proteção das crianças, entre outros conflitos familiares. Fui convidada a avaliar Sharon, e estava claro que ela viera com relutância. Seu rosto redondo, com uma cortina de cabelo escorrido louro-alaranjado, estava distorcido por uma carranca, e sua voz era baixa e amuada. "Quanto tempo isso vai demorar?" Ela deu um suspiro exagerado, mas pelo menos deixou o celular de lado. Também tive vontade de suspirar.

A situação era bem séria. Thomas, seu filho de treze meses, desenvolvera uma doença misteriosa que ninguém conseguia explicar. Sharon não queria trabalhar com os profissionais de saúde para chegar a uma solução, queixando-se de que eles eram, de algum modo, os culpados. Ela se tornara cada vez mais agressiva e pouco disposta a cooperar, a ponto de os serviços sociais temerem que ela não pudesse cuidar de Thomas com segurança. Eles solicitaram uma medida protetiva, o que fez com que seu filho fosse temporariamente levado para um lar adotivo, e a vara de família ordenou uma avaliação psiquiátrica de Sharon para saber se ele poderia ser devolvido com segurança aos cuidados dela. Ao contrário dos tribunais criminais, se houver risco de dano, as varas de família não esperam pela prova de um crime; a segurança infantil é fundamental, e o Estado age rapidamente para proteger seus menores cidadãos.

Tentei estruturar nossa tarefa para ela, enfatizando que eu não estava lá para decidir nada ou tomar partido. "Meu trabalho é ser neutra, ajudar a vara a ver as coisas de sua perspec..." Ela me interrompeu. "Eu não quero estar aqui, você sabe. Eu sou uma boa mãe, não importa o que digam. A social esteve em cima de mim metade da minha vida, e que merda eles fazem de bom? Posso cuidar de Thomas muito bem. São aqueles médicos — eles não ouvem, não se importam, não fazem nada!" Quando sua voz se elevou, percebi um tom de medo. "Agora eles estão praticamente dizendo que sou abusadora de crianças, não é? Tirando ele de mim! Eu sou uma boa mãe, nada como a minha mãe, sem uma porra de dúvida. Os médicos são os culpados, não eu." Ela se recostou na cadeira e pude ver seus olhos marejados. Empurrei a caixa de lenços em sua direção e pensei ter ouvido um "Obrigada" abafado quando ela assoou o nariz.

Seu telefone vibrou com uma mensagem, e ela pegou-o na hora para responder. "Sharon?" Resisti ao impulso de tomar o celular e colocá-lo fora de seu alcance. "Tenho que ficar de olho caso seja sobre Thomas, sabe? Vou deixar no silencioso." Ela estava me oferecendo uma espécie de trégua e a aceitei com gratidão. "Então, como vamos nos encontrar?", perguntei. Ela grunhiu, olhando para o teto. Quando chegara naquela manhã, ela se jogara na cadeira e pusera as pernas sobre um braço, como para sinalizar seu desdém pelo processo ao não ficar de frente para mim — ou não encarar o que tínhamos de fazer juntas. Achei que sua apresentação agressiva era uma defesa contra sentir-se pequena e vulnerável. Ela era o jovem Davi, enfrentando o malévolo Golias da vara de família e da assistência social, uma vítima do alcance excessivo e maligno do Estado-babá. "Meu filho estava doente. Muito, muito doente, por muito tempo. Tentei ajudá-lo, e os médicos eram um lixo. Quando reclamei, quiseram se vingar de mim, então mentiram para a social. Fim." Fiz algumas anotações, então olhei para ela. "Se vingar? O que você quer dizer com isso?"

"Dã. Eles não gostaram de mim — ou de Thomas — porque eu os desafiei, não é? E você sabe o resto." Ela levou as unhas roídas à boca e mordeu a ponta do polegar. Eu não desanimei; achei que ela estava mostrando alguma percepção. Era provável que tivesse razão ao dizer que as equipes médicas não se enterneceram com ela. Fiz outra anotação, ciente de que ela espichava a cabeça para ver. Virei o bloco em sua direção. "Você pode ler se quiser." Ela se mexeu na cadeira para se sentar normalmente e franziu a testa, tentando decifrar meus garranchos. "Pensei que com uma psiquiatra tudo o que eu dissesse era para ser totalmente privado, apenas entre você e eu." Expliquei que o tribunal precisava saber sobre o que havíamos conversado para que pudessem entender melhor o ponto de vista dela, o que significava que eu tinha de registrar as coisas com exatidão. "Certo", disse ela, parecendo em dúvida. Inspirei-me em seu smartphone, equilibrado precariamente no braço da cadeira. "Preciso tirar uma foto nítida da sua história, sem filtros ou edição no Photoshop. Faz sentido?" Ela revirou os olhos, mas acenou com a cabeça como se tivesse entendido.

Eu já conhecia os contornos básicos da situação por ter conversado com seu advogado e lido os documentos legais que ele fornecera. Sharon era uma mãe solteira que vivia numa moradia social na periferia do oeste de Londres. Seus pais estavam mortos; sua mãe sofrera um acidente de carro quando ela era pequena e seu pai morrera de doença alguns anos depois. Como consequência, ela ficara sob os cuidados do Estado aos treze anos e, cinco anos depois, logo após ser dispensada do sistema assistencial, engravidou. Não havia detalhes sobre o pai da criança na documentação que eu vira, mas algumas anotações médicas que foram incluídas indicavam que sua gravidez e o parto foram normais.

Um mês após o nascimento do filho, Sharon começou a comparecer ao consultório do médico local, manifestando preocupações com a saúde do bebê, duas ou três vezes por semana. Não é incomum que pais de primeira viagem, em especial aqueles sem família por perto, bombardeiem os clínicos e enfermeiras com dúvidas, mas Thomas estava sempre com boa saúde. Sua altura e peso estavam na extremidade superior da faixa média e nenhum dos sintomas que sua mãe descreveu ficou evidente no exame. Um assistente de saúde fora à casa dela e lhe dera panfletos úteis sobre amamentação e coisas assim, com recomendações sobre como participar de grupos de mães e bebês. Isso não fora suficiente para Sharon, e ela começou a levar seu filho a diferentes prontos-socorros com regularidade, em busca de respostas para suas preocupações constantes. Ela descrevia alguns sintomas alarmantes com grande urgência; uma enfermeira notou que ela chorou e disse que estava "desesperada". Mas vários médicos diferentes em diversos hospitais não conseguiram detectar nada — o bebê sempre parecia bem de saúde.

Certa vez, quando Thomas tinha cerca de vinte semanas, Sharon o levou ao pronto-socorro tarde da noite dizendo que ele estava com febre alta e "podia estar com sepse". Ela contou que outros médicos lhe disseram que havia "algo errado com os rins dele" e deu ao médico residente que estava de plantão uma amostra de urina que disse ser de Thomas, alegando que a assistente de saúde a aconselhara a coletar a amostra se os sintomas continuassem. A urina estava vermelha. Foram feitos outros exames no bebê. O pediatra sênior que foi chamado para revisar o caso viu que as imagens dos rins estavam claras e que o bebê parecia confortável. Uma nova amostra de urina foi coletada e nenhum sangue foi visto; as anotações referiam-se a "uma apresentação desconcertante".

Depois de ligar para o clínico geral de Sharon, o pediatra ouviu sobre o histórico de visitas frequentes e alarmes falsos no atendimento de emergência e considerou que o caso precisava ser revisto pelo chefe do serviço de proteção à criança. Trata-se de um funcionário do hospital com a atribuição específica de coordenar os procedimentos de proteção aos pacientes vulneráveis, inclusive contatar a assistência social quando necessário. Os dominós caíram, um após o outro: uma investigação de proteção à criança foi aberta, a autoridade local se envolveu, o processo de cuidados foi aberto na vara de família, e Thomas foi temporariamente levado para um lar adotivo. Um tutor nomeado pela vara representaria seus interesses enquanto era feita uma avaliação psiquiátrica da mãe.

Nessa época, eu já fornecia relatórios para casos da vara de família havia mais de uma década, inclusive enquanto ainda trabalhava em Broadmoor. O trabalho atraiu meu crescente interesse pelo desenvolvimento na primeira infância e como ele se relaciona com o risco, mas meu estudo sobre abuso médico infantil havia começado muitos anos antes, não muito depois de eu ter me tornado psicoterapeuta forense — em parte motivado por minha própria experiência de maternidade e o que ela fez para minha cabeça. Como muitas mulheres, descobri que os instintos maternos não são acionados como uma lâmpada e nem sempre achei confortável ser mãe. Estava acostumada a ser uma cuidadora competente no trabalho, mas às vezes me sentia incompetente em casa, e isso me deixava ansiosa.

Eu estava interessada em descobrir mais sobre as causas do tipo de ansiedade materna que leva a comportamentos extremos e, junto com alguns colegas, lancei-me em uma pesquisa que foi tão esclarecedora quanto difícil. No decorrer do nosso trabalho, tivemos acesso a algumas gravações perturbadoras, obtidas por vigilância secreta durante uma investigação de proteção infantil da década de 1980, que mostram um grupo de mães pegas em flagrante tentando parar a respiração de seus filhos enquanto estavam no hospital. Não era fácil assistir a esses vídeos, mas eles ofereciam a rara chance para um psiquiatra forense de ver criminosas violentas em ação. A maioria das mulheres não tinha fatores de risco do tipo "cadeado de bicicleta" para a violência e aparentavam ser as mães mais atenciosas, exceto quando colocavam as mãos sobre o nariz e a boca dos bebês. Concluímos que o denominador comum entre mulheres como essas e criminosos violentos era seus padrões de apego precoce, com altas incidências de abuso, negligência e perda na infância.[1]

Desde então, vi mais mães como essas, como Sharon. Cada caso em que trabalhei foi único, humanamente rico e sempre comovente. Todas as mulheres pareciam inventar histórias sobre os problemas de saúde de seus filhos ou ativamente os faziam adoecer e mentiam a respeito. Ao mesmo tempo, ficavam perplexas com a ideia de que pudessem prejudicar a criança, como se isso estivesse fora de sua linha psicológica de visão. Quase todas usavam uma frase repetidas vezes: elas "apenas sentiram que algo estava errado". Esse comportamento maternal inusitado era comumente conhecido como síndrome de Munchausen por procuração (SMPP). O atual termo oficial é abuso médico de crianças, que faz com que uma criança tenha doença fictícia ou induzida (DFI). Munchausen é um nome usado na década de 1950 pelo médico britânico Richard Asher a partir do lendário barão Von Munchausen, um personagem que contava histórias fantásticas sobre si mesmo. Asher o usou para descrever pacientes que faziam relatos falsos ou exagerados de suas doenças. Posteriormente, notou-se que as pessoas também podem fazer isso "por procuração" com seus filhos (ou outra pessoa vulnerável sob seus cuidados), dando origem ao termo SMPP.

O que em geral acontece é que um cuidador, nove em cada dez vezes a mãe, diz aos profissionais de saúde que seu filho está doente quando não está, mentindo a respeito ou exacerbando seus sintomas. Os casos mais graves costumam envolver crianças menores de cinco anos, sem dúvida porque elas não podem protestar ou contradizer seus pais. Os clínicos gerais e pediatras têm que aceitar esses relatos dos pais pelo seu valor de face — e, com efeito, são treinados para fazê-lo — o que significa que pode demorar algum tempo até que a verdade venha à tona. Como Sharon, as mães podem procurar muitos médicos e hospitais diferentes, relatando sintomas diferentes. Quando afinal fica claro que elas estão inventando ou mesmo causando os sintomas ou lesões da criança, os serviços sociais são alertados.

Algumas das mães se apresentam como ansiosas, mas corajosas, cuidadoras heroicas que estão apenas tentando defender seus filhos. Outras são exigentes e acusatórias, insistem que os médicos estão errados, que os exames da criança não são normais e que é preciso fazer mais, exigindo sempre novas e melhores investigações. Algumas usam as mídias sociais para se retratarem como guerreiras valentes contra o sistema médico. Mesmo que a criança melhore, há mães que voltam para relatar todo um novo conjunto de sintomas, e assim o ciclo recomeça, até que um profissional fique desconfiado o suficiente para investigar. Com toda a fumaça e espelhos envolvidos, pode levar meses ou até anos para que isso aconteça.

O abuso médico de crianças permanece tão controverso agora quanto o era quando o termo foi cunhado pela primeira vez, e vários críticos questionam se ele pode ser provado de forma conclusiva, associando-o a uma misoginia sistêmica, ou rotulando a própria ideia como absurda, com todo o fervor daqueles que duvidam dos pousos americanos na Lua. É difícil para qualquer cultura aceitar que mães possam causar danos a seus filhos, mas há suficientes dados de qualidade para mostrar que isso acontece, mesmo que seja raro. Qual o número efetivo de casos é outra questão, uma vez que esse tipo de dado é difícil de coletar e verificar, como vemos com outros tipos de abuso. Um estudo do Reino Unido realizado na década de 1990 encontrou uma média de cerca de cinquenta casos por ano;[2] panoramas mais recentes feitos nos Estados Unidos sugerem uma incidência igualmente baixa em relação ao tamanho da população.[3]

A maior preocupação são os casos em que alguém induz ativamente a doença em uma criança que pode ter um problema de saúde preexistente. Cada ramo da pediatria tem uma história de terror para contar sobre isso: a mãe que colocou fezes em um acesso intravenoso; a mãe que reteve ou adulterou medicamentos essenciais ou suprimentos de oxigênio; a mãe que usou um martelo de ponta arredondada para criar hematomas "inexplicáveis" nas pernas de seu filho com deficiência. Embora esse tipo de comportamento seja incomum, profissionais dos serviços de proteção à criança são atentos e prontos para agir à vista de possíveis sinais. Eles também são treinados para saber que isso pode ser um comportamento progressivo. Um bebê como Thomas pode estar bem de saúde, com vários sintomas tênues por um período, quando o perigo imediato para ele é baixo, exceto pelos riscos apresentados por intervenções médicas desnecessárias e cuidados parentais altamente ansiosos. Mas, se a mãe ou responsável não obtiver os cuidados médicos que considera necessários, o comportamento pode agravar-se, e ela pode vir a induzir impulsivamente sintomas mais alarmantes. Tendo em vista a história de Sharon com Thomas e a frequência crescente de suas visitas ao hospital, a assistência social se sentiu compelida a agir.

Sharon não reagiu bem à intervenção e foi difícil e obstrutiva; recusou-se a permitir que assistentes sociais tocassem seu filho ou o vissem sozinho, cancelou compromissos no último minuto. A assistência social é um trabalho inestimável, mas ingrato, um dos mais desafiadores dos serviços de linha de frente, sobretudo no de proteção à criança. Assim como nas penitenciárias e na área da saúde em geral, vi que as pessoas que trabalham na assistência social enfrentam uma burocracia sobrecarregada e subfinanciada, e erros podem ser cometidos. Se isso levar a casos de abuso infantil passarem despercebidos ou serem mal interpretados, elas enfrentarão uma onda inevitável de cobertura da mídia e busca por bodes expiatórios. Essa é uma das razões pelas quais as varas de família desempenham um papel tão vital: elas protegem os interesses dos pais, bem como os dos filhos, e cada caso envolve um exame minucioso de todas as provas. Em minha experiência, as varas de família são escrupulosas a esse respeito e dispostas a buscar quaisquer opiniões independentes que possam ser necessárias; pode acontecer de um juiz ouvir mais de dez especialistas diferentes em um determinado caso.

À medida que minha sessão com Sharon se aproximava do fim, percebi que eu não tinha informações sobre sua infância, o que significava que não poderia explorar quaisquer problemas possíveis em seus apegos na infância. Como costuma ser o caso, os registros da assistência social eram listas, não narrativas, a maior parte constituída de dados sobre o filho e a saúde dele, com quase nada sobre o passado de Sharon. Perguntei sobre seus falecidos pais, mas ela não foi receptiva. "O que isso tem a ver? Olha, tudo que preciso é que você diga ao juiz que sou uma boa mãe!" Depois que ela foi embora, refleti que inconscientemente ela havia dito algo importante sobre sua própria necessidade de ser uma boa mãe. Achei que ela também havia expressado outra camada de necessidade: parecia precisar do filho para ser adulta; sem ele, voltava a ser uma garota angustiada e frustrada, que devia estar com muito medo.

Apresentei meu relatório pouco depois daquele encontro. De acordo com a Lei de Crianças e Famílias de 2014 do Reino Unido, os procedimentos de cuidados devem ser tratados dentro de 26 semanas; no passado, acúmulos e atrasos faziam com que levassem, em média, pelo menos um ano, o que era considerado, com razão, insustentável. Concluí que Sharon sofria de extrema ansiedade, mas não tinha outra doença mental, e recomendei que fizesse terapia, se possível. Se ela estivesse disposta a aceitar essa ajuda, eu achava que havia uma boa chance de sua ansiedade melhorar. Não estava sendo otimista demais quando emiti essa opinião: eu havia visto casos em que mulheres como Sharon tinham mudado para melhor.

Eu duvidava que a veria de novo e supus que esse seria o fim da história para mim. Mas era apenas o fim do começo. Dezesseis meses depois, os advogados da assistência jurídica de Sharon me enviaram um e-mail perguntando se eu a veria novamente. Desde nosso último encontro, ela havia tentado tirar o filho do lar adotivo sem permissão; enquanto isso, seu uso de álcool e drogas havia aumentado. Por fim, a vara de família fora persuadida de que Thomas deveria ser adotado; esse é sempre o último recurso, portanto o juiz deve ter considerado que a separação permanente de Sharon estava "no melhor interesse da criança". Seu advogado me contou que logo depois do julgamento Sharon havia realmente saído dos trilhos. Morava na rua de maneira intermitente e acreditava-se que estava viciada em metanfetamina, mas ela recusava qualquer tratamento ou auxílio-moradia. Cerca de um ano atrás, conhecera um novo parceiro, Jake, um jovem de sua idade que era bem conhecido pela polícia e pela equipe local de apoio aos dependentes de drogas. Ela engravidara novamente, e a parteira que a inscreveu na clínica pré-natal contatou a assistência social por causa da história com Thomas, de seu abuso de drogas e porque havia visto que Sharon estava com um olho roxo e hematomas nos braços. Temi saber para onde essa história estava indo. Como era de esperar, os assistentes sociais fizeram planos para colocar o bebê em um lar adotivo assim que nascesse.

Com certeza esse processo não ocorre apenas no Reino Unido; a maioria dos países com sistemas jurídicos organizados tem leis semelhantes relacionadas à rescisão dos direitos dos pais devido a abuso de drogas, agressão física e negligência.[4] Encontrar um equilíbrio no quesito direitos versus risco não é fácil no contexto da família, e defensores dos direitos maternos têm protestado cada vez mais contra a violação das liberdades civis, sobretudo nos Estados Unidos. Retirar uma criança de seus pais desse modo não é uma ocorrência comum no Reino Unido, mas tem amparo legal no contexto da legislação de proteção infantil e só é feita quando há preocupações reais com a segurança. A decisão costuma ser tomada com meses de antecedência, e a mãe (e o pai, se estiver por perto) estará plenamente ciente e legalmente representada; não há elemento surpresa. Mas a equipe de assistência social no caso de Sharon supôs corretamente que essa remoção seria difícil, e foi. Embora alguns pais consigam se controlar nessas circunstâncias, em geral porque seus advogados os aconselham a cooperar se quiserem recuperar a guarda da criança, Sharon e Jake tiveram que ser contidos enquanto seu filho era levado da enfermaria obstétrica.

Dado o seu histórico, o juiz queria um exame da saúde mental de Sharon, e fui instruída a vê-la mais uma vez. Quando li as anotações, percebi que, infelizmente, ela não havia feito nenhuma terapia ou recebido qualquer ajuda desde nosso encontro anterior. Isso não me surpreendeu, pois era um conhecido beco sem saída: os serviços de saúde mental locais não se envolveriam com ela porque Sharon não tinha diagnóstico de doença mental grave, enquanto os provedores de saúde mental materna disseram que só poderiam ajudá-la se ela ainda estivesse cuidando de um bebê. Eu sabia que alguns bairros de Londres tinham grupos de terapia especializada em tratar pacientes como Sharon; eu mesma montara um deles muitos anos antes e vira como podiam ser úteis. Mas essa opção também não estava disponível para ela.

A falta de acesso ao atendimento em casos como esse é tão exasperante e frustrante por pelo menos dois motivos. O primeiro é que, no cenário das infrações em geral, é injusto que aqueles que poderiam se beneficiar quase sempre não consigam obter o tratamento mais básico. Essa situação é especialmente enervante no caso de alguém tão jovem como Sharon, cujos problemas eram potencialmente tratáveis e que poderia ter mais filhos. Ao mesmo tempo, outras pessoas abusivas, inclusive aquelas que estão na prisão, recebem regularmente ofertas de intervenções para que examinem os danos que causaram; com efeito, espera-se que elas se envolvam em programas de tratamento se quiserem liberdade condicional, como mencionei em casos como os de Ian e Lydia. Por que o mesmo não acontece com mães abusivas que perderam a guarda dos filhos? Poderia ser um complemento automático dos procedimentos de cuidados. Talvez seja assim que uma cultura que coloca tanta ênfase em as mães serem "boas" finja que mães ruins não existem.

A segunda razão é que, se Sharon não recebesse os cuidados e o tratamento de que precisava, eu tinha certeza de que ela continuaria a ter uma gravidez depois da outra, de forma caótica e não planejada. O risco para seus bebês persistiria, e o trauma da intervenção da justiça poderia se repetir continuamente. Ela não estaria sozinha nisso: cerca de um quinto dos casos em que os filhos são retirados de suas mães é de casos recorrentes, e muitas dessas "remoções repetidas" envolvem mães que estiveram no sistema de cuidados do Estado quando menores.[5] Sei de uma autoridade local que retirou nove filhos da mesma mulher, devido ao risco contínuo que ela representava. O trágico impacto sobre ela e os filhos, bem como o estúpido desperdício de dinheiro dos contribuintes e do tempo do tribunal, poderia ter sido evitado com terapia e possivelmente algum método contraceptivo de longo prazo, se ela quisesse, mas nenhuma ajuda estava disponível. O lado positivo é que temos agora uma instituição de caridade maravilhosa chamada PAUSE, aberta em Londres em 2013, que está preenchendo lacunas importantes no apoio a mulheres que perderam a guarda dos filhos para o Estado.[6] Ela se expandiu ao longo dos anos, mas não está disponível em todos os lugares.

$* * *$

Quando irrompeu em meu escritório para nosso segundo encontro, Sharon não estava chorosa, distraída ou com a típica atitude adolescente; estava furiosa. Ela se recusou a sentar-se quando convidada e, em vez disso, andou de um lado para o outro no pequeno espaço, desesperada para descarregar sua frustração. "É como se isso fosse um maldito estado policial, filhos da puta... Todo mundo está contra nós!" Um rubor subiu por seu pescoço e seus olhos chamejavam. Eu a deixei continuar. "Jake diz que eles estão tentando nos cansar, sabe, e temos que lutar. Você tem que nos ajudar. Meus advogados disseram que você ajudaria." Ergui as sobrancelhas, mas optei por não comentar. Em vez disso, perguntei: "Como Jake se sente em relação ao bebê?". Sharon sentou-se abruptamente. Vi que estava com o celular colado na mão, como sempre, mas ela se concentrou em mim, com a raiva ainda em ponto de ebulição. "Você acha que ele não quer? Ele ficou arrasado quando tiraram o bebê da gente. Você devia ter visto — achei que ele fosse matar alguém." Disse a ela que estava apenas curiosa para saber se ele estava animado para ser pai, se ele gostaria de ter a chance de ajudá-la a criar seu filho. "Ele está contente", disse ela, rápido, "contente pra caramba. Ele vem de uma daquelas famílias grandes irlandesas, então ele é muito bom com os pequenos — ama a mãe e tudo mais." Talvez ela pensasse que tudo o que precisava fazer era se tornar mãe e também seria amada por ele. Não seria a primeira mulher a cometer esse erro.

O advogado de Sharon me dissera que ela estava disposta a cooperar, mas descobri que ela ainda relutava em responder às minhas perguntas e, assim como da primeira vez, estava mais ansiosa para falar mal de vários agentes e médicos que foram "inúteis" e mentiram para ela. Houve um momento em que pareceu que ela ia se abrir, depois que perguntei que nome ela e Jake haviam escolhido para o bebê. Ela não respondeu de imediato, mas enxugou os olhos com as costas da mão. Em seguida, ocupou-se em enviar uma mensagem e fingiu que tinha esquecido minha pergunta. Senti uma onda de grande tristeza e desesperança tomar conta de mim.

"Sharon? Quer me contar o nome dele?", perguntei com calma. Eu estava pensando em histórias como a de Charlotte e tudo que eu aprendera sobre a importância de escolher um nome, para si ou para outra pessoa. "Tanto faz", disse ela com brusquidão. "Este é um estado policial de merda, sabe. Tirar o bebê de alguém assim, sem nenhum motivo." Ela foi fria e tinha os olhos secos, sua raiva era despersonalizada: essa coisa terrível tinha acontecido com "o bebê de alguém", uma criança cujo nome ela sequer conseguia falar em voz alta. Talvez fosse uma espécie de autoproteção, caso ela nunca mais o visse. "Jake diz que tudo isso é uma grande conspiração", acrescentou. "Ele diz que eles nos odeiam porque nós resistimos."

Perguntei se ela se sentia segura onde morava agora, com Jake. As palavras mal haviam saído quando ela interrompeu, exigindo saber o que "eles" tinham me dito e se "eles" tinham "inventado de novo" que Jake a machucava ou batia nela ou "o que quer que seja". Falei que não precisávamos conversar sobre isso se ela não quisesse, e ela quase cuspiu em mim. "É tudo mentira. Não acredite numa única palavra." Achei que era hora de atenuar um pouco a atmosfera e sugeri que ela talvez precisasse de uma pequena pausa. "Sim", resmungou. Eu estava prestes a me levantar e abrir a porta do escritório para ela quando me dei conta do que ela queria dizer. "Com certeza preciso de uma pausa — nós dois precisamos. Eu e Jake, estamos cansados de toda essa gente, todas as suas perguntas e toda essa merda. É o nosso bebê, e eles não vão ficar com ele — nós vamos pegá-lo de volta! Eu vou... quer dizer, nós vamos ter nosso próprio apartamento e tudo. A prefeitura vai nos dar um bom lugar, Jake falou, se conseguirmos nosso bebê de volta. Escreva isso. Diga a eles. É disso que eu preciso. Um apartamento!" Ela apontou o dedo para meu bloco de notas. "Vai, escreve isso."

Fiz o que ela pediu e incluí em meu relatório todas as palavras que ela dissera sobre suas esperanças e planos. Saí pensando que sua luta para ser vista como mãe era tão importante para ela quanto estar num relacionamento com aquele bebê sem nome. Pareceu-me que ela não sofria tanto a perda de seus filhos quanto a perda de sua identidade social como mãe. Tanta coisa decorre disso — coisas práticas como ajuda para moradia, como ela indicara, mas também um fluxo de compaixão cultural que acompanha uma barriga protuberante ou um carrinho de bebê, em casa e na comunidade. Debaixo de toda aquela presunção e dos palavrões, ela era inteligente, sabia que a maternidade trazia status social. Ela já o tivera antes e o queria de novo. Isso me deixou ainda mais curiosa em relação a sua própria experiência de ter uma mãe, mas, por mais que eu tentasse, Sharon ainda se recusava a chegar perto de qualquer pergunta a respeito, e eu não podia forçá-la. A tristeza permaneceu comigo enquanto escrevi meu relatório e recomendei mais uma vez que lhe fosse oferecido fazer terapia com alguém competente que pudesse ajudá-la. Achei improvável que me chamassem ao tribunal ou que eu viesse a saber o resultado das deliberações do juiz, e assim foi.

Quando meu telefone tocou, três anos depois, tive de me esforçar para lembrar onde eu tinha ouvido o nome do advogado antes. Então a ficha caiu: era o advogado de Sharon, pedindo que eu visse sua cliente de novo. Sharon estava grávida pela terceira vez e de volta à vara de família. A assistência social estava considerando um pedido de outra medida protetiva pré-natal, mas ela queria permissão para ficar com esse bebê quando ele nascesse. Não consegui disfarçar um suspiro pesado ao telefone, mas o advogado me interrompeu com um fervoroso "Ela evoluiu muito, dra. Adshead". Murmurei um educado "Tenho certeza", que soou tão duvidoso que nós rimos. Brincamos que eu era o Ió do Tigrão nesse caso, mas ele não me deixou escapar, usando como argumento o quão importante minha opinião de especialista seria para o juiz, dado que eu tinha uma base para comparação, pois a tinha visto duas vezes antes. "Tigrão" disse que todos — assistentes sociais, seu tutor e o juiz — achavam que Sharon estava indo bem, mas o tribunal queria minha opinião quanto a "Podemos confiar na mudança que vemos?". Eu queria ser útil para o tribunal — e admito que estava curiosa para ver a mudança que os outros observaram.

Ela estava grávida de cinco meses quando veio ao meu consultório pela terceira vez. Sem dúvida havia uma diferença física: ela tinha o lendário "brilho" do segundo trimestre que algumas mulheres vivenciam; sua pele parecia saudável, e seu cabelo, agora de um castanho natural, era espesso e lustroso. Um rapaz agradável mais ou menos da idade dela a deixou, apresentando-se como Simon. Ele a beijou afetuosamente, dizendo que voltaria para buscá-la quando terminássemos. Ela estendeu a mão para apertar a minha, agradecendo-me por vê-la de novo. Isso era ainda mais notável do que sua transformação física. Ela pareceu ter lido minha mente. "Aposto que você não achou que me veria de novo, não é? Um pouco diferente desta vez, hein?" De fato, falei, acrescentando que, pelo que me lembrava, ela estivera muito zangada na última vez que nos encontramos. Ela assentiu e deu um sorriso triste. "Sim, sinto muito por isso… Terceira vez da sorte?" Então ela começou um discurso que parecia um pouco ensaiado, mas verdadeiro. Contou que estava grata por a vara de família ter me pedido para avaliá-la de novo, e que queria explicar o quanto as coisas haviam mudado, para que o juiz desse a ela e a Simon uma chance com esse bebê. Enquanto ela falava, percebi que suas mãos estavam apoiadas na barriga, como se a segurasse no lugar. Ela seguiu meu olhar. "Ah, sentimos ele se mexer esta manhã, pequenos chutes, sabe? Talvez aconteça de novo." Eu sorri, como se faz quando uma mulher grávida compartilha esse tipo de intimidade, e foi fácil esquecer sua história por um momento e sentir afeto em relação a ela. Então ela olhou para mim e seu rosto ficou sério. "Eu entendo por que todos estão tão preocupados."

Durante a conversa que tivemos nas horas seguintes, o que mais notei foram as mudanças linguísticas, mais ainda do que as mudanças em sua aparência e tom. Havia espontaneidade e coerência em sua fala e, o mais notável, uma total ausência de palavrões. Coerência nesse contexto não significa prosa elegante; refere-se a comunicar com significado de um jeito reflexivo. Costumo dar aos psiquiatras em formação o exemplo do homem que matou alguns de seus familiares e, na primeira vez que toquei no assunto com ele, falou: "Foi tudo um terrível mal-entendido". Isolada, é uma frase elegante e bem-composta; nas circunstâncias, era chocante e bizarra, as palavras de um homem que não tinha uma história coerente para contar e que vivia numa realidade paralela.

Agora Sharon era capaz de olhar para o seu passado e reconhecer que outras pessoas tinham o direito de ter uma visão oposta à dela. Era evidente que ela havia saído de uma realidade distorcida e uma atitude de negação para um estado de espírito mais "vivo", em que emoções como humor e arrependimento poderiam existir. Não fiquei surpresa ao saber que o grande desdobramento em sua vida entre a gravidez atual e a perda do último filho foi que ela finalmente havia chegado ao topo da lista de espera da terapia. No NHS, um clínico geral encaminha a pessoa para terapia psicológica e ela é avaliada e colocada numa lista de espera. A espera pela consulta com um terapeuta pode facilmente chegar a dois anos, o que é, evidente, uma situação prejudicial e perigosa, mesmo que receba pouca atenção do público em comparação com o clamor relacionado às listas de espera por consultas de outras áreas. O tempo de espera da terapia piorou muito depois dos cortes nos serviços de linha de frente que se seguiram à crise econômica global — uma coincidência infeliz para Sharon. Esse tem sido um problema na maior parte de minha carreira; a diferença é que, antes da reestruturação do NHS, quando as normas do mundo dos negócios foram impostas em todas as instâncias, os médicos (ao contrário dos contadores) que dirigiam os serviços de saúde mental tinham mais flexibilidade. Em casos considerados sensíveis ou urgentes, podíamos contornar os rígidos sistemas de filas, e tínhamos também mais médicos disponíveis, muitos dos quais altamente experientes. Lembro de alguns semiaposentados talentosos com quem trabalhei nos meus primeiros anos, chamados para apoiar clínicas de terapia comunitárias; hoje, os "padrões de eficiência" (código para "terapeutas mais jovens e menos treinados custam muito menos") tornam isso impossível.

O grupo de mães no qual Sharon afinal entrou fora criado por seu serviço de saúde mental local e se parecia muito com o que eu dirigira anos antes. Fiquei muito satisfeita com a notícia e a incentivei a me contar mais. Ela admitiu que, quando a assistente social anunciou a "boa nova" sobre uma vaga que surgiria no grupo de terapia, ela não ficou nada entusiasmada, principalmente porque não sabia o que esperar. Mas essa assistente social, Lisa, "realmente me pegou", explicou Sharon — percebi que era a primeira vez que a ouvia dizer algo positivo sobre qualquer profissional que tentasse ajudá-la. Mais do que isso, ela parecia afetuosa.

Lisa era apenas alguns anos mais velha do que Sharon e a ajudara a se afastar de Jake, que havia se tornado cada vez mais abusivo com ela depois que perderam o filho. Sharon encontrara uma nova moradia e um programa para ajudá-la com seus problemas de abuso de drogas, com o incentivo e a assistência de Lisa. "Como uma amiga, sabe?" Ocorreu-me que Lisa talvez fosse a primeira amiga de verdade que ela já tivera. Sharon conheceu Simon não muito antes de a vaga na terapia ficar disponível e, junto com Lisa, ele a encorajou a comparecer. "Eles me atacaram em conjunto", disse ela, rindo, "e finalmente cedi." Ela precisou passar pela avaliação inicial de uma terapeuta e se sentiu compreendida por ela. Essa interação positiva a ajudou a mergulhar e começar a frequentar o grupo toda semana. Ela não era a única lá que perdera dois bebês, contou, e então se inclinou e baixou um pouco a voz. "Você não vai acreditar, mas uma delas tinha perdido CINCO! Cinco seguidos, tirados dela."

"O que você sentiu quando ouviu isso?", perguntei. "Foi f..." Por um segundo, tive certeza de que ela ia dizer um palavrão, mas ela parou e encontrou a palavra que queria. "Incrível." "Como assim?", perguntei. Ela contou que a mãe de cinco filhos falou por muito tempo para o grupo, descrevendo um ciclo terrível de gravidez, medidas protetivas, tribunais e polícia, que começara quando ela tinha apenas dezesseis anos. Por fim, ela desabou, "chorando como um bebê", e admitiu que só não gostava de ser mãe. "Eu não consegui ouvir bem o que ela disse no início, e então ela repetiu, mais alto: 'Eu não quero ser mãe, eu não *gosto* de ser mãe'. Assim mesmo, bem na frente de todo mundo. Incrível." Ela balançou a cabeça e seus olhos brilhavam enquanto revivia o momento. "O que aconteceu então? Como as pessoas reagiram?", perguntei. Sharon abriu um grande sorriso. "As pessoas a abraçaram. Parece loucura, eu sei, mas foi bom. Dissemos que ela era corajosa em dizer isso, sabe? Então todo mundo começou a bater palmas. Parece engraçado, acho, aplaudir alguém por dizer isso, mas fazia sentido, eu juro." Fazia sim, concordei. Reconhecer a realidade é algo a se comemorar, a qualquer hora.

Perguntei se ela queria me contar mais alguma coisa sobre o grupo. "Como o quê?" Um vestígio de sua antiga desconfiança apareceu em seu rosto. "Qualquer coisa", falei. Ela pensou por um momento. "Foi bom saber que não sou uma aberração. Quer dizer, ninguém nasce uma boa mãe." Pensei que nunca se falara coisa mais sábia, e disse isso a ela. "O fato é que", continuou, "perdi minha mãe e tudo, tão jovem, e então quando eu tive Thomas..." Ela titubeou ao dizer o nome dele. Pareceu-me que ela estava tão mexida pela compaixão por seu eu mais jovem quanto pela lembrança do garotinho que ela havia perdido. As palavras que falou em seguida poderiam se aplicar a qualquer um deles ou a ambos: "Eu gostaria que não tivesse sido assim". Ela pegou um lenço de papel e assoou o nariz ruidosamente. "É só que... você não tem ideia de como existir quando o bebê nasce, sabe? E é tão difícil contar para alguém. Você sente..." Nesse ponto ela se corrigiu com esforço, mudando para a primeira pessoa, demonstrando assim que essa era a história *dela*. "Quer dizer, eu senti, não sei... Todos os dias, o bebê apenas chorava e chorava, e, mesmo que eu o alimentasse e trocasse a fralda, ele apenas chorava e nada do que eu fizesse o acalmava. Era tão desesperador e ninguém parecia entender e eu me sentia tão... presa." Eu tentava escrever cada palavra enquanto ela falava. Ela esperou, como se por cortesia me permitisse alcançá-la, ou talvez fosse apenas para ter um momento para se recompor. Então ela chegou perto de fazer uma admissão de culpa no passado, ainda que tivesse voltado a falar na terceira pessoa. "Acho... que você faz qualquer coisa que vem à cabeça para conseguir ajuda. Você fica desesperada."

Falei com cuidado, sabendo que era um tópico difícil. "Sharon, você não queria falar sobre sua infância quando nos conhecemos. Você acha que poderia me contar um pouco mais agora?" Ela olhou para o chão por um instante, depois ergueu os olhos para mim. "Tive de falar sobre tudo isso no grupo, então não é tão difícil agora. Mas não é fácil." Falei que ela podia contar no seu tempo. Começou pelo pai, que segundo ela era alcoólatra; ela achava que talvez a mãe também fosse, mas não conseguia se lembrar muito da mãe, que morrera vários anos antes do pai, quando ela tinha sete anos. "Quantos anos você tinha quando seu pai morreu?" Ela deu de ombros, e mais uma vez vi um flash da adolescente furiosa. Quando a dor veio à tona, a velha raiva veio junto. "Sei lá. Treze? Ele estava muito doente, com o fígado ferrado. Mas continuava bebendo, ou tentava. Cuidei dele por um tempo. Foi f... Foi horrível." Eu não tinha dúvida de que havia sido. Insuficiência hepática pode significar uma morte lenta e dolorosa — nada agradável para uma menina. Não gostei de imaginar aquela jovem adolescente traumatizada, tentando lidar com a situação sozinha. "Ele morreu depois que eu fiquei sob guarda do Estado. Não o vi de novo." Ela disse isso sem emoção, quase encolhendo os ombros. Talvez tenha sido um alívio.

"E sua mãe?", indaguei, esperando que ela estivesse preparada para ir mais longe. Sharon exalou e cruzou os antebraços sobre o corpo, como se embalasse o bebê para protegê-lo de alguma ameaça que se aproximava. Ela manteve a cabeça baixa, de modo que tive que me esforçar para ouvi-la. "Não consigo lembrar de muita coisa, mas... houve um acidente... eu estava com ela. Era de noite. Não sei por quê, mas o carro capotou, o nosso carro... Fiquei presa lá com ela. Acho que ela morreu enquanto esperávamos que chegasse ajuda." Ela continuou e disse que o serviço de emergência demorara horas para chegar, ou pelo menos foi o que pareceu, e ela precisou ser removida dos destroços.

Ela sofreu apenas ferimentos leves no acidente e logo teve alta do hospital. De luto e sem dúvida precisando de tratamento pelo trauma que vivenciara, parecia que Sharon não tinha recebido qualquer ajuda desse tipo. Em vez disso, foi para casa e tentou ajudar seu pai, que, segundo ela, era "pior do que inútil"; nos anos seguintes, ele afogou sua dor no álcool. Depois de algum tempo, ela confidenciou a um de seus professores o que estava acontecendo, e a assistência social interveio e a transferiu para um lar adotivo. Entre os doze e os dezesseis anos, ela achava que tivera provavelmente seis ou sete lares temporários diferentes. "Então, quando saí do sistema, bem, eu já era órfã, não era? Eu só queria minha própria casa e família, o mais rápido possível, e então, com Thomas..." — ela hesitou, mas respirou fundo e continuou — "... eu simplesmente sabia que tinha algo errado com ele e ninguém me ouvia." Um eco de seu antigo refrão, pensei — ela voltaria a ser a velha Sharon? Em vez disso, ela me olhou nos olhos e disse: "Eu não conseguia fazer isso. Eu não conseguia cuidar dele e, é verdade, eu fiz todas as coisas que disseram que fiz com ele — pus sangue na urina, todas essas coisas. Era verdade".

Tive de perguntar sobre seu segundo filho, o bebê que ela tivera com Jake e que fora levado do hospital. "Stephen", falou. "Mas não sei como o chamam agora. Dizem que ele é amado e cuidado agora por eles, por sua nova família. Eu só espero que talvez ele — talvez os dois meninos — me procurem quando forem grandes, e eu vou poder explicar que estava..." Ela fez uma pausa e depois deixou escapar: "Eu estava simplesmente *fodida*". Apesar da atmosfera pesada e de toda emoção, nós duas rimos quando ela disse isso. Foi um alívio. "Quer dizer, não vou dizer com essas palavras, mas quero que eles saibam que naquela época eu estava mal." Fiz um sinal de positivo para ela pela emenda, ela deu um sorriso fraco e continuou: "Não é que eu não os amava e preciso que eles saibam disso... Eu só queria dar a eles o que nunca tive. Mas isso é outra coisa que aprendi no grupo, sabe? Como você pode dar a alguém o que nunca teve?". Então as lágrimas rolaram e ela ficou soluçando, abraçada à nova vida em sua barriga e tremendo enquanto chorava. Empurrei a caixa de lenços de papel para perto dela e esperei, pensando na "música tranquila e triste da humanidade" de Wordsworth, o som do lamento.

Achei que ela poderia estar equiparando a maternidade ao luto e não consegui saber se ela chorava pelos filhos perdidos ou pela mãe. A morte prematura roubou dela a mãe e um modelo, mas também o cuidado e a atenção, que ela então se sentiu compelida a buscar de outras maneiras. Seu medo crônico de que seu bebê pudesse morrer, embora infundado, era visualmente real para ela. Talvez isso explique por que a tranquilização médica não a ajudara e por que ela foi de médico em médico e fez todas aquelas viagens em pânico para o hospital. O pronto-socorro era um lugar que ela associava à dor e à perda de seu próprio evento traumático na infância, mas também ao resgate. A falsa narrativa que ela criara para Thomas era parte de uma história para encobrir seu medo de ficar presa e um desejo insuportável de cuidado.

Sharon estava falando de novo sobre a terapia de grupo materno e como ela operara uma mudança profunda em sua perspectiva. "No primeiro dia, eu não consegui acreditar, as pessoas falavam em voz alta exatamente as mesmas coisas que eu tinha pensado durante toda a minha vida, como se estivessem lendo minha mente ou algo assim. Elas falavam a verdade, não importava o quão ruim fosse. Percebi... que todos nós desejamos que as coisas tivessem sido diferentes e talvez a gente nunca se sinta bem com o que aconteceu no passado, mas pelo menos... não estou sozinha." Ficamos em silêncio com essa ideia por um momento, e então, para minha surpresa, ela teve uma explosão de riso. "Sozinha! Até parece." Suas mãos pressionavam a barriga. "Chutou de novo!" Ela abaixou a cabeça e falou para a barriga: "Tudo bem, já chega de dançar!".

Havia tanto amor e cuidado em sua linguagem corporal e em suas palavras que minha pergunta final talvez fosse redundante, mas eu queria ouvir a resposta. Como ela se sentia em relação ao novo bebê? Se ela tivesse dado uma resposta automática e radiante como "maravilhosa", eu teria me preocupado. Fiquei tranquila quando ela admitiu que ainda tinha muitas preocupações sobre o que aconteceria quando o bebê nascesse. Ela era realista quanto ao envolvimento em andamento da "social" e estava determinada a trabalhar com Lisa e Barbara, a cuidadora do bebê em gestação designada pelo tribunal para o processo, uma mulher mais velha que tinha sido prestativa e gentil e "parecia saber muito sobre como os bebês sentem e pensam".

Nosso encontro estava chegando ao fim. Sharon pegou seu telefone, o que me lembrou que ela não sentira necessidade de ficar mexendo nele durante a sessão. Enviou uma mensagem a Simon para dizer que havia terminado e, antes que se levantasse para ir embora, perguntei se ela tinha alguma pergunta para mim. Ela pensou um pouco, mordiscando a unha do polegar em silêncio. "Você vai escrever isso?" Coloquei meu bloco e caneta sobre a mesa, entre nós. "Tenho receio", falou, "de que sempre estarei ansiosa com a saúde do bebê, de que nunca me sentirei segura com ela ou que ela ficará bem. Você acha que isso é verdade?" Era a primeira vez que ela mencionava o sexo do novo bebê. "Ela?", perguntei. "Sim, esta é uma menina." Ela sorriu.

Ela estava fazendo uma pergunta tão enorme para mim, e a resposta que eu poderia dar parecia tão pequena. Disse a ela que todos os pais se preocupam com seus filhos, sobretudo com a saúde deles, mas ela devia lembrar que o que se passava em sua mente não era necessariamente a verdade da questão. Como Kipling escreveu, nossos sentimentos podem nos enganar, sejam eles de triunfo ou desastre. É por isso que precisamos de amigos, familiares e conselheiros de diferentes tipos (inclusive terapeutas, às vezes) que nos ajudem a testar a realidade e a explorar nossas emoções. Sem esse contrapeso, é fácil ficarmos sobrecarregados. Disse a Sharon que ela sempre poderia buscar ajuda, agora que conhecia seus benefícios. Com um pequeno grunhido, ela se ergueu da cadeira, agradecendo-me novamente, antes de se apressar para encontrar seu parceiro. Fico feliz em dizer que não a vi desde então.

Senti-me esperançosa por Sharon quando me sentei para preparar meu terceiro — e último — relatório sobre ela. Ressaltei como o luto não resolvido e o TEPT desorganizaram a mente de Sharon desde a infância, afetando sua regulação do humor e seus relacionamentos com cuidadores. Mas seus problemas eram tratáveis, e ela conseguira ajuda. Escrevi que me senti privilegiada por ter testemunhado seu progresso, e afirmei que casos como o dela atestam que as pessoas podem e de fato mudam seus modos de pensar quando recebem ajuda, e que não precisa levar anos para que a terapia faça diferença.

Em privado, embora não tivesse provas disso, pensei que ter uma filha poderia ajudar Sharon a ter mais compaixão pela parte dela que ainda parecia uma menina pequena e vulnerável. Não somos Madonas, aquelas dentre nós que temos filhos, e todos somos trabalhos em curso. Para evitar o ciclo de gravidez e medidas protetivas pelo qual Sharon passou, os profissionais precisam chegar às mães, não necessariamente depois de elas já terem perdido um filho. Poderia haver benefícios incalculáveis em identificar mulheres grávidas que podem vir a ter problemas com a maternidade e oferecer-lhes alguma terapia, junto com aulas de parto e ácido fólico, logo na primeira consulta pré-natal. Tenho certeza de que as varas de família veriam sua carga de trabalho diminuir e inúmeras vidas seriam beneficiadas ou até mesmo salvas. Entendo que implementar uma medida como essa pode não ser politicamente conveniente ou barato, mas, como diria Walt Disney, esse é o "trabalho do coração".

10. Sam

A reunião do Grupo da Quinta-feira estava começando quando Sam entrou na conversa. Ele estava conosco havia alguns meses, mas falara pouco até então. Costumava olhar além de quem falava, como se estivesse focado em algo que não podíamos ver. Alto e magro, estava com quarenta e poucos anos, mas tinha o jeito desengonçado de um menino púbere e se sentava encurvado na cadeira ou esticava as longas pernas à sua frente, com os pés grandes cruzados nos tornozelos. Consciente ou não, o efeito era de barreira.

Depois de três anos de ausência, fui convidada a voltar a Broadmoor como terapeuta em meio período, principalmente para orientar treinamentos, bem como cobrir ausências. Um dos motivos pelos quais eu concordara era que me envolveria com terapia de grupo. Durante minha formação, aprendi com Murray Cox, tanto direto dele quanto por sua obra publicada, a respeito da importância da terapia de grupo para criminosos com doença mental. Pouco depois de começar minha formação em terapia de grupo, participei de uma conferência e visitei um hospital psiquiátrico em Connecticut, onde observei colegas americanos trabalhando em um grupo de terapia para pessoas que haviam matado pai ou mãe. Voltei animada com o que vira, com uma nova compreensão de como pode ser valioso para as pessoas ajudarem umas às outras a encontrar palavras para falar sobre crimes semelhantes e explorar o impacto deles sobre suas famílias. Levou algum tempo, mas, por fim, em cooperação com vários colegas, estabelecemos terapia de grupo no hospital, específica para pessoas que haviam matado membros de suas famílias. Esses grupos continuaram e se expandiram ao longo do tempo, e agora eu trabalhava com outros terapeutas que dirigiam um deles.

A terapia de grupo é um grande achado para um psicoterapeuta forense. Ela pode ser mais gratificante do que o trabalho individual porque tem uma dinâmica muito diferente; para começar, não sou a única pessoa tentando entender o que está acontecendo. Sempre há dois terapeutas na sala (às vezes três), mais os quatro ou cinco pacientes que trabalham conosco. De certo modo, depois que o grupo se estabelece, os pacientes se tornam especialistas uns dos outros — o princípio orientador é terapia "do grupo pelo grupo". Li que os pioneiros da terapia de grupo nos Estados Unidos eram conhecidos como "maestros", uma analogia que me parece perfeita, inclusive pelo fato de que eles mantêm o grupo "no tempo". Isso também me lembra um comentário sobre psicopatas que ouvi há muitos anos: que eles "conhecem as palavras, mas não a música" dos encontros emocionais. Terapeutas que facilitam um grupo não são colegas músicos, mas temos autoridade e os orientamos, enquanto eles criam algo que pode ter várias camadas e ser estranhamente bonito. Como em muitas orquestras, uma hierarquia aplanada emerge com o tempo, o que só melhora o resultado. Sempre adorei trabalhar com esses grupos e senti falta deles quando saí.

* * *

"Estou falando, a esposa dele vai descobrir a qualquer instante." "Sim, aquele vizinho vai dedar, dá para perceber." "Lembra da semana passada, ele os viu no pub." Três dos homens do grupo, Tim, Benny e Kaz, falavam sobre um programa de televisão a que todos haviam assistido na noite anterior. Como na maioria dos ambientes residenciais de longa permanência, sob custódia ou não, a TV é uma unificadora social entre pessoas que podem ter pouco em comum além da identidade de pacientes ou presidiários. Em um ambiente prisional, ver televisão em conjunto também permite que os indivíduos compartilhem opiniões diferentes e até mesmo discutam com segurança. Em nossas sessões de grupo, as conversas sobre TV pareciam deixar os homens mais à vontade para começar o trabalho. Em geral conversavam sobre esportes, futebol em particular, mas também gostavam de assistir a dramas, sendo que o gênero preferido era o de histórias de crimes; lembro de quando *Dexter* (uma série americana sobre um perito forense durante o dia que se torna um serial killer à noite) era um dos favoritos.

Enquanto o papo continuava, Sam parecia inquieto, mas aparentemente estava ouvindo. Kaz tentou então incluí-lo deliberadamente. "Você está assistindo, Sam? Essa mulher… ela não consegue ver o que está na cara dela… acha que o sol brilha na bunda do marido." Benny acrescentou: "É tudo muito pombinhos para mim… não existe casamento assim". Sam pigarreou, parecia prestes a responder. Ele abriu a boca, mas nenhuma palavra saiu. Todos nós ficamos esperando, sem romper o momento. Aqueles de nós que estavam no grupo há mais tempo do que Sam, tanto terapeutas quanto pacientes, reconheceram a mudança de atmosfera que pode preceder a revelação de um pensamento importante.

Deixei o silêncio durar um pouco e disse, calma: "Sam?". Ele tirou uma mecha grossa de cabelo loiro sujo da testa. "Eu só estava... eu ia dizer... minha mãe e meu pai ficaram juntos quase quarenta anos. Namorados de infância. Nunca olharam para outra pessoa, acho." Sua voz era monótona e nasal, seu tom era impessoal, como se também estivesse comentando sobre personagens de ficção. Tim, sentado diante dele, pareceu duvidar. "Como alguém pode ter certeza disso? Quer dizer, as pessoas mentem o tempo todo..." Kaz interrompeu mais uma vez e deu sua opinião em tom alto e confiante: "Algumas pessoas simplesmente se amam, sabe". Ambos os comentários eram reveladores sobre quem os fazia, mas, naquele momento, eu estava focada na reação de Sam. Seu rosto era difícil de ler. "Minha mãe quase fez parte do meu índice, sabe." Notei que ele usava o jargão habitual como uma forma de manter uma distância em relação à natureza do crime, o que não era incomum entre pessoas que eram novas na terapia. Ele continuou: "Eu quase...". Seus olhos encontraram os meus e ele parou. Eu assenti para encorajá-lo. "Quase...?"

Ele rompeu o contato visual comigo, olhou para o chão e murmurou: "Eu estava num buraco. Eu tinha que sair dele". Uma das minhas colegas falou, seu suave sotaque do norte vindo como uma harmonia. "Como você saiu, Sam?" Ele a olhou de soslaio. "Era... Eu estava doente." Nós esperamos, mas ele não disse mais nada. Era a primeira vez que ele falava do crime que cometera, o assassinato de seu pai, dez anos antes. Falei que o que ele nos contou parecia importante e talvez pudéssemos voltar a isso mais tarde. Sua contribuição gerou então uma conversa reflexiva entre os outros três homens sobre os relacionamentos de seus próprios pais e suas variadas emoções espessaram a atmosfera, tal como uma música pode fazer.

À medida que o final da hora do nosso grupo se aproximava, Sam se levantou abruptamente, empurrando a cadeira para o lado. "Está na hora de ir embora." Minha colega disse que Sam estava certo, era hora, mas todos nós queríamos reconhecer o que ele havia compartilhado conosco mais cedo. "Parece que você deu um grande passo hoje, Sam." Achei que ele fosse responder a ela, mas ele estava exausto, acabado por ora. Os homens saíram para se juntarem ao enfermeiro que os acompanharia de volta à ala. Vi Kaz tocar no ombro de Sam enquanto eles avançavam e ouvi-o dizer baixinho: "Muito bem, cara". Sam não respondeu, mas não se retraiu; era um bom sinal. Eu esperava que ele se sentisse corajoso o suficiente para nos contar mais sobre seus pais nas sessões subsequentes, mas sabia que poderia levar algum tempo.

Não podemos insistir para que as pessoas frequentem qualquer tipo de terapia em um contexto forense. O grupo não era adequado para todos; lembro de um homem que se recusou terminantemente a participar quando o convidamos, insistindo que "Eu não matei ninguém. Podem desenterrar meu irmão e perguntar a ele se não acreditam em mim". A resistência também pode vir do medo do desconhecido, que é um tipo comum de ansiedade humana que todos nós conhecemos. Outro paciente que abordei para participar do grupo perguntou com nervosismo: "Você pode me dizer o que vou saber no final?". A maioria dos criminosos acabará percebendo que falar sobre o crime que cometeram com um terapeuta demonstra uma disposição para tentar e reduzir o risco, e alguns concordarão em participar de um grupo apenas para cumprir a tarefa, seguir o fluxo. Mas foi aí que nosso grupo realmente se destacou. Mais como uma dissertação do que como um teste de múltipla escolha, a pauta era definida pelos membros do grupo, e a resposta certa, ou a coisa socialmente desejável de se dizer, não era óbvia. As pessoas que só queriam cumprir uma obrigação logo desistiram quando perceberam que seriam confrontadas por pessoas como elas, que sabiam o que era matar. No caso de Sam, depois que se estabilizara após sua transferência da prisão, com a ajuda de medicamentos e algum tempo, ele concordara em participar do grupo. Ele manifestara alguma relutância, mas preferiu a terapia de grupo à individual. Colegas me disseram que ele admitira ter matado o pai, mas nunca falara sobre o significado disso para ele. Havia passado anos numa espécie de isolamento mental, que deve ter sido doloroso. Como um colega meu observou, insanidade é construir seu próprio castelo no ar e morar nele; estamos nos oferecendo para baixar a ponte levadiça.

Lembro de um angustiado debate profissional no início sobre como deveríamos chamar o grupo. A primeira proposta era o título brusco de Grupo dos Homicidas, mas alguns acharam que "revelar" as histórias das pessoas dessa maneira seria difícil e poderia desincentivar os pacientes a ingressarem. O grupo de terapia do hospital de Connecticut para pessoas que mataram seus pais tinha um nome poético, escolhido pelos membros: Grupo Gênesis. Lembro de ter pensado na época que era uma escolha esperançosa. Seus talentosos "maestros", meus colegas americanos Marc Hillbrand e John Young, há muito tempo são escritores inspiradores sobre o tema da esperança em ambientes forenses.[1] Mas havia muitos outros grupos de terapia em Broadmoor com títulos explícitos — de Grupo dos Criminosos Sexuais a Grupo dos que Estavam para Sair —, então concordamos com Grupo dos Homicidas. Mais tarde, conforme a demanda aumentou e passamos a ter duas sessões semanais, a situação se desdobrou em Grupo de Quinta-feira e Grupo de Sexta-feira. Acho que os dez anos ou mais que passei envolvida com esses grupos foram alguns dos melhores da minha vida profissional, reflexivos, desafiadores, comoventes e não sem humor.

Logo no início, percebemos que as coisas funcionavam melhor se restringíssemos os grupos a quatro ou cinco homens no máximo, em oposição ao limite de dez ou quinze que era mais comum na terapia de grupo. Havia algo importante em ser uma unidade "tamanho família". Também decidimos ter pelo menos três terapeutas envolvidos em rodízio para que pudéssemos manter a continuidade em caso de doenças ou feriados. As preocupações com a segurança exigiam que dois de nós estivéssemos na sala o tempo todo, mas logo ficou claro que nossa segurança não era um problema. Ninguém estava lá para criar confusão.

Eu disse que as pessoas com quem trabalho são como sobreviventes de um desastre no qual elas são o desastre e, assim como outros sobreviventes, podem ter dificuldades com a linguagem necessária para descrever memórias que não podem ser postas em palavras. Ao contrário do trabalho com sobreviventes de traumas, não pedimos a eles que processem memórias dolorosas pela repetição de cada coisa que aconteceu em grande detalhe. Em vez disso, os convidamos a aprofundar a compreensão do que fizeram ao articularem sua história em voz alta para o grupo e se disporem a ouvir outros fazerem o mesmo. Às vezes, nunca lhes foi pedido que falassem dessa maneira fora de um contexto legal específico que se concentra em motivo, método e desenvolvimento de uma defesa. Ser membro de um grupo como esse pode reduzir o isolamento emocional, e eles podem aprender uns com os outros a viver com suas identidades mudadas.[2] Ninguém sugere a eles que o passado não existe. A psicanalista britânica Caroline Garland diz isso com muita clareza: esse processo de recuperação diz respeito a "continuar, não superar".[3]

Depois que a sessão de grupo termina, os terapeutas sempre se reúnem em torno de uma bem-vinda xícara de café e fazem anotações sobre os temas discutidos, compartilham e refletem sobre o que vivenciamos. No dia em que Sam mencionou seus pais pela primeira vez, uma de minhas colegas perguntou se sabíamos se ele havia falado com alguém antes sobre sua mãe ou se ela ainda mantinha contato com ele desde sua condenação pelo assassinato do pai. Contei-lhes que na verdade eu havia me encontrado com a mãe de Sam, Judith, no passado, como parte do meu trabalho médico-legal. Eu sabia que ela ainda mantinha contato com o filho e o visitava habitualmente. É compreensível que alguns membros da família cortem o contato em casos como esse, incapazes de encontrar uma maneira de estarem com o agressor, mas sempre fico comovida quando as pessoas conseguem continuar a se importar com seu parente e permanecem em sua vida. Em geral, são as mães que ficam ao lado de sua "criança" problemática, seja qual for a idade do filho e independente do que tenha acontecido.

Quando o julgamento de Sam acabou, Judith abriu um processo de negligência num tribunal civil contra o fundo de assistência de saúde mental que cuidava de Sam na época do assassinato. Seus advogados me pediram para avaliar se ela havia sofrido de problemas de saúde mental devido à falha do fundo em avisá-la da soltura de Sam e as trágicas consequências. Isso foi bem antes de eu voltar para Broadmoor e conhecer Sam, que cumprira alguns anos de sua pena na prisão antes de sua saúde mental piorar e ele ser transferido para um hospital de custódia a fim de receber tratamento. Eu me lembrava bem do caso de Judith, pois ele levantou questões éticas significativas sobre confidencialidade e risco. O processo havia sido relatado publicamente, então pude dar a meus colegas um histórico do que havia acontecido e como isso poderia ser relevante para o que Sam dissera na sessão de grupo naquele dia.

Sam fazia parte de um subconjunto de jovens com doenças mentais crônicas, no geral do gênero masculino, que são pacientes que entram e saem o tempo todo de nossos serviços de saúde mental. O ciclo começa no início da adolescência, quando surgem os primeiros sintomas psicóticos, que costumam ser alucinações ou delírios e outros tipos de distorção da realidade. Às vezes a medicação ajuda, às vezes não; ela pode parar as alucinações, mas não consegue apagar a tristeza ou o medo, como o autor e enfermeiro de saúde mental Nathan Filer descreveu de maneira tão comovente.[4] Os adolescentes, em particular, podem relutar em tomar seus remédios devido a efeitos colaterais desagradáveis ou porque entram em estado de negação de que têm um problema. Alguns, como Sam, recorrerão às drogas e ao álcool para aliviar os sintomas psicóticos e lidar com sentimentos dolorosos. Substâncias amplamente disponíveis, como skank ou cocaína, só pioram seu estado mental, causando uma paranoia que pode levar a crises mentais agudas e períodos de detenção involuntária no hospital. Lá, eles podem ser violentos com os profissionais, e os enfermeiros de saúde mental são os que correm maior risco de agressão. É irônico que as poucas vezes em que fui agredida em minha longa carreira aconteceram em enfermarias psiquiátricas gerais, e não em prisões ou hospitais de custódia. No caso de Sam, ele tentou agredir seus cuidadores em algumas ocasiões, mas seu alvo era sua família, o que não surpreende; como vimos, a maior parte da violência é relacional.[5]

Quando sua irmã e seus colegas estavam indo para a universidade, começando em empregos e tendo relacionamentos amorosos, Sam foi deixado para trás. Se alguém estivesse estudando seu progresso em um mapa, do modo como os meteorologistas podem rastrear um evento climático extremo, teria ficado claro que ele estava ganhando força no mar e poderia causar estragos quando chegasse à terra, com sua família como o alvo quase inevitável. "Quase" é a palavra-chave: assim como os furacões podem mudar de curso ou de intensidade, evitando a catástrofe, o mesmo pode ocorrer nos estados mentais agudos, com alguma intervenção. Mas Sam não conseguiu ou não obteve a ajuda de que precisava, e seus episódios de violência aumentaram até chegarem ao "pico" com o assassinato do pai.

Expliquei aos meus colegas que Judith e eu nos encontramos cerca de três anos depois da tragédia, já que esse tipo de litígio civil leva muito mais tempo para chegar ao tribunal do que os casos criminais. Isso não era uma grande coincidência, como eles sabiam: eu trabalho no único hospital de alta segurança na região onde ocorreu o crime de Sam e onde sua prisão se localizava, e também faço alguns trabalhos jurídicos de vez em quando, como contei no caso de Sharon. Alguma sobreposição é incomum, mas pode acontecer. Pediram que eu visse Judith devido à minha experiência de trabalho em clínicas de trauma e interesse pelo impacto do assassinato nas famílias. A equipe jurídica dela estava particularmente focada em provas de seu trauma de longo prazo; pesquisa recente de colegas americanos sugerira que pessoas enlutadas por homicídio poderiam ter reações intensas e atípicas de luto que persistiam por anos, lembrando sintomas de TEPT.[6] Meu trabalho era ouvir a história de Judith, examinar seu histórico médico, fazer um diagnóstico e comentar sobre o tratamento. Nunca vi Sam como parte desse trabalho, nem haveria razão para isso. Ao contrário de um ambiente psiquiátrico geral, em que temos a hora usual (ou cinquenta minutos), eu poderia levar todo o tempo de que precisássemos. Pelo que me lembro, foi uma entrevista cortês, e tive a impressão de que ela era uma mulher com verdadeira dignidade e elegância.

Eu me lembrava dela como uma mulher miúda na casa dos sessenta anos, com a pele pálida quase da mesma cor de seu cabelo curto. Ela foi britanicamente estoica no início, mas depois chorou e sofreu à medida que nossa entrevista avançou. Contou que trabalhara no departamento de RH de uma firma de contabilidade por muitos anos, antes de o marido ser morto. Desde então, havia sido dispensada do trabalho por seu médico, e a perda de renda resultante fazia parte de sua ação de danos contra o hospital que cuidara de Sam na época do homicídio. Judith passou a me contar como ela e o marido, Ralph, haviam se conhecido no final da adolescência e se apaixonado. Eles sempre quiseram dois filhos, e Sam era o mais novo, nascido quando sua irmã Caroline tinha três anos. Judith sorriu com ternura ao recordar que ele fora um bebê tranquilo e como era feliz quando menino.

Mas os sorrisos diminuíram quando ela descreveu a transformação de Sam durante a puberdade. De início, ela e Ralph pensaram que suas "cenas" eram apenas uma coisa típica de adolescente, mas ele se tornou cada vez mais infeliz e agitado à medida que avançava na adolescência e começou a ser agressivo com eles. Todos os adolescentes têm dificuldade para lidar com os pais em certa medida, experienciando o cabo de guerra interno entre carência e separação, mas esses sentimentos são muito agravados pela doença mental, e Sam estava começando a mostrar sinais que acabariam por levar ao diagnóstico de esquizofrenia.

Seus pais demoraram a entender essa possibilidade, e, quando a escola suspendeu Sam por fumar maconha, por algum tempo eles acharam que esse deveria ser o problema. Ele estava cada vez mais confuso e assustado, e parecia estar falando e ouvindo "vozes".

As alucinações verbais auditivas (AVAS) são provavelmente um dos sintomas mais familiares associados às doenças psicóticas. É um fenômeno fascinante e não é bem compreendido. Não é o caso de as AVAS serem sempre um indicador de doença mental persistente, e elas podem ser positivas e reconfortantes em contextos religiosos ou quando as pessoas relatam ter ouvido a voz de um ente querido falecido (há alguns trabalhos interessantes a esse respeito feitos por um grupo chamado Hearing Voices Network). Uma vez, Judith perguntou a Sam como eram as vozes. Ela admitiu para mim que imaginava que elas poderiam ter sotaques ou gêneros diferentes, uma ideia que teve ao ver filmes sinistros sobre pessoas com "múltiplas personalidades", e que é um equívoco comum. "Mãe, elas são como a minha", disse o filho, olhando para ela como se fosse algo óbvio. Outros pacientes meus descreveram uma série de resmungos ou sussurros fragmentados que são difíceis de discernir, o que poderia explicar por que as pessoas com AVAS podem parecer intensamente concentradas enquanto se esforçam para ouvir. No entanto, em doenças mentais graves, a maioria dos pacientes diz que as vozes são quase sempre negativas e podem incluir comandos obscuros como "você sabe o que precisa fazer". Também é comum a voz falar na terceira pessoa, como em "Sam vai morrer em breve" ou "Todo mundo odeia o Sam". Embora haja alguns casos famosos de criminosos violentos que alegam ter ouvido a "voz do diabo" (ou de Deus) dizendo-lhes para agir, em comparação, é raro ouvir uma ordem específica como "Mate-se" ou "Mate-os", e é evidente que as pessoas nem sempre fazem o que esses comandos alucinatórios as mandam fazer.

Judith e Ralph levaram Sam ao clínico geral e descreveram o que estava acontecendo, o que acabou levando a uma consulta com os Serviços de Saúde Mental para Crianças e Adolescentes (CAMHS, na sigla em inglês), onde Sam obteve algum apoio de uma equipe especializada em jovens com psicose. Mas ele relutava em tomar a medicação prescrita, reclamando que o deixava nauseado e "entorpecido", inclusive com uma perda de libido que parecia injusta e estranha para um rapaz da sua idade. Depois de completar dezoito anos, ele passou a ficar sob a proteção dos serviços de saúde mental para adultos, e seus pais não foram mais atualizados quanto aos detalhes de seu tratamento, o que seria considerado uma quebra de sigilo, uma vez que ele não era mais menor de idade. Mas Sam morava na casa deles, que viviam com preocupações constantes. Ele entrava em estados altamente paranoicos e, às vezes, os acusava de conspirarem contra ele. Em uma ocasião, ele destruiu o quarto de sua irmã, Caroline, à procura de algo que disse que ela havia roubado ou escondido dele, quebrando suas coisas e aterrorizando-a a ponto de ela decidir se mudar e viver com amigos, decisão que seus pais encorajaram. Quando "voltou a si", como colocou Judith, Sam ficou muito atormentado pelo que havia feito e foi incapaz de se explicar, o que causava uma frustração enorme. Esse tipo de episódio é típico de um "surto psicótico", no qual o doente é desconectado da realidade por suas crenças paranoicas.

Sam também podia ficar choroso, sem esperança e carente. Os olhos de Judith se encheram de lágrimas quando ela se lembrou de como ele vinha até ela e soluçava dizendo que não tinha nada na vida e o quanto desejava ser "normal" como seus colegas e ter uma namorada ou planos para o futuro. Com o incentivo de seus pais, por vezes ele tentava trabalhar com serviços de reabilitação na comunidade, mas seus sintomas sempre retornavam e ele voltava a ser paranoico e ranzinza, sobretudo quando fumava tipos fortes de maconha, como o skank. Um padrão de episódios psicóticos recorrentes se instalou e se tornou cada vez mais difícil de tolerar. Parecia que o amor de Judith e Ralph por seu filho foi inabalável durante todo esse período, mesmo quando ele se tornou violento com eles. Judith chamou a polícia em uma ocasião, quando Sam bateu em Ralph e quase quebrou seu braço, mas eles não quiseram prestar queixa. Suas esperanças aumentaram quando Sam conseguiu uma vaga específica em um albergue de reabilitação, onde havia terapia ocupacional e outras intervenções disponíveis para ajudá-lo. Por um tempo, as coisas melhoraram, mas ele aparecia esporadicamente na casa da família para pedir dinheiro ou reclamar da vida no albergue. Após alguns embates tensos e assustadores, Ralph e Judith foram persuadidos a obter uma medida protetiva contra ele.

Isso lhes trouxe um pouco de paz, disse Judith, mas menos contato com Sam significava não ter quase nenhuma notícia sobre sua condição. Eles sabiam que ele entrava e saía do hospital, depois de ter perdido seu lugar no albergue, e que havia passado algum tempo morando na rua, o que fez seus pais se sentirem culpados e preocupados. Vez por outra, quando ele estava internado, eles eram convidados a participar de revisões do caso no hospital, mas, se Sam se recusasse a recebê-los, tinham de ir embora. Eles informaram à equipe médica que continuariam a apoiá-lo da melhor maneira possível, mas não poderiam tê-lo de volta em casa por causa da violência. Tive a impressão de que haviam ficado num meio-termo entre a aceitação de sua impotência e a relutância em se separarem totalmente de um filho que já haviam perdido havia muitos anos.

Não muito antes do assassinato, eles escreveram para o médico de Sam, contaram em detalhes a história do seu comportamento abusivo em relação a eles e perguntaram se ele precisava de cuidados de longo prazo num hospital psiquiátrico, embora soubessem que não tinham nenhum papel nessa decisão. Havia pouca ou nenhuma chance de que isso acontecesse. Não são todos que compreendem que o antigo sistema de hospícios ou cuidados de longo prazo para doentes mentais acabou há muito tempo no Reino Unido (e também em todo o mundo); no NHS, o tempo médio de permanência em um leito de unidade psiquiátrica é de três semanas. Na esteira do movimento de antipsiquiatria da década de 1970, e como parte do *Zeitgeist* antigovernamental geral da época e da austeridade que se seguiu, a Grã-Bretanha e a maioria das sociais-democracias adotaram a ideia da integração social de pessoas com doenças mentais e com dificuldades de aprendizagem, fazendo a transição para um sistema de "cuidado na comunidade". Isso significou que o fardo do cuidado recaiu sobre a família, uma vez que os serviços comunitários eram (e continuam a ser) drasticamente subfinanciados. Essa é mais uma manifestação da ênfase desproporcional e equivocada que nossa sociedade dá à saúde física em detrimento da saúde mental, e talvez o exemplo mais grave.

Uma querida amiga minha, que vivenciou a trágica conjunção do diagnóstico de câncer grave de seu marido com o desenvolvimento de sintomas de esquizofrenia, semelhantes aos de Sam, em seu filho adolescente, descreveu para mim a grande diferença nas experiências deles como pacientes, e o significado vazio que "cuidado na comunidade" tem na prática. Os provedores de serviços de saúde se uniram em torno de seu marido, com provisões desmedidas de tratamento e garantias de que estariam disponíveis enquanto ele vivesse, às quais a família era grata. Enquanto isso, seu filho, cujo estado mental se desintegrava rapidamente, quase não tinha opções de tratamento, e as que surgiam eram limitadas e ineficazes.

A experiência de Judith não era diferente, e foi exacerbada pelo fato de que ela se sentia desconectada dos cuidados de seu filho na vida adulta, quando não estava mais a par da maioria dos detalhes de seu diagnóstico ou tratamento. Sua linguagem começou a vacilar quando ela se lembrou das últimas ocasiões em que vira Sam, talvez duas ou três vezes naquele último ano antes do assassinato. Ele havia completado trinta anos, disse ela, embora sempre parecesse jovem para sua idade. Ela se preocupou com o fato de ele estar tão trêmulo e suado, o que lhe disseram que se devia aos remédios, e era de partir o coração que ele sempre parecesse tão triste. Notei que ela retomou a compostura quando começou a descrever o homicídio em si, provavelmente porque era uma narrativa que teve de repetir muitas vezes para vários profissionais.

Ela contou que Sam chegou em casa certa noite, quando eles pensavam que ele ainda estava no hospital, e entrou pela porta dos fundos, que haviam deixado destrancada. Ralph estava lavando a louça depois do jantar; ela estava na lavanderia ao lado da cozinha, lavando roupa, quando ouviu gritos — a voz elevada de Ralph e Sam o xingando, exigindo dinheiro. Ela correu e viu os dois homens lutando, engalfinhados numa briga. Ela foi ligar para a polícia quando, para seu horror, viu Sam pegar um rolo de massa do pote de utensílios perto do fogão e apontá-lo para a cabeça de Ralph. Ela largou o telefone e tentou intervir, mas Sam a golpeou com muita força, e ela bateu na parede e caiu no chão; Judith ouviu seu braço quebrar com um estalo audível. Também tinha batido a cabeça com força e o sangue gotejava em seus olhos. Mas ela viu e ouviu Sam chutando Ralph com violência enquanto ele jazia inconsciente no chão. "Acho que desmaiei então", disse ela, sem emoção.

Sam fugiu do local, mas foi pego pela polícia quase imediatamente e confessou o crime. Ele foi logo acusado e mandado para a prisão. Depois foi condenado por assassinato e recebeu uma sentença de prisão perpétua sem possibilidade de condicional. Isso me surpreendeu um pouco, dado seu histórico psiquiátrico, que poderia sugerir o veredicto mais suave de homicídio culposo, mas os dois psiquiatras que avaliaram Sam para o julgamento não concordaram sobre seu estado mental no momento do crime. O júri dera preferência clara às provas do psiquiatra da acusação e considerou Sam culpado de homicídio, o que significava que havia apenas uma sentença que o juiz poderia proferir.

O testemunho de Judith também foi relevante; ela ouvira Sam exigir dinheiro do pai, e a acusação enfatizou o histórico de Sam ser abusivo e violento com os pais quando precisava de dinheiro para comprar drogas. O histórico de saúde mental nesse caso não foi totalmente ignorado pelo júri, mas é complexo distinguir entre motivos sãos e insanos em um caso como esse, e nunca se sabe como um júri decidirá. Se ficasse mentalmente doente na prisão, Sam poderia receber algum tipo de tratamento, e, se seu estado fosse ruim o suficiente, ele seria transferido para um hospital de custódia. Dez anos após o assassinato de seu pai, foi o que aconteceu. Como parte de seu tratamento, e com seu consentimento, ele começou a trabalhar em nosso Grupo dos Homicidas.

O processo de negligência movido por Judith parecia simples no papel: o hospital tinha o dever de cuidar de Sam e deixou de cumpri-lo ao não avaliar seu risco de maneira adequada. Eles haviam agravado o erro ao permitirem que ele saísse quando sabiam que seu comportamento poderia ser perigoso. Não avisaram sua família de que ele tinha recebido permissão para sair, nem que havia fugido. Essa violação causara danos a Sam e sua família e, portanto, eles podiam reivindicar uma indenização por esses danos. A posição do hospital era de que eles não tinham obrigações legais para com a família de Sam, apenas para com seu paciente. Destacaram o fato de que o tribunal havia concluído que ele não estava doente no momento do homicídio. Não era dever legal deles impedi-lo de ferir outras pessoas e, de acordo com a Lei de Saúde Mental, eles tinham a obrigação de cuidar dele usando "práticas menos restritivas". Na época do homicídio, Sam fora avaliado como em situação de risco mínimo e estava numa enfermaria aberta, onde a licença para sair era normal e inevitável como parte do protocolo de tratamento. Era verdade que ele havia se ausentado sem permissão, mas isso acontecera durante outras de suas estadas no hospital, sem que ele tivesse procurado seus pais ou feito qualquer coisa prejudicial a alguém. A equipe médica não tinha como saber que ele voltaria para casa ou tentaria machucar seus pais, e não havia nenhuma exigência legal de contatá-los quando ele se ausentasse. Na verdade, fazer isso teria sido uma violação do direito de Sam de controlar a revelação de suas informações privadas, um conceito familiar que todos conhecemos como "sigilo médico-paciente".

Há um consenso na profissão médica de que, em certas circunstâncias, como quando existe um risco de dano suficientemente sério, é justificável romper o sigilo. A questão no caso de Sam era saber se se tratava de um desses casos, e se havia sido feito um processo adequado de exame do risco e do potencial dano de não revelar essas informações. Achei que seus cuidadores poderiam ter justificado a revelação aos pais de que Sam estava em liberdade, e eu tinha uma série de provas para respaldar essa opinião. Também afirmei que respeitar a confidencialidade do paciente nunca foi sinônimo de sigilo absoluto.[7]

O exemplo mais famoso que demonstra isso talvez seja o caso *Tarasoff versus Conselho da Universidade da Califórnia*, sarcasticamente conhecido como "o caso que deflagrou mil intimações judiciais".[8] Tatiana Tarasoff era estudante da Universidade da Califórnia em Berkeley quando foi assassinada por Prosenjit Poddar, um colega estudante que ficara deprimido depois de tentar ter um relacionamento amoroso com ela, que supostamente o rejeitou. Chama a atenção o fato de que esse é um dos primeiros casos registrados de "comportamento de *stalking*" (antes de ser conhecido como tal) como precursor de um ataque fatal. Poddar procurou terapia para sua depressão e, quando revelou ao psicólogo do campus que pensava em matar Tatiana, ele ficou tão preocupado que notificou a polícia do campus. Poddar foi detido e passou por um interrogatório breve, mas pareceu ser racional e prometeu deixar Tatiana em paz. Depois que foi solto, ele encerrou a terapia e nunca mais voltou. Três meses depois, foi à casa da jovem, onde a alvejou e esfaqueou até a morte.

A ação judicial que os pais dela moveram em seguida contra a universidade e seus funcionários alegava que eles haviam falhado em seu dever de proteger Tatiana e que o psicólogo deveria ter violado a confidencialidade de Poddar e avisado a filha deles. De início, o processo foi indeferido por "falta de justa causa", mas os Tarasoff persistiram até chegarem à Suprema Corte do estado, que concluiu que a universidade era imune ao processo, mas que a ação dos Tarasoff poderia ter sucesso contra o psicólogo individualmente, que falhara em seu "dever de advertir" a potencial vítima. Houve protestos vociferantes da comunidade psiquiátrica, que argumentou que a confiança dos pacientes era essencial e que as pessoas ficariam desmotivadas se pensassem que suas informações poderiam ser compartilhadas com terceiros. Em caráter excepcional, a Suprema Corte revisou sua decisão, mas o segundo veredicto sustentou a opinião original, apenas com pequenas modificações. Ele afirmou que, se um terapeuta acredita que seu paciente representa um perigo para terceiros, então ele "tem o dever de exercer o cuidado razoável para proteger a vítima previsível desse perigo" e que "o privilégio terapêutico termina onde começa o perigo público". Seguiu-se uma onda de leis *Tarasoff* semelhantes por todo o país, e, embora as leis americanas não vigorem no Reino Unido, muitos casos britânicos relacionados à confidencialidade mencionaram o caso Tarasoff, e o General Medical Council (GMC) rapidamente adotou diretrizes para divulgações "no interesse público". Ainda hoje, o caso Tarasoff continua sendo uma importante referência no discurso internacional sobre confidencialidade.

Na opinião que escrevi a respeito do caso de Judith, argumentei que a equipe que cuidava de Sam não seguira as orientações estabelecidas sobre a confidencialidade nem considerou adequadamente o risco para sua família. Eu não estava dizendo que eles eram pessoas más ou médicos ruins, apenas que haviam cometido um erro, como nós, seres humanos, cometemos. Eles não haviam levado totalmente em conta as circunstâncias em que poderiam romper o sigilo e fizeram uma avaliação de risco incorreta quando permitiram que um paciente como Sam saísse do hospital e falharam ao deixar de informar seus pais. O resultado foi trágico não só para as vítimas, mas também para Sam.

Depois de enviar meu relatório, tive de me encontrar com o perito médico da defesa. O dr. B e eu concordamos quanto aos fatos básicos, ou seja, que Sam não estava mentalmente bem, mas que havia melhorado no período precedente ao homicídio, conforme comprovado pelo fato de ele ter sido transferido para uma ala aberta e ter recebido alguma licença, antes de sua "fuga". Discordamos quanto ao risco que ele representava para sua família. O dr. B disse que não havia indício prévio de qualquer perigo, ao passo que eu me referi à carta de seus pais ao médico que descrevia vários exemplos de violência contra eles e sugeria que Sam precisava ser mantido sob cuidados de longo prazo. Admiti que não se tinha conhecimento de que ele tivesse feito ameaças aos pais nos meses que antecederam o homicídio, mas era arbitrário basear a avaliação de risco apenas naquele período, em vez de em toda a história da vida e da doença de Sam. Os pais dele foram nomeados como pessoas identificáveis em seu círculo que poderiam ser vistas como "em risco", e isso era o suficiente para justificar pelo menos uma discussão sobre alertá-los, usando como cobertura profissional as diretrizes tanto do GMC quanto as semelhantes do NHS.

O dr. B não concordou e disse que não havia indícios suficientes para apoiar minhas afirmações e justificar o compartilhamento de informações, e ele acreditava que o hospital estaria sujeito a reclamações e até mesmo ações legais por parte de Sam se tivesse feito isso. Respondi que a equipe médica que cuidava de Sam havia envolvido Judith e Ralph em suas revisões de casos clínicos no período anterior ao homicídio. Quando Sam não retornou ao hospital na hora combinada, alertar seus pais poderia ter ajudado a prevenir ou reduzir o risco de danos a eles — eu estava pensando naquela porta dos fundos destrancada. Chegamos a concordar que *era* prática comum envolver a família imediata nas decisões de permissão para sair, mas o dr. B sugeriu que também era uma prática razoável *não* o fazer. Apresentamos nossos pontos de vista numa declaração conjunta e esperamos para ver o que aconteceria a seguir. Ou o caso iria a julgamento ou, o que era mais comum, os litigantes chegariam a um acordo financeiro em bases não reveladas. Os advogados de Judith previram acertadamente que o caso continuaria devido à sua potencial relevância mais ampla: ele poderia abrir um precedente difícil se fosse resolvido fora do tribunal — e quem sabe quantos processos semelhantes o seguiriam?

No dia em que fui chamada para depor, vesti meu traje de tribunal, do mesmo estilo preto e de corte austero preferido pelos advogados. Especialistas que dão testemunho gastam muito tempo e esforço na criação de seu "look" de tribunal, e existem até cursos caros de desenvolvimento profissional que orientam sobre como fazer isso. Seria tolice fingir que as aparências não contam. Descobri que me camuflar com a indumentária sóbria do tribunal é uma forma de comunicar que entendo meu papel no contexto, que é de ajudar o tribunal ao mostrar onde minha opinião se encaixa com as questões jurídicas. Embora eu tivesse sido contratada pela equipe de Judith, meu dever era para com o tribunal, não com "a causa". Era o juiz quem mais importava; seu entendimento era fundamental.

Há muita espera no tribunal, mas finalmente chegou a minha vez. Levantei-me e fiz o juramento. Existem versões seculares hoje em dia, mas escolhi usar a linguagem tradicional, "que Deus me ajude". O trabalho da advogada do hospital era contestar minhas conclusões e minar meus argumentos, da maneira mais gentil possível. Bons advogados não ficam entusiasmados ou fazem gestos e declarações dramáticas. Os melhores conduzem você, de maneira delicada, mas firme, por uma linha de argumentação que, se você não tiver cuidado, pode levá-la a contradizer sua própria opinião ou dizer algo que não é o que você queria dizer. A advogada do consórcio do hospital começou: "Dra. Adshead, não há interesse público em manter a confidencialidade do paciente? Em caso afirmativo, por que a senhora diz que ela deveria ter sido violada neste caso?". Ela continuou nessa linha: "A senhora afirma que a querelante deveria ter sido informada sobre a licença de seu filho para sair, mas com que fundamento?". "A senhora aceitou que não havia indícios de que o paciente representasse risco para os pais no dia em questão, correto?" "E a senhora aceitou que a equipe médica tinha uma opinião que estava dentro dos limites da prática médica razoável?" "Se sua visão mais extremada fosse aceita, então nenhum paciente psiquiátrico teria direito ao sigilo. Isso não seria discriminatório e não poderia fazer com que algumas pessoas, ou seus cuidadores, evitassem procurar a assistência médica necessária?" Isso continuou por algumas horas, o que não era ruim — conheci especialistas que foram questionados desse modo por dias.

Seu último lance foi chamar a atenção para o fato de que eu era psiquiatra forense e trabalhava em Broadmoor durante a maior parte da minha carreira. "A senhora não atendeu muito como psiquiatra geral, não é dra. Adshead? Na verdade, a senhora trabalhou quase sempre com pessoas com doenças mentais altamente perigosas, muitas das quais cometeram crimes terríveis e violentos, correto? Com certeza isso tem um efeito sobre a sua percepção do grau de 'risco' percebido" — nesse ponto, ela se permitiu um pequeno gesto de "aspas assustadoras" em benefício do juiz. Tudo isso é usual em interrogatórios. Meu trabalho é me manter fiel ao meu ponto de vista e explicar que, embora as perguntas da advogada possam ser interessantes, elas não prejudicam a minha opinião. Tento não parecer dogmática e manter a compostura em todos os momentos, mesmo diante de questionamentos mais provocativos, mas nem sempre sabemos como somos recebidas no tribunal. O resultado de um caso pode depender de como o juiz está se sentindo naquele dia e de quão ansioso ele está em relação a como o caso é visto pelo público.

Compadeci-me do psiquiatra que decidira dar a Sam a permissão para sair, mesmo reconhecendo que deveria ter sido dado mais peso ao seu dever de alertar. Todos os psiquiatras precisam fazer avaliações de risco de seus pacientes, sabendo que alguma vez em um longo período as coisas de fato ficam muito sérias e os casos mais atípicos atrairão muita atenção do público e censura profissional. Ainda não aconteceu comigo, mas pessoas que conheci bem estiveram no centro de tais calamidades e vi o quanto isso lhes custou. As histórias sempre começam de maneiras comuns e incontroversas. Lembro de quando, anos atrás, um de meus próprios pacientes do hospital geral desapareceu durante uma licença, como Sam. Ele estava sendo tratado de uma doença mental e tinha histórico de violência, mas, naquela época, parecia estar progredindo bem. A equipe clínica concordara comigo que ele poderia ter licença para sair, e quando a enfermeira me informou que ele não havia retornado no horário marcado e estavam chamando a polícia, fiquei profundamente alarmada. Lembro de ter pensado "É assim que começa", com um nó terrível no estômago. Preparei-me para notícias do pior tipo — bem como para o caminhão de condenações que se seguiria.

Felizmente, o homem foi encontrado e trazido de volta para a enfermaria antes que algo acontecesse. Mas ainda tenho a lembrança vívida de como fiquei abalada, sabendo muito bem que, se ele tivesse usado drogas e talvez se envolvido em uma briga em que acertasse um golpe infeliz, os jornais da manhã o rotulariam de "monstro", e, junto com sua vítima e sua família, eu estaria ligada à tragédia para sempre. Era difícil não se sentir vulnerável e envergonhada; se tivesse dado errado, teria havido uma investigação obrigatória sobre meu papel, como sua médica responsável, na decisão de permitir que ele deixasse o atendimento seguro, e a imprensa teria visto a situação como incompetência ou coisa pior. Se a investigação concluísse que eu havia cometido um erro, eu provavelmente seria denunciada ao GMC e enfrentaria tanto a perda de minha licença para exercer a profissão quanto uma possível ação civil. Soube de um caso como esse em que a família da vítima havia feito ameaças de morte ao psiquiatra envolvido, com um impacto devastador no médico e em sua família. Em outro caso, uma foto do psiquiatra envolvido foi espalhada por todos os jornais nacionais, sob manchetes como "Asneira horrível", e ele foi rotulado como "O médico que deixou o assassino sair do hospital" e "colocou os direitos do assassino acima da segurança pública".

Judith perdeu o processo contra o hospital. O tribunal concluiu que a equipe que tratava Sam não tinha o dever de prevenir danos a ela ou a Ralph, e, embora um erro possa ter sido cometido na avaliação do risco, o dever de cuidar de Sam não fora violado. Não fiquei surpresa; a lei sempre prefere certezas e provas claras que possam ser analisadas e testadas. Essa estrutura não dá muita margem para que sejam abordadas questões de dever entre humanos em relacionamentos íntimos, nos quais sempre há alguma ambiguidade emocional e um horizonte moral em mudança. Compreendi que, em última análise, o tribunal não estava preparado para tocar na difícil questão do dever de terceiros em relação ao cuidado, mas questionei por que não se reconheceu que o dano que ele causara aos pais afetaria seriamente a saúde de Sam no futuro. Quando o encontrei no hospital, muito depois desse veredicto, ele estava apenas começando a enfrentar as implicações.

Como descrevi ao longo deste livro, a fim de reduzir o risco das pessoas, os terapeutas precisam ajudá-las a falar sobre sua história e o que aconteceu quando o "cadeado da bicicleta" se abriu para elas; em nosso Grupo dos Homicidas, isso se referia ao momento da violência fatal. É apenas ao descreverem isso que os membros de nosso grupo podem assumir suas ações, o que costuma ser marcado por uma mudança da voz passiva para a voz ativa em suas narrativas sobre si mesmos. Essa progressão me foi descrita pela primeira vez quando eu estava em formação com Murray Cox, meu mentor, que adorava a metáfora da lâmpada escura (como mencionei na Introdução) e prestava atenção especial à linguagem. Ele descreveu como um paciente muda de "eu não sei do que você está falando" para "não fui eu", depois para "fui eu, mas eu estava mentalmente doente na época", em seguida para "eu fiz isso quando estava mentalmente doente", até que afinal chega em "eu fiz isso". Cox dava o nome de "*scala integrata*" a esse processo de aceitar as próprias ações. Hoje, quando trabalho com estagiários, descrevo esse processo como uma "via dolorosa", em que cada passo mental é doído, e às vezes tudo que o terapeuta pode fazer é ser um companheiro na jornada.

Depois da sessão do Grupo dos Homicidas em que Sam mencionou pela primeira vez o longo casamento de seus pais, ele perdeu um pouco o gelo e foi capaz de falar sobre eles com mais liberdade, quando motivado pela dinâmica no grupo. Em uma ocasião, os homens entraram falando sobre o reality show *Big Brother* e a aversão deles à ideia de que os espectadores assistiam para ver as pessoas fracassarem, julgando-as para eliminá-las. Isso levou a uma discussão fascinante sobre como cada um se sentia a respeito da falta de privacidade na prisão e no hospital. Kaz brincou dizendo que as terapeutas eram como Big Sisters, pois não só os observavam o tempo todo como examinavam cada palavra que eles diziam. Antes que eu pudesse explorar mais essa comparação, com suas conotações autoritárias e punitivas, Sam entrou na conversa. Ele falou que, quando era adolescente, costumava se sentir como se estivesse "atrás de uma parede de vidro", sujeito à constante observação e preocupação de seus pais superansiosos, que o tratavam o tempo todo como se ele fosse um bebê. Do jeito como ele contou, parecia que eles não eram nem seus pais nem suas vítimas, mas sim pessoas que ele não conhecia, membros de uma plateia anônima. Mas, aos poucos, conforme prosseguia, percebi que ele estava seguindo a *scala integrata* de Murray Cox: começava a assumir alguma responsabilidade pessoal.

Depois de quase um ano, Sam chegou a um ponto em que não se referia mais ao crime como seu "índice" e era capaz de dizer: "Quando eu matei meu pai". É sempre um momento e tanto quando alguém consegue fazer essa transição, e eu me lembro bem do dia em que aconteceu. Ele começou descrevendo a manhã do dia do assassinato, um dia frio de outubro, uma década antes. Lembrou de seu alívio quando conseguiu se afastar de sua escolta de enfermagem depois que ele deixou a área do hospital para ir à loja da esquina. Disse que, de início, caminhou rápido, olhando por cima do ombro, depois começou a correr para colocar a maior distância possível entre si mesmo e o hospital. Depois de um tempo, se deu conta de que estava se aproximando do bairro em que seus pais moravam. Ele não estava pronto para ir até lá, então seguiu para uma ocupação perto do rio, onde conhecia alguns caras. Estava suando e desesperado por uma bebida, e alguém lhe deu uma cerveja e um comprimido — ele não sabia o que era. Ele perdera algum tempo, talvez tivesse desmaiado por um período, falou. Quando acordou, havia sirenes, polícia, luzes piscando, e os outros estavam se espalhando em todas as direções. Ele estava desorientado e com medo, mas escapou sem ser pego. Foi então em direção à casa dos pais. Lembro que Sam fez uma pausa nesse ponto, e respondeu à pergunta que se formava em minha mente antes que eu pudesse fazê-la: "Eu não sei por quê... Acho que era minha casa". Já era tarde, disse ele, e deu a volta pelos fundos da casa. Viu pela janela que seu pai estava fazendo chá na cozinha e sua mãe passava algumas roupas na lavanderia.

Contou que ficou do lado de fora assistindo por um tempo, "como se fosse um filme ou algo assim", e eu o imaginei lá fora na noite fria, observando a cena doméstica lá dentro. Imaginei a visão de Judith e Ralph conversando numa pantomima, ela talvez pedindo a ajuda dele para dobrar alguns lençóis. Compreendi como o companheirismo doméstico deles poderia parecer para Sam tão remoto e exclusivo quanto qualquer coisa que Hollywood pudesse fabricar. Ele não entrou em detalhes sobre o que o irritou em particular no quadro visto através da janela, mas nos disse que ficou com frio e começou a sentir raiva. Ele se aproximou da porta dos fundos para procurar a chave reserva embaixo do vaso, mas então tentou a porta e descobriu que estava aberta. Nesse ponto de sua história, Sam parou para respirar fundo, e todos nós ficamos sentados em silêncio, esperando que ele continuasse, pressentindo que a parte seguinte poderia ser difícil para ele e para nós. Como tantas vezes acontecia naquele grupo, senti a terrível responsabilidade de testemunhar o horror. Por fim, depois de termos mantido nosso silêncio por alguns minutos, pensei que ele poderia achar que tinha dito o suficiente por um dia. Mesmo assim, perguntei: "Sam, você quer dizer mais alguma coisa?".

"Quero uma bebida", ele deixou escapar, abrupto e alto. A princípio, pensei que estivesse falando do agora, mas não, ele estava de volta ao jardim de sua casa, falando de si mesmo no presente histórico. Seus olhos estavam desfocados, fixos na parede branca atrás da minha cabeça. "Preciso de dinheiro. Preciso conseguir um pouco de coca. Estou com sono, estou com frio... estou com medo." Ele franziu a testa e passou os braços em volta de si mesmo ao dizer isso, com voz tensa e baixa. "Acho que alguém me seguiu, cara. A polícia está atrás de mim, tenho que entrar, esconder meu rosto. Não consigo ver minha mãe e meu pai ... Ali está meu pai." Ele engoliu em seco e continuou: "Ele está olhando para mim como se eu fosse a pior coisa que já aconteceu com ele... Ele não está muito satisfeito. Quer dizer, ele parece apavorado pra caralho, e eu estou pensando, 'Isso não está certo, você não deveria estar com medo, deveria estar contente de me ver, eu sou seu filho'".

Sua fala estava se acelerando. Todos no grupo ficaram perfeitamente imóveis, deixando que a história fluísse no espaço entre nós. Essa colaboração quieta de ouvintes, como uma orquestra silenciosa que acompanha um solo de oboé solitário com seus arcos ou instrumentos suspensos no ar, é algo notável de se experienciar. Em um grupo como esse, depois de anos de prática, sei quando pôr de lado minha batuta de maestro e deixar as coisas fluírem. "Então papai está dizendo: 'Sam? O que você está fazendo aqui? Você devia estar no hospital'. E agora estou pensando: 'Isso não é uma boa acolhida, é? Nem perguntou como estou ou algo assim'. Estou zangado pra caralho e pensando, sabe, 'Provavelmente foi ele que chamou a polícia para mim'. E então ele diz: 'Sammy' — como quando eu era adolescente, aquele apelido infantil estúpido — 'Sammy, acho que você deveria ir embora'. E eu estou pensando: 'Cara, é isso, até meu pai me odeia agora'".

Não tirei os olhos de Sam, mas ouvi um dos outros pacientes soltar uma espécie de meio suspiro, liberando uma pequena bolha de tensão que suponho que todos nós sentíamos. Sam se curvou na cadeira, com os cotovelos apoiados nos joelhos, e esfregou o rosto com as mãos como se quisesse remover suas feições. Achei que ele poderia estar criando coragem para continuar, e fui tomada por uma sensação de tristeza e pavor que era quase teatral, como aquela sensação de assistir Medeia ou Macbeth, quando você sabe o que está por vir e sussurra para si mesmo, "Ah não, não faça isso...".

Depois de um tempo, Kaz se inclinou e disse: "Você está bem, cara? Precisa de um pouco de água?". Sam assentiu e um dos meus coterapeutas se levantou, foi até o bebedouro e passou um copo para ele. Ele bebeu de um só gole. Então olhou para o teto, depois para o relógio na parede, que nunca mostrava a hora correta — para qualquer lugar, exceto para um de nós. "Acho que não consigo falar mais nada agora", disse com voz rouca. Tim falou: "Você só tem que dizer o que conseguir — todos nós já passamos por isso". E então Benny, outro paciente, deu sua opinião: "Levei anos, cara. Não se preocupe, a gente sabe como isso fica real demais". Fiquei emocionada com o apoio deles, e talvez Sam também, porque ele foi capaz de continuar. Notei que mudou para o tempo verbal do passado naquele ponto, como se precisasse de um pouco de distância para chegar ao fim. Fiz um esforço especial para memorizar sua linguagem, mas não havia grande perigo de que eu fosse esquecer sua eloquência simples e devastadora.

"Então foi isso. Foi quando matei meu pai. Não me lembro de tudo, mas sei que comecei a bater nele, peguei alguma coisa e comecei a bater nele. E então mamãe estava gritando comigo, eu a empurrei e ela bateu na parede com uma espécie de estalo... e então não havia nada além de mim batendo no meu pai. E depois, nenhum som. Foi como se o mundo tivesse esmaecido. Eu estava congelado ali, de pé sobre ele, e ele estava deitado numa poça de sangue. Lembro que olhei em volta e pensei: 'É isso, é o fim de tudo.'" Então Sam deixou a cabeça cair entre as mãos, e eu esperei um pouco para ver se ele tinha mais alguma coisa a dizer, mas ele ficou em silêncio. Olhei então ao redor do grupo e perguntei se alguém tinha algo que quisesse dizer a Sam. Ninguém falou. "Talvez o resto seja silêncio", falei. Nem toda revelação precisa de uma reação, e talvez nenhuma palavra importe quando alguém descreve como destruiu seu mundo.

Mais tarde, após o término da sessão, sugeri aos meus colegas que o fato de tudo isso ter acontecido em sua casa da infância piorou a situação para Sam, como se o passado fosse seu único lugar seguro, e agora até mesmo isso estava fechado para ele. Conversamos sobre a combinação do "cadeado de bicicleta" que se encaixou naquela noite, todos os fatores de risco se alinhando, e cogitamos se o "número" final foi o olhar de medo nos olhos de seu pai — ou apenas o sentimento intolerável de não ser a pessoa que ele queria ser.

Desde então, pensei com frequência em Sam e Judith, e se a violência fatal final dele poderia ter sido evitada. Ainda compartilho das preocupações de meus colegas e dos tribunais quanto à proteção da privacidade do paciente, mas acho que precisamos abordar a questão do sigilo de uma nova maneira. A doença mental é um assunto de família; poderíamos tornar a gestão de riscos um esforço cooperativo entre todos os afetados por ela? Esse caso deixou claro para mim que, apesar de todo o discurso da boca para fora sobre cuidar dos doentes mentais na comunidade, continua parecendo que não é tarefa de ninguém zelar pelos seus cuidadores e familiares. Em uma época em que a privacidade e as informações pessoais têm sido monetizadas a tal ponto pelas mídias sociais e marqueteiros, talvez pudéssemos criar um contrapeso no domínio da saúde e segurança. Nem sempre é necessário tratar a privacidade como o "Precioso" de Gollum,* e com certeza não em casos como esse.[9] Não precisa haver uma competição entre pessoas como Sam e seus pais sobre quem possui ou tem acesso às suas informações médicas.

Na ausência dessa cooperação, os pais de Sam acabaram adquirindo uma nova identidade que nunca escolheram, como vítimas de sua violência. E agora o próprio Sam é definido como membro de um grupo extremamente pequeno de pessoas que têm, ao mesmo tempo, um diagnóstico de doença mental e uma condenação por homicídio, uma identidade complexa relacionada com

---

* Gollum: personagem da série de romances *O senhor dos anéis*, de J. R. R. Tolkien, que chama o anel que busca de "meu precioso". (N. T.)

a dor. Como ele poderia seguir em frente? Fiquei animada recentemente quando um dos membros do Grupo dos Homicidas desviou do habitual bate-papo sobre programas escapistas de televisão e anunciou que estava lendo um bom livro, dado a ele por um colega paciente. Ele sorriu para mim e disse: "É bem a sua cara, dra. Gwen. É de um homem chamado Victor Frankl, que esteve num campo de concentração, e tem tudo a ver com encontrar significado em lugares como aquele... ou lugares como este".[10] Ele fez um gesto amplo com o braço que compreendia a descorada sala de reuniões e o pequeno círculo de homens e funcionários, bem como toda a instituição.

Eu nunca havia mencionado Frankl pelo nome para o grupo, mas aquele paciente acertou em cheio: a premissa de que todo sofrimento tem significado *tinha* a minha cara, qualquer que fosse ela. Sempre fico pasma quando alguém se apropria de uma história de vida e morte e dali surge um sentimento compartilhado de esperança que se irradia, permitindo que significado e propósito emerjam da catástrofe. Dessa forma, como um dos meus pacientes no Grupo dos Homicidas apontou, as pessoas que mataram podem fazer algo de si mesmas, mesmo que enfrentem muitos anos na prisão, "caso contrário, duas vidas serão perdidas em vez de uma".

Pensei em Judith, visitando fielmente seu filho durante anos após a perda do marido, e sobre como o trabalho difícil que Sam havia realizado em nosso grupo poderia aliviar o fardo dela, porque aliviara a dor dele mais do que qualquer medicamento. Falei sobre como um novo pensamento pode propiciar esperança, abrindo uma nova porta na mente. Não se trata de um insight especial meu; é notório que a esperança é vital para o bem-estar e para todos os tipos de recuperação. É considerada o principal fator curativo na terapia de grupo, porque assim que se passa por essa porta percebe-se que não se está sozinho. A esperança depende desse tipo de conexão. Compreender isso não só é necessário para nossos pacientes, ou para aqueles que trabalham com eles — é profundamente importante para todos.

11. David

Compartilho meu consultório particular em rodízio com outros terapeutas. É um local agradável, acolhedor e iluminado, e gosto dele porque é um ambiente muito diferente da prisão e do hospital. Há estofados macios, as paredes não são pintadas de um branco sujo e uniforme e, acima de tudo, não há cadeados, alarmes, nenhuma antecipação constante de perigo. Atualmente, reduzi minha carga de trabalho, mas continuo a trabalhar alguns dias por semana pelo NHS como terapeuta em locais de segurança, além de escrever, dar aulas e fazer alguns trabalhos médico-legais. Muito de vez em quando, recebo um paciente particular. Como a maioria dos médicos do NHS, não tenho um consultório particular como tal, o que contrasta com a situação nos Estados Unidos, onde os psiquiatras e psicoterapeutas são na maioria proprietários únicos de empresas privadas de terapia que também podem ser afiliadas a um hospital ou outra instituição. No NHS, não estamos proibidos de ter pacientes particulares, mas o número de horas de um dia é limitado, e prefiro trabalhar dentro do sistema financiado pelo Estado com aqueles que não têm recursos para pagar por ajuda privada.

Meu novo paciente era um médico de família na cidade vizinha que me fora encaminhado por um colega. Eu concordara em recebê-lo porque, quando ofereço terapia particular a alguém, no geral é para outros profissionais médicos, pois pode ser muito difícil para eles acessarem ajuda, por uma série de razões que descreverei. Não ofereço terapia de longo prazo, e deixo isso bem claro para eles desde o início. Faço uma avaliação e ofereço um número limitado de sessões, e depois os oriento a procurarem outra pessoa, se necessário. Escolhi trabalhar desse modo porque estou acostumada a ter limites firmes entre meu trabalho forense e meu tempo livre. Como já disse, sou grata pelos altos muros das instituições de segurança, que traçam uma linha inequívoca entre meu trabalho e minha vida privada e me ajudam a deixar o trabalho para trás ao final de cada dia. Se a pessoa concorda com a ideia da terapia de curto prazo, considero que algumas sessões costumam ser suficientes; como disse um cirurgião que veio até mim, ele se sentira "mentalmente bagunçado", e um punhado de horas juntos foi suficiente para que ele clareasse a cabeça.

Naquela manhã, ouvi David antes de vê-lo. A janela do consultório dá para a área de estacionamento, e eu estava sentada tranquilamente, esperando sua chegada, quando a batida repentina da porta de um carro do lado de fora me fez dar um pequeno pulo. À medida que passos apressados rangiam no cascalho, percebi que ele estava terminando um telefonema — e não parecia ser um telefonema agradável. Depois de um momento, ouvi um resmungo abafado da mesma voz vindo da recepção, um daqueles barítonos que associo a cantores ou soldados. Agora mais perto, ouvi um ríspido "Não precisa, ela está me esperando", imediatamente seguido por três batidas rápidas na minha porta. Ele entrou antes que eu pudesse me levantar da cadeira.

"David X", anunciou ele, estendendo a mão para apertar a minha. Não era um homem grande, mas sua presença encheu o pequeno espaço. Tinha um aperto de mão forte e um sorriso profissional que não chegava a seus olhos. Suas roupas sugeriam que ele dera atenção a sua aparência: usava uma camisa branca imaculada e um lenço de seda estampado aparecia no bolso de um elegante blazer azul. A testa alta era coroada por uma massa de cabelos crespos e grisalhos, e sua cabeça parecia grande demais para seu corpo. O duplo significado de "cabeçudo" me ocorreu mais tarde, e me perguntei se essa associação inicial era uma reação a algo "teimoso" na maneira como David se apresentou para mim nesse primeiro encontro.

"O que o traz aqui hoje?", perguntei enquanto pegava meu bloco de anotações e caneta e acrescentava: "Vou fazer algumas anotações só para não esquecer as coisas importantes. Tudo bem?". Ele acenou com a mão para sinalizar não apenas assentimento, mas a irrelevância da pergunta. Também era médico, conhecia o protocolo. "O que exatamente Giles pôs no encaminhamento?" Percebi uma antipatia em seu tom de voz que talvez refletisse uma dificuldade em trocar de lugar e ocupar a cadeira do paciente — ou talvez fosse apenas ansiedade quanto ao que seu clínico geral tivesse dito. Esses primeiros minutos com um novo paciente são sempre cheios de pistas, e pode ser frustrante não ter tempo para processá-las de imediato. Disse que seu médico mencionara depressão. David sacudiu a cabeça: "Não, na verdade eu não chamaria assim. Não é meu humor, é meu sono. Muito simples: estou tendo problemas para dormir e os ISRSS [referindo-se a uma categoria de antidepressivos] que ele me deu não adiantaram nada". Perguntei há quanto tempo ele vinha tendo o problema. Alguns meses, respondeu, "ou talvez um ano". Franzi a testa por dentro. É muito tempo para alguém ficar sem dormir, e isso me fez pensar que o problema de David poderia ser complicado. "O encaminhamento também mencionou algo sobre problemas no trabalho. Isso está relacionado à falta de sono?" David ficou perplexo por um momento, depois, para minha surpresa, riu, uma risada áspera e seca. "Ele tinha que falar alguma coisa, não é?"

Ele olhou para mim como se me visse pela primeira vez desde que chegara. "Eu pedi a Giles me encaminhar a você em particular, dra. Adshead. Escutei você na Rádio 4 a caminho da cidade um dia. É meio que uma celebridade, não?" Nos últimos anos, dei algumas palestras públicas, a maioria sobre como trabalhar com autores de homicídios, e, depois que entrei "no radar" de algumas pessoas na mídia, comecei a ser convidada a participar de painéis de discussão de vez em quando e falar sobre o trabalho forense. Não me importo de fazer isso, mas é um efeito colateral inesperado do meu trabalho, não algo que busco. Comentários como o de David não pediam resposta, mas sua necessidade de fazê-lo sugeria que ele talvez estivesse nervoso, e poderia também ser uma tentativa de usar uma lisonja moderada como forma de estabelecer conexão. Perguntei-me ainda se importava para ele que "sua" psiquiatra tivesse alguma presença pública ou fosse bem-vista.

Ele dizia "... e quem não tem problemas no trabalho, hein? Quer dizer, veja o que fazemos e sob que pressão. O NHS foi para o brejo e ficamos para limpar a bagunça. Graças a Deus vou me aposentar logo. Esse trabalho requer um tipo especial de coragem, você não acha? Pense nisso: nós somos extraordinários. Temos que ser". Cruzou as pernas e me deu o que tenho certeza de que ele achou que era um sorriso vencedor, e mais uma vez tive a impressão de que ele queria me bajular ou me encantar, posicionando "nós" como especiais porque ele precisava sê-lo. Havia algo de controlador em tudo isso, e me vi recuando dele interiormente. Claro, eu sabia que era significativo do ponto de vista clínico — algo em sua psique estava beliscando algo na minha. Outra razão pela qual tenho um atendimento privado tão limitado é que gosto de discutir reações como essa com colegas atenciosos que compartilhem uma experiência com o paciente e possam me ajudar a refletir. Numa instituição como Broadmoor ou numa prisão, e mesmo trabalhando no serviço de liberdade condicional ou com os tribunais, estou conectada a outras pessoas; na prática privada, estou sozinha. Fui capaz de manter uma expressão neutra ao mesmo tempo que ainda transmitia interesse e receptividade com minha linguagem corporal, contato visual, escuta atenta e perguntas, mas o tempo todo estava ciente de que desejava poder me afastar de David e estava curiosa para saber por quê.

Perguntei-me se seria porque ele não queria realmente estar lá — se, apesar de sua apresentação cordial, ele se sentia como eu. Por que nós dois queríamos tanto sair da sala? Era provável que tivéssemos tocado em sentimentos e pensamentos perturbadores para nós dois. Por mais desanimada que estivesse com seus modos, eu refletiria mais tarde sobre o que ele havia dito sobre o NHS e se isso havia me incomodado. Ele estava correto ao dizer que o serviço de saúde vinha sendo duramente atingido por anos de cortes e reestruturações e enfrenta um futuro incerto, o que é ruim para quem trabalha na área. Também precisava me perguntar se ele havia tocado em alguma preocupação que eu tinha quanto ao meu próprio futuro, tendo em vista a semelhança de nossas idades e nossa profissão compartilhada. Pode ser incômodo quando nos fazem pensar que temos pouco tempo pela frente em comparação com o que ficou para trás.

Há verdade naquele velho ditado que diz que médicos são maus pacientes, sobretudo quando se trata de saúde mental. Isso é preocupante porque as taxas de depressão e uso indevido de substâncias são mais altas em nossa profissão do que em outros grupos profissionais, o que contribui para um maior risco de suicídio. Tenho trabalhado com médicos de clínica geral como David, que são obrigados a ser tudo para todas as pessoas, com uma enorme carga de trabalho. Eles de fato não podem se dar ao luxo de ficarem "mentalmente bagunçados". A bagunça é um anátema para a maioria dos médicos; nossa formação enfatiza o rigor científico e a necessidade de estar no controle. Força e confiabilidade são altamente valorizadas; aprendemos que, assim como o capitão de um navio, espera-se que estejamos no leme e não deixemos o convés até que o trabalho esteja concluído. No início da carreira de médica, aprendi rápido a nunca faltar porque estava doente, o que significaria decepcionar a equipe ou correr o risco de ser vista como fraca. Como a poeta americana Anne Sexton observou certa vez a respeito dos médicos, "eles são apenas humanos/ tentando consertar um ser humano".[1]

Há muito tempo me interesso pelas necessidades psicológicas dos médicos, em parte porque sou uma médica que precisou enfrentar a bagunça em minha própria cabeça e sei como pode ser difícil pedir ajuda ou achar tempo para cuidar de si. Fiz terapia por pelo menos dez anos, em parte como requisito da minha formação, mas também para me ajudar a entender quem eu sou e algumas das dificuldades que enfrentei na minha vida. Lutei contra a depressão e, em 2010, fiz formação em terapia cognitiva baseada em *mindfulness* (MBCT, na sigla em inglês), que é usada com frequência no tratamento da depressão crônica. *Mindfulness* [atenção plena] é uma prática de meditação baseada em tradições budistas, e eu gostaria de ter chegado a ela muito antes, pois descobri o quanto é útil tanto no âmbito pessoal quanto no profissional. Partindo do raciocínio de que essas práticas também podem beneficiar outros médicos, desde então me envolvi, junto com alguns colegas que pensam da mesma maneira (um deles é monge budista além de psiquiatra), na organização de retiros anuais de "*Mindfulness* para Médicos".[2]

Meu interesse em trabalhar com colegas médicos se estende também àqueles que acabam em verdadeiras dificuldades em decorrência de seus problemas, a ponto de transgredirem regras ou normas. Fico intrigada em relação ao que faz com que colegas que são, por definição, pró-sociais, que ajudam e cooperam com outras pessoas para viver, decidam "chutar o balde". Ao longo dos anos, vi como diferentes fatores de estresse afetam a saúde mental dos médicos e como suas identidades profissionais e pessoais se fundem no que é necessariamente um trabalho performativo. Não é nenhuma surpresa que eles sejam os protagonistas estressados de tantos dramas de televisão.

No início de minha carreira, pude testemunhar as consequências das lutas de alguns dos meus colegas para se desenvolverem. Logo depois de me formar em psiquiatria forense, em meados da década de 1990, fiz avaliações para o órgão regulador e de licenciamento médico do Reino Unido, o GMC, e participei por algum tempo do painel de Aptidão para a Prática. O GMC tem o poder de suspender os médicos do trabalho ou de "removê-los" — expressão bastante brutal usada para descrever a revogação da licença. Durante esse período, tive a sorte de conseguir uma bolsa de estudos para viajar aos Estados Unidos e estudar em primeira mão as terapias que nossos colegas americanos estavam desenvolvendo para ajudar os profissionais médicos. Os grupos que observei em minha viagem eram compostos principalmente de médicos que haviam perdido suas licenças e precisavam remediar isso fazendo programas de tratamento. Lembro de ter ficado assombrada com os milhares de dólares que tinham de pagar para que pudessem voltar a clinicar; na época, como agora, havia algum apoio psiquiátrico gratuito no NHS para médicos, embora não para a terapia de longo prazo de que alguns precisam. Acima de tudo, lembro de que, dentre muitos contextos e especialidades diferentes, havia um traço comum: eles só pediam ajuda quando já era tarde demais. Para alguns médicos (e acho que posso ter sido um deles), escolher estudar medicina em primeiro lugar parecia ser uma maneira de evitar a vulnerabilidade, como se, de alguma forma, ser médico e paciente fossem mutuamente excludentes.

Há também uma razão prática para que os médicos não busquem ajuda para a saúde mental: isso pode afetar sua licença para exercer a profissão. Hoje em dia, o GMC é em primeiro lugar um agente de proteção pública e é altamente reativo a qualquer sugestão de que um médico pode não ser "um par de mãos seguro". Essa mudança de ênfase foi impulsionada em parte pelo caso do dr. Harold Shipman, que em 2000 foi condenado pelo assassinato de quinze de seus pacientes idosos. O caso atraiu enorme atenção internacional, sobretudo porque se assemelhava muito a um caso ocorrido nos Estados Unidos por volta da mesma época que envolveu o médico Michael Swango. Ambos foram apelidados de "dr. Morte" pela mídia nacional. No Reino Unido, um inquérito público viria a descobrir que Shipman foi responsável por mais de duzentos assassinatos. A história nos mostra repetidas vezes como eventos inesperados e sem precedentes podem levar a um medo desproporcional, e depois de Shipman houve uma repercussão significativa contra os médicos.

Com todos esses obstáculos, não é de admirar que muitos médicos não levantem a mão para obter ajuda. Mas, nesse caso, David fora ao clínico geral e pedira para ser encaminhado a uma terapeuta; não qualquer terapeuta, mas uma que ele decidira ser adequada para ele, quaisquer que sejam os motivos. Tendo chegado até aqui, ele me dizia que se sentia apenas cansado, não deprimido. Sua atitude era otimista, sua apresentação calma. Já que ele estava negando qualquer doença, pensei que precisaríamos sair da narrativa médica e entrar em sua experiência como pessoa. Voltei à minha pergunta favorita: "Se isso fosse uma história, por onde começaria?".

David suspirou e olhou para o relógio, como se se perguntasse se realmente teria tempo para isso. Pareceu-me importante deixar a pausa se estender até um silêncio que ele teria de romper. Depois de um ou dois minutos, ele começou a explicar que, dois anos antes, seu longo casamento havia terminado. Quando sua esposa o deixou, ele começou a ter pesadelos terríveis que pioraram com o tempo, até chegar ao ponto de ele conseguir dormir apenas algumas horas por noite, na melhor das hipóteses. "Nenhum descanso", disse ele, sacudindo a cabeça, "nenhum descanso." Ele admitiu que isso o havia deixado "um pouco irritadiço" no trabalho. "Sabe como é, tudo irrita você. E nossa administradora desgraçada, Helen, está sempre pegando no meu pé, pedindo minha papelada e toda aquela baboseira administrativa…" Ele apelou para mim como colega. "Você não odeia isso?" Não respondi, embora eu desgoste de papelada tanto quanto qualquer outra pessoa. "Então, você sabe, uma coisa levou a outra." Ele não entrou em detalhes, deixando que eu imaginasse o que constituía "uma coisa" e se seus problemas no trabalho eram limitados a uma única colega.

Eu também estava curiosa para saber o quanto ela e outras pessoas poderiam ter aturado de David antes de reclamarem; o *esprit de corps* dos médicos significa que pode demorar um pouco até que se esgote a boa vontade. Passou pela minha cabeça que seus pacientes também podem ter começado a reclamar e, no fim das contas, a terapia talvez não fosse escolha dele. Perguntei-lhe diretamente se era esse o caso. Ele insistiu que não. Viera me ver porque sabia que tinha de superar o fim de seu casamento, disse ele, e se livrar dos malditos pesadelos, que com certeza estavam relacionados. "Ah? Você pode me dizer sobre o que eles são?", perguntei. Ele foi evasivo. "Nunca lembro deles. Eu não sei dizer. Desculpe desapontá-la, doutora." As lembranças de sonhos das pessoas são variáveis e, como observei no caso de Tony, a interpretação deles associada à psicanálise tradicional raramente faz parte do meu trabalho. Eu estava mais interessada no fato de David "não saber dizer". O que o silenciava? Fiz uma anotação e perguntei o que ele fazia quando não conseguia dormir ou acordava de um pesadelo. "Eu só tento me livrar dele, como se faz. Me levanto, pego uma bebida, entro na internet — espero amanhecer."

Nosso tempo estava quase acabando e David queria saber como seguiríamos a partir dali. Sugeri que nos encontrássemos por seis sessões nas seis semanas seguintes e depois fizéssemos uma revisão. Marcamos um dia e hora habituais para nos encontrarmos, então ele se levantou para sair e agradeceu pelo meu tempo. "Em suas mãos experientes, tenho certeza de que farei um grande progresso." Teria eu detectado uma pitada de sarcasmo? Ele saiu antes que eu pudesse reagir. Olhei para o relógio e vi que ele havia efetivamente encerrado a sessão alguns minutos antes. Tive a sensação de ter sido dispensada como um cadete por um oficial superior.

Na semana seguinte, ele não apareceu na hora marcada. Esperei em meu consultório e até fui até a janela para ver se tinha chegado, mas não havia sinal dele. "Ele ligou e disse que algo surgiu", informou nossa recepcionista. Interessante. Pensei que ele não estava trabalhando no momento — "de licença", de acordo com a nota de encaminhamento — então não seria uma emergência médica. Era mais provável que, tendo iniciado o processo, tivesse surgido alguma relutância em se engajar no trabalho da terapia. Mas ele chegou bem na hora para a sessão seguinte, até alguns minutos antes, entrando casualmente com desculpas sorridentes e uma explicação do motivo de sua ausência. Ele era um entusiástico jogador de golfe e, bem quando estava deixando o clube na semana passada para se encontrar comigo, topou com o membro do Parlamento do nosso distrito, um conhecido seu, que o convidou para sentar-se à sua mesa. Ele estava tomando café com — e aqui David baixou a voz e quase sussurrou o nome — o primeiro-ministro adjunto. Acho que era para eu ter ficado impressionada. "Eu não podia pedir licença, não é? 'Sinto muitíssimo, rapazes, preciso ir ver minha terapeuta.' Enfim, estou aqui agora. Qual é o plano, doutora?" Acho que tive a impressão passageira de que ele estava um pouco caloroso demais, como se tivesse bebido, mas estava tão lúcido que não perguntei.

Sugeri que poderíamos usar a sessão para falar sobre sua história de vida. Eu queria saber sobre sua infância, a história de seu crescimento, mas em vez disso ele respondeu começando pelo passado recente, com suas bodas de prata. Contou que dera uma festa suntuosa ("Vou te contar, custou um braço e duas pernas") no restaurante elegante do clube de golfe, com jantar e dança — "Smoking, tudo completo". Mencionou dois filhos adultos, que foram para o evento com suas jovens famílias. Havia uma filha que morava no País de Gales e um filho na Cornualha, mas ele não revelou mais nada sobre eles ou sobre os netos, nem mesmo seus nomes. Comentou de passagem que "eles adoram Connie", sua esposa. Pensei ter detectado uma nota de tristeza na fala, algo de Sir Andrew Aguecheek, de *Noite de Reis*, e seu melancólico "Eu também fui adorado um dia".

David descreveu em detalhes os elaborados arranjos da festa, os discursos, o bom vinho francês que ele pedira e o colar da Tiffany com que presenteou a esposa na frente de todos. "Tudo parecia, sabe, nos trinques. Famílias felizes. Então... bum." Algumas semanas depois, Connie fez as malas e foi embora. Ele estalou os dedos: "Sem mais nem menos". "Desculpe — você quer dizer que ela o deixou sem explicação?" Ele desviou o olhar e deu de ombros, dizendo que sua esposa um dia anunciara de repente que queria ir morar em Cardiff com a filha, para ficar com os netos.

"Tudo bem", disse ele. "Tudo bem", repeti, não convencida por essas palavrinhas inócuas que tão habilmente encerram uma conversa emocional. "Veja, não havia ninguém mais, se é isso que você está pensando. Em ambos os lados. Nada parecido com isso. Nós nos distanciamos, provavelmente." Eu apenas assenti, esperando por mais. Ele me encarou, transmitindo de algum modo raiva por eu não estar reagindo. Então mudou de posição, cruzou as mãos atrás da cabeça, estendeu as pernas e olhou para o teto. "O que mais posso contar para você?" Agora parecia bastante entediado. Perguntei se ele queria falar um pouco mais sobre os filhos — o que eles acharam da separação? "Não sei dizer." Essa expressão de novo. O que o impedia de dizer mais? Ele sabia?

Havia algo preocupante na imagem que se formava. Um homem de quase sessenta anos que se aproxima da aposentadoria já está estatisticamente dentro de um grupo de maior risco de suicídio, admita ele ou não a depressão. Alguns médicos ficam tão identificados com seu trabalho que a aposentadoria é complicada; pode parecer não apenas o fim de uma carreira, mas a morte de uma parte de si, e é possível que seja por isso que tantos continuam trabalhando bem além da idade normal de aposentadoria. Era importante estar de sobreaviso e ficar atento a como seria uma perda de identidade. Uma boa saúde mental também depende da comunidade, e David parecia socialmente à deriva após o divórcio. Seu clube talvez fosse um ambiente de convívio, mas o golfe não é um esporte de equipe, e ele parecia não ter nenhum relacionamento com seus filhos ou suas famílias e pode ter afastado pelo menos alguns de seus colegas de trabalho.

Eu o imaginei em casa depois que Connie partira, um homem solitário pressionado no trabalho que chega tarde, toma alguns drinques fortes na esperança de que eles possam ajudá-lo a dormir, depois vaga pela casa vazia olhando fotos emolduradas de uma vida perdida para ele, antes da lenta subida pela escada para a cama e da luta por descanso, apenas para ser atormentado por pesadelos indescritíveis: uma sequência noturna sombria e lamentável, que se repete sem parar. Algumas vezes tive de me impedir de preencher lacunas dessa maneira, embora as imagens me ocorram naturalmente. Aprendi que imaginar uma vida que não é a minha, apesar de ser parte integrante da empatia, também pode me impedir de ouvir ou perceber o que é real. Mas se eu nunca o fizer, isso também pode ser preocupante. Como alguém se põe no lugar de outra pessoa e não imagina por onde ela anda?

Achei melhor pedir a David o nome de alguém próximo a ele com quem eu pudesse falar se necessário — um amigo de confiança, talvez. Não se trata de uma solicitação incomum em casos que envolvem depressão e só acontece com a permissão do paciente. Ele desdenhou, mas conhecia meu dever profissional, então, quando o pressionei com delicadeza, ele concordou com relutância que eu poderia falar com seu clínico geral e gerente de clínica se fosse necessário, "o que não será". Ele não conseguia sequer lembrar o nome de um amigo próximo. Era uma paisagem emocionalmente desoladora e tive a sensação de uma angústia profundamente enterrada. Mas, quando nossa sessão terminou, David me garantiu que estava "com ótima disposição" e insistiu: "Não se preocupe, minha cara". Saiu da sala com um alegre "Até a semana que vem", e eu poderia jurar que ele piscou para mim.

Na vez seguinte em que nos encontramos, ele apareceu com roupas esportivas, rosto corado, vestindo uma camisa polo com a gola levantada, muito satisfeito com seu jogo de golfe daquela manhã. Seu entusiasmo diminuiu quando perguntei se poderíamos voltar mais em sua história, para sua primeira infância. "Ah, estamos no território de Freud agora, é?" Fazendo aspas exageradas no ar, ele recitou o que imaginei serem os únicos versos da poesia de Philip Larkin que ele (e muitos outros) sabia de cor: "Eles te fodem, tua mãe e teu pai...".[3] Ele parou, sorrindo, como se esperasse uma estrela dourada da professora. Não falei nada. "Freud, Jung... não é ciência de verdade, não é, dra. Adshead?" Tentei imaginar por que ele queria menosprezar a profissão. Sei que há alguns médicos que ainda veem a psiquiatria como uma especialidade da Cinderela, mas isso é incomum em um clínico geral, pois seu trabalho está muito relacionado à saúde mental. Decidi tratar o comentário dele como gracejo e me permiti revirar os olhos, como se fingisse me sentir insultada em nome de toda a psiquiatria. "Conte-me sobre seus pais", instiguei-o. Ele ergueu as mãos numa imitação de rendição e começou.

Sua narrativa foi breve e direta, mais ao estilo de biografia profissional ou perfil de jornal do que de memórias. Ele fora batizado em homenagem ao pai, que também era clínico geral. Sua mãe era enfermeira. "Aquela coisa. Tal pai, tal filho, não é? O mesmo com você?" Observei como ele sentira uma necessidade imediata de mudar o rumo e iniciar uma conversa diferente, algo mais mútuo e menos parecido com médico e paciente. Com gentileza, eu o lembrei de que estávamos lá para falar sobre ele, não sobre mim. Por um segundo, senti-me inclinada a usar seu primeiro nome e percebi algo maternal nesse impulso. É sempre um momento interessante quando o terapeuta e o paciente passam a se tratar pelos prenomes, se isso acontece. Ainda não tínhamos chegado nesse ponto; na verdade, ele continuou a me chamar de "doutora" até o fim, embora sempre com um tom zombeteiro, de acordo com sua atitude sarcástica em relação à psiquiatria.

David contou que seu pai montara seu consultório no andar de baixo da casa da família. Lembrou que as crianças tinham de andar na ponta dos pés e ficar quietas durante o horário de atendimento: "Vistas e não ouvidas". Tecnicamente, seu pai estava sempre em casa, mas... E aí David parou, incapaz de articular alguma coisa. "Ele estava... lá e não estava lá, sabe?" Pela primeira vez pensei que ele havia dito algo com alguma verdade pessoal.

Registrei essas palavras no meu bloco de notas, sentindo que tinham uma complexidade emocional que só mais tarde se revelaria. David ergueu as sobrancelhas ao me ver fazendo anotações, mas não comentou.

Ele passou a falar dos turnos de trabalho de sua mãe num hospital próximo e contou que as crianças foram cuidadas por uma sucessão de babás. Como eram elas? "Súper", disse David, acrescentando que se sentia "sortudo por ser cuidado por criaturas jovens tão lindas". Eu conscientemente suprimi uma careta. Ele era o mais velho; as quatro crianças eram separadas por mais ou menos um ano. "Próximos na idade, se não na vida, eu diria." Mais uma vez, isso tinha um toque mais pessoal e aquele tom triste parecido com o de Aguecheek que eu notara mais cedo. Ele contou que fora mandado para o internato católico de seu pai aos onze anos, onde se saiu bem nos estudos e se destacou no tênis, tornando-se capitão da equipe, assim como seu pai havia sido na juventude. Comentei que parecia que sua mãe e seu pai estavam um tanto ausentes de sua infância, mas ele negou, insistindo que eram pais excelentes, "de primeira linha". Acrescentou que seu pai o havia treinado no tênis e no golfe nas férias escolares (que não são esportes coletivos, notei), e havia férias em família em St. Ives todo verão. Quadro perfeito. Imaginei David Jr. muitos anos atrás, voltando para casa durante as férias escolares para encontrar a babá ocupada com os pequenos, tendo de vasculhar a cozinha atrás de um jantar frio, andando de meias para não incomodar os pacientes lá embaixo e ficando acordado até tarde para estudar "ciência de verdade" em sua escrivaninha e se tornar uma verdadeira réplica de seu pai. De que outra forma ele conseguiria a atenção dos pais, entre as crianças mais novas e o fluxo de pessoas necessitadas e doentes lá embaixo?

Eu pensava que sua história era muito familiar. Na década de 1970, uma pesquisa americana sobre médicos vulneráveis descobriu que a maioria costumava ser de primogênitos que tinham relacionamentos complexos com seus pais.[4] Eu havia visto isso em outros médicos que me procuraram, e sempre havia a mesma ênfase na força e normalidade, na realização e ação. Achei que toda a apresentação de David tinha um toque contemporâneo, quase *millennial*, cuidadosamente selecionada, ideal para o Facebook e o Instagram. Aqui está David com o uniforme da escola, e ali está ele segurando um troféu de tênis, com o braço de seu pai orgulhoso em volta dos ombros, e aqui está ele com seus adoráveis irmãos mais novos, um ao lado do outro formando uma escada, apertando os olhos por causa do sol numa praia da Cornualha. Famílias felizes. Não que eu achasse que ele estava mentindo, mas sim que esse era o tipo de história formulada para acobertar qualquer momento borrado, doloroso ou desagradável.

Ele continuou com um relato igualmente alegre da faculdade de medicina em Londres, sem passar nenhuma sensação da confusão ou da incerteza que são comuns na vida estudantil. Ele conheceu e se casou com Connie, que estudava enfermagem. Ele a descreveu como "muito atraente, naquela época", acrescentando que ela era "uma boa menina" e "fazia o que a mandavam fazer". Ele parecia alheio ao quão depreciativo isso soava. Fiz anotações enquanto ele falava dos nascimentos do filho Tom e da filha Lucy. "Como eles eram quando estavam crescendo?", perguntei. Ele disse algo vago sobre como eles estiveram "bem" e "se deram bem na vida".

Animais que vivem em grupo, tal como seres humanos, precisam ser capazes de ler os sentimentos de seus semelhantes, aquele processo de "mentalizar" outra pessoa. David parecia ter pouca capacidade de pensar sobre a experiência emocional dos outros, e, mais uma vez, fiquei admirada por ele ser um clínico geral, dado que esses médicos precisam ser particularmente atenciosos quanto aos relacionamentos humanos. Enquanto ele apresentava essa visão restrita e um tanto descuidada de seu casamento e família, lembrei que ele também havia desconsiderado uma colega (mulher) de trabalho e vinha dando aquelas pequenas alfinetadas a respeito de meu trabalho desde que nos havíamos conhecido. Se ele minimizava os sentimentos, crenças e experiências dos outros com tanta facilidade, também podia estar fazendo isso consigo mesmo. Levando em conta seus outros fatores de risco para suicídio, isso me preocupou. Além disso, se ele não conseguisse se permitir ser vulnerável, e fazer a mudança de papel de médico para paciente, eu duvidava que pudesse ajudá-lo.

Em nossa revisão da sexta semana, concordamos em continuar com as sessões. Normalmente, eu não teria feito isso — como eu disse, tendo a limitar minhas sessões particulares. Mas achei que não tínhamos começado de fato, como se ele estivesse patinhando até então. Quando questionado sobre como estava seu sono, ele balançava a cabeça, repetindo sua reclamação original — "nenhum descanso" — como se fosse o veredicto final. Mais uma vez tentei incentivá-lo a falar do motivo de sua falta de descanso, perguntando sobre seus pesadelos, mas ele mudou de assunto, esquivou-se e começou a falar do trabalho e de como planejava voltar logo após sua "pequena pausa" para "cumprir minha pena". Aos meus ouvidos, o uso casual da ideia de uma sentença de prisão era particularmente intrigante, mas ele não a mencionou de novo.

Nossa conversa semanal consistia sobretudo em ele me contar seus pensamentos (embora menos seus sentimentos), sempre pontuada com pequenas piadas sobre clichês da terapia e comentários sobre como "vocês analistas não param mesmo de falar do passado". Pensei com melancolia no meu trabalho em lugares como Broadmoor, com pacientes que, em sua maioria, reconhecem que precisam de ajuda e estão dispostos a fazer o trabalho necessário. Nunca pensei que a resistência de David à terapia fosse pessoal; ao contrário, eu não sentia nele nenhum apego a mim — ou a qualquer outra pessoa. Por vezes eu o achava cansativo e desagradável e, como sempre, precisava anotar isso como algo interessante e seguir em frente.

Às vezes, as pessoas que me entrevistam perguntam como combato meus sentimentos negativos em relação aos pacientes, uma ideia que sugere que as emoções exigem ação. Sei que o oposto é verdadeiro: "sentimentos não são fatos", costumo repetir para os estagiários, e passarão. Não há nenhuma batalha envolvida, além da atenção plena necessária para manter expressão e postura neutras. Na verdade, acho que dou boas-vindas a quaisquer sentimentos fortes que eu possa ter, porque eles podem ser muito reveladores do estado de espírito da outra pessoa, conforme ilustrado em muitas das histórias deste livro. Tenho certeza de que minha reação emocional adversa a David foi, na verdade, parte do motivo pelo qual rompi minha regra usual de apenas ver clientes particulares para trabalhos de curto prazo. Ele não era abertamente detestável, nem parecia estar deprimido, mas eu não conseguia afastar a sensação de que havia algo mais sombrio por trás de sua "performance". Considerando o que eu vivenciara com outros pacientes, inclusive com mulheres como Lydia e Zahra, temi que ele estivesse me impedindo de ver algo importante. Notei que vez ou outra ele também faltava a uma sessão, sem qualquer aviso prévio, ou chegava atrasado sem muita explicação, ações que poderiam sinalizar agressão.

Em certa ocasião, ele foi pontual, mas chegou de mau humor, falando sobre uma briga com Helen, a (muito paciente, como eu a imaginava) administradora de seu consultório. Ele estava de volta ao trabalho e a culpava pelo que acontecera naquele dia, sugerindo que ela era "irritadiça" porque era solteira e na meia-idade, já "passou do seu auge". O mesmo poderia ser dito dele, pensei, mas não falei. Eu estava tão consciente de que me identificava com Helen e tentava não me sentir indignada por ela que quase perdi um comentário significativo e aparentemente descuidado de que era o aniversário de David naquele dia, e seus filhos não tinham entrado em contato com ele. Resisti a um impulso passageiro de dizer "não consigo imaginar por que não", e apenas perguntei a ele como se sentia em relação a isso. "Não estou aborrecido, se é isso que você quer dizer", respondeu ele. "Aborrecido?", perguntei. David levantou a voz para mim, o que nunca havia feito antes. "Ora, doutora. Você sabe o que eu quero dizer. Não vou chorar até dormir esta noite. Não estou *triste* com isso." Ele deu grande ênfase à emoção, como se ela fosse ridícula.

"Então", perguntei, "se não está triste, o que você está sentindo?" Ele disse que estava com raiva porque "depois de tudo que eu fiz por eles", eles "não podiam nem se dar ao trabalho" de telefonar e desejar feliz aniversário. "Seria muito difícil fazer isso?" E então começou a esbravejar: "Eu trabalhei para dar a eles tudo o que eu tive, mais ainda — as melhores escolas, aulas de tênis, tudo. Lucy nunca foi acadêmica, mas eu queria que Tom fosse para a faculdade de medicina e ele tinha cabeça para isso, mas o que ele fez? Teatro e *estudos de mídia*, veja só, e agora ele toca piano em pubs e clubes para viver, além de dar algumas aulas. Que droga de desperdício — eu lhe dei tudo. Não posso acreditar, porra". Ele fez uma pausa para respirar, o rosto corado de comoção.

Eram emoções dolorosas, bem na superfície em que podíamos vê-las, apresentadas com as palavras mais enfáticas que eu já escutara dele. Para ele também foi um discurso longo, e, embora parecesse tão autoritário e exigente como de costume, pensei ter ouvido um desejo angustiado de um filho que fosse como ele. Eu seria cautelosa em minha reação. "David, você está com raiva porque seu filho não quis estudar medicina, depois que você seguiu seu próprio pai na profissão?" Ele deu de ombros. "Não sei dizer." Tentei não deixar que aquele bordão me irritasse e fui um pouco mais longe: "Você gostaria de ter sido mais próximo de seu pai?". Mas, no momento em que disse isso, pensei que poderia ter sido um equívoco. David sorriu de uma maneira extremamente desagradável. "Vocês pensam que são tão espertos. Bem, para seu conhecimento, dra. Adshead, eu era perfeitamente próximo do meu pai e ele tinha orgulho de mim. E com razão. Ele era apenas um clínico do interior, nunca construiu um negócio de sucesso como eu fiz, nunca publicou." O diálogo tomou o rumo errado, justo quando pensei que estávamos chegando a algum lugar. Fiquei desolada enquanto ele passava o resto da sessão contando sobre seu último artigo no *British Medical Journal* e repassando todas as suas outras realizações profissionais.

Eu começava a pensar que David não conseguia — ou não queria — usar o que eu tinha a oferecer. O sucesso na terapia, como vimos em outros casos, significa aceitar que algo em sua mente e suas crenças pode ter que mudar. Seu modo de se relacionar comigo tinha um aspecto narcisista, mas eu não diria que ele tinha um distúrbio de personalidade ou qualquer outro tipo de doença mental. Em vez disso, era desdenhoso e pomposo, com uma maneira de lidar com os outros que fazia com que fosse difícil para ele se permitir ser vulnerável. Isso é bastante comum entre pessoas que ocupam cargos de liderança numa sociedade capitalista competitiva como a nossa, sobretudo nos homens, quando eles têm o desafio adicional de lidar com ideias culturais de masculinidade que definem força como nunca mostrar fraqueza. Mas, como todas as histórias anteriores atestam, a vulnerabilidade é absolutamente essencial para o processo de terapia. Quanto mais aberta a pessoa é, maior é a possibilidade de que ela chegue a uma aceitação de si mesma e mude sua mente para melhor. Eu temia que David não chegasse lá.

Eu também suspeitava que ele nem sempre tivesse se apresentado para outras pessoas dessa maneira. Ao contrário, sua experiência de solidão na infância e negligência emocional levaram a uma tendência a evitar sentimentos dolorosos, a tal ponto que, ao chegar à idade adulta, ele aprendera a manter as dores e dificuldades humanas comuns fora de seu horizonte psicológico, ou de seu *"inscape"*, como o poeta vitoriano Gerard Manley Hopkins disse com tanta eloquência.* Parecia duvidoso que mais tolerância e perseverança da minha parte, por um período indeterminado, alterariam suas defesas.

Convidei-o a rever as coisas de novo, a refletir sobre seu trabalho comigo até então. Ele parecia achar esse processo desconfortável e repetiu sua ladainha de que estava "bem" e "não sei dizer". Mas eu forcei um pouco, para tentar conseguir uma reação: "Estou ciente de que você ainda tem pesadelos. Entendo que você continua infeliz no trabalho e está contando os dias até a aposentadoria. O que nosso trabalho juntos está fazendo por você, se é que está fazendo algo?". David agiu como se estivesse ofendido e me acusou de tentar me livrar dele. Talvez ele estivesse mais apegado a mim e ao trabalho do que eu imaginava. Peguei minhas anotações e voltei à frase que havia escrito no início, quando ele me disse que sentia que o pai "estava lá e não estava lá". Perguntei se seria possível que isso estivesse acontecendo conosco naquele momento. "Você vem, fala, mas sinto como se houvesse muita coisa que você não consegue articular, como se você também estivesse 'aqui e não estivesse aqui'. Pode me ajudar a entender como é isso para você?"

Às vezes, a mera sugestão de que a terapia não é infinita pode levar as pessoas a reavaliarem e trazerem novos pensamentos,

---

* *Inscape*: o elemento que faz com que cada coisa ou pessoa seja singularmente diferente de todas as outras. (N. T.)

que é a essência da mudança. David não respondeu à minha pergunta de imediato. Ficou em silêncio, com as mãos no colo, e inspirou lenta e profundamente algumas vezes, como que para se acalmar. Depois de um tempo, em voz baixa, perguntou o que eu quis dizer. O que eu pensava que ele não estava dizendo? Ainda havia um ar de valentão, algum desafio em seu tom. Eu lhe disse que não tinha ideia. Ele sorriu. "Bem, então" — como se o assunto estivesse resolvido. Eu esperei, ouvindo o relógio medir o tempo restante, até que me ocorreu outra pergunta. Ele me dissera havia algum tempo que não tinha ideia de qual era o motivo de sua esposa para tê-lo abandonado de repente. Havia mais alguma coisa nessa história? A longa experiência me ensinou que nunca se sabe o que pode acontecer na terapia, e eu temia que essa pergunta pudesse enfurecer David. Eu não tinha certeza se era a linha de ação correta, mas ele abriu o caminho, então arrisquei.

David pareceu chegar a uma decisão ao bater as palmas das mãos nos joelhos. Parecia que estava prestes a se levantar e sair. Isso era tão diferente do meu trabalho em ambientes forenses, em que os pacientes raramente encerram uma sessão — ou, quando o fazem, muitas vezes é um sinal de progresso, que mostra que podem estar entrando em contato com jeitos mais saudáveis de expressar "aborrecimento", como eu havia visto em casos como o de Tony ou Zahra. Então David falou, inclinando-se para a frente, perto o suficiente para que eu pudesse sentir o calor de sua respiração, seus olhos fixos nos meus. "Tudo bem, dra. Adshead, acho que vou lhe contar." Ele relaxou um pouco, recostando-se de novo na cadeira, e, após um momento, começou a explicar que sua esposa Connie sempre fora "convencional", o que ele chamaria de "a clássica inglesa pudica", se é que eu sabia o que ele queria dizer. Não assenti, mas imagino que ele achou que entendi. Um dia, Connie "perdeu a cabeça" quando descobriu que ele andava assistindo pornografia no computador. Ela foi procurar alguma coisa nas contas da casa, "ou assim disse ela", e topou com um site que ele havia deixado aberto por acidente.

Qualquer psiquiatra ficará atento a coisas que ocorrem "por acidente". Carl Jung usou a palavra "sincronicidade" para descrever esses tipos de "coincidências significativas" sem causa. Anotei isso para mais tarde. "Isso a enfureceu", disse David revirando os olhos para o teto. Ele contou que Connie começou a chorar, então tiveram uma briga terrível, e ela fez a mala e foi para a casa da filha, "fazendo um grande drama por bobagem". Ele cruzou os braços sobre o peito e olhou para mim como se eu fosse sua esposa histriônica. "Fim da história", dizia sua linguagem corporal.

"Há quanto tempo você vê pornografia?", perguntei. Ele fez um gesto com a mão, dizendo que fazia "anos". Esperei. "Vários anos, ok?" "Desde…?" Ele admitiu que talvez tivesse começado quando seus filhos eram pequenos, quando sua esposa ficou "obcecada" por eles; seu tom patologizava o interesse maternal dela e sugeria uma negligência injusta em relação a ele. Calculei que isso teria acontecido há pelo menos vinte anos. "Você chamaria isso de hábito?", perguntei. David bufou. "É um hobby! Uma coisa que todo mundo… ora, vamos. Não é como era no passado, prateleira de cima da banca de jornal — está em todos os lugares. Grátis, em toda a internet, 'Adolescentes gostosas', 'Meninas molhadinhas', esse tipo de coisa, aparecendo na sua caixa de entrada a qualquer hora." Ele fez uma pausa, talvez percebendo alguma mudança no ar ou tensão entre nós, e acrescentou, incerto: "Não é ilegal. Todo mundo faz isso".

Agora eu tinha um problema. David estava relatando uma atividade que poderia ter um aspecto potencialmente criminoso, e eu precisava saber mais sem que parecesse um interrogatório. Perguntei se ele sabia que o que estava sugerindo tinha implicações sérias — ele poderia perder sua licença ou até mesmo ir para a prisão.

"Quem vai saber?", retrucou. "Não sou idiota. Tenho cuidado com isso, sabe, e só uso meu computador doméstico. Então." Eu estava preocupada com a possibilidade de que ele consumisse pornografia ilegal. Como experiente profissional da saúde, David deve ter percebido que, se ele me confidenciasse que baixava pornografia infantil, esse é um crime sobre o qual eu teria de contar a alguém. O sigilo entre médico e paciente tem seus limites, mesmo fora de instituições de segurança, como vimos no caso de Sam e seus pais; isso é essencial no contexto da proteção infantil. Nos Estados Unidos, os médicos são obrigados por lei a relatar qualquer risco possível a uma criança, e, mesmo no Reino Unido, onde isso não é obrigatório, há a expectativa de que os médicos ajam sem remorso para proteger crianças em perigo. Isso está implícito em qualquer caso que envolva o download de pornografia infantil, e, nesse caso específico, era agravado pelo fato de David ser médico de família. Eu nunca havia me encontrado numa situação como aquela e sabia que precisaria buscar conselhos de colegas de confiança quanto ao que fazer a seguir. Eu tinha certeza de que não fazer nada não era uma opção. David olhava para mim batendo com os dedos no joelho, como se estivesse irritado, esperando meu comando. Ele parecia tão inquieto quanto eu em relação ao rumo que a sessão havia tomado.

Eu o lembrei do meu dever profissional, acrescentando que, é claro, queria que pensássemos juntos a respeito e considerássemos o que poderíamos fazer a seguir. Ele franziu a testa. "Então, dra. Adshead, se eu dissesse — o que, a propósito, não disse — que estava baixando pornografia violenta e sádica envolvendo menores, você teria que me denunciar? É isso?" Àquela altura, eu já estava familiarizada com os jogos que ele fazia e como ele gostava de provocar uma reação, portanto não lhe dei uma resposta direta. Em vez disso, perguntei: "Para onde *você* acha que vamos a partir daqui?". Ele parecia abatido, como se preferisse uma discussão. Caiu então num silêncio prolongado que durou vários minutos, pelo menos. A certa altura, ele baixou a cabeça entre as mãos, passando os dedos pelos cabelos como se quisesse pentear seus pensamentos. Foi o silêncio mais longo que já houvera em nosso trabalho juntos.

Quando ele afinal olhou para mim, seu rosto estava sério. Ele pigarreou. "Certo. Então. É isso que eu estive fazendo. Foi por isso que Connie me deixou." Eu o incentivei a continuar, a dizer mais. Ele falou devagar, com pausas e interrupções para encontrar palavras para dizer o indizível, e eu não o interrompi. No início, seu "hobby" pornô havia sido um meio de retaliação contra sua esposa quando ela o negligenciava, mas depois se tornou uma forma privada de se desestressar. Ele esperava que ela e os filhos fossem para a cama e depois entrava no seu escritório, que disse que mantinha trancado, "é claro", como se proteger seus filhos dessa maneira fosse uma prova de que ele era, de algum modo, um bom pai. Para mim, soou mais como consciência de culpa de sua atividade.

Ele encontrou um mundo inteiro on-line e por anos continuou vendo pornografia "bem comum" — mulheres com seios grandes, gente fazendo sexo em várias posições, "nada estranho ou fetichista". Em algum momento, ele não conseguia identificar exatamente quando, sentiu-se atraído por sites que anunciavam garotas em uniformes escolares e coisas assim. Elas eram jovens, mas não crianças. Faziam sexo com atores que representavam professores e pais, homens de sua idade. Imaginei se isso confirmava seu senso de identidade — assistir a garotas vulneráveis que aparentavam gostar de fazer sexo ou de serem degradadas por homens como ele.

A história ficou mais sombria e me lembrei do lado progressivo de qualquer vício, aquela busca incessante por baratos maiores, por mais esquecimento. Ele descreveu como mudara de uma "classe" de site para outra, a convite de outros navegantes da internet, para um mundo de crueldade e exploração sexual que envolvia crianças, até mesmo crianças bem pequenas. Era difícil ouvir, mas imaginei que fosse mais difícil dizer. Seu olhar permaneceu firme em suas mãos no colo enquanto descrevia o que havia visto e como esse hábito consumira cada vez mais todo o seu tempo de lazer. Nos últimos dez anos de seu casamento, ele e sua esposa se distanciaram cada vez mais, levando vidas quase separadas. Alguns anos antes de ela partir, Connie pareceu sugerir que estava ciente de seu "hobby", mas ele negou.

Quando ela enfim encontrou provas em seu computador, era perto das bodas de prata, e ela lhe disse que não queria levar adiante a festa que haviam planejado. Ela queria o divórcio. Mas eles fizeram um acordo: o evento social era importante para ele, um marco, então Connie concordou em participar da mentira pública se ele aceitasse que depois ela o deixaria e o casamento acabaria. Caso contrário, ela contaria aos filhos e à polícia sobre o que estava em seu computador. Ele concordou, mas ainda achava que ela estava exagerando.

Uma atmosfera dolorosa e pesada se instalou na sala. Levei um tempo para pensar, sentindo-me consciente de que o fim de nossa sessão estava próximo e precisávamos de um plano para administrar o que ele acabara de me dizer. Como se tivesse lido meus pensamentos, ele olhou para o relógio. "Você vai entrar em contato com o General Medical Council?" Ele parecia cansado, sua fanfarronice habitual havia sumido. Não respondi de imediato. "Vou responder, David, mas, primeiro, posso perguntar por que você está perguntando?" Ele pareceu confuso. "Minha carreira estará acabada... todo mundo vai saber." Então seu tom se tornou mais agressivo e familiar. "Olha, doutora, meu problema era falta de repouso — que, aliás, você não resolveu — e agora?" Com uma agitação crescente, ele se ergueu da poltrona, olhando para mim de cima, acusatório, de volta ao modo de comando e controle. "Você vai me fazer parecer uma espécie de pedófilo?" Ele não esperou por uma resposta. "Se você repetir o que eu lhe contei em sigilo, por Deus, vou processá-la em todos os tribunais do país. Tenho alguns amigos poderosos, sabe. Posso tornar a vida difícil para você."

"Pode se sentar por um momento, David?" Foi uma mudança bastante perturbadora, mas tentei manter a minha voz o mais nivelada que pude. Eu estava ciente da ironia de ansiar por Broadmoor de novo, não só pela comunhão de colegas e os limites claros, mas pela sensação de segurança e proteção onipresentes. Não havia alarmes ao alcance do braço naquele espaço. Ele pegou o casaco e foi em direção à porta. "Estou indo. Você não vai me ver de novo neste lugar de merda, sua inútil…" — ele se esforçou para pensar no insulto certo — "… *shrink*. Que piada. Inútil, eu sabia que isso era inútil." Ele saiu e, momentos depois, ouvi a porta do carro bater e os pneus cantarem enquanto ele se afastava.

Meu corpo tremia, como se eu tivesse sofrido um acidente de carro ou escapado por pouco de um. Eu não sabia do que David era capaz, mas a sensação de ameaça fora tangível. Tentei controlar uma náusea crescente prestando atenção à respiração, e fiquei sentada ali por algum tempo, sabendo que tinha que entender o que havia escutado e formular um plano. Ninguém gosta de criar problemas para outra pessoa, e David teria muitos problemas se eu denunciasse aquilo. Mas ele me deixou sem escolha; ao trazer seu crime para a terapia, ele me colocou no duplo papel de investigador e espectador numa cena de crime. À medida que minha ansiedade física diminuía, minha principal preocupação não era comigo, mas com ele. Achei que ele poderia pender ao suicídio ao perceber o que fizera; não havia como fechar aquela caixa de Pandora. Ele acabara de cometer suicídio profissional na minha frente — e devia saber disso. Seria isso que ele queria desde o início, e apenas levara algum tempo para chegar lá? Talvez ele apenas precisasse tirar seu crime das costas e achasse genuinamente que as regras de confidencialidade o protegeriam ou que houvesse alguma área cinzenta na lei. Mas isso me parecia improvável, tratando-se de alguém com sua inteligência e experiência.

Em outra época, talvez se esperasse que psicoterapeutas mantivessem esse tipo de revelação em segredo, mas, como relatei, nossa sociedade — inclusive o GMC e o sistema de justiça — põe agora grande ênfase em proteger as pessoas dos provedores de cuidados e, é evidente, qualquer coisa relacionada ao abuso potencial ou real de crianças é vista não apenas como má, mas como uma emergência de proteção. Eu não achava que David representasse algum risco para crianças, mas sabia que isso não importaria na mente dos outros. Se estivesse confiando na ideia de que não havia feito nada de errado porque nunca tivera de fato contato com uma criança, como alguns usuários de pornografia argumentam, ele descobriria o quanto estava enganado. Há muito tempo que o download de pornografia infantil é visto de forma inequívoca como um crime que apoia o abuso de menores por meio do incentivo à produção dessas imagens. Na última década, tem havido também uma quantidade crescente de pornografia infantil virtual (a imagem altamente realista gerada por computador que também é usada por produtores de pornografia adulta) e alguns usuários alegam que nenhum dano havia sido feito a ninguém porque os "atores" não eram reais. Felizmente, essa ideia perturbadora foi recebida com uma série de leis criminais na maioria das jurisdições, grande parte dela também aplicável a desenhos animados e imagens desenhadas. É claro que a pornografia infantil virtual causa sérios danos porque a proliferação de todo esse material, não importa o modo como seja gerado, normaliza o abuso infantil.

Usuários como David também não vacilam em insistir que "isso não me torna um pedófilo". Conforme defini o termo na história de Ian, isso é correto, mas irrelevante; a maioria dos homens e mulheres adultos que baixam pornografia infantil não sente atração sexual exclusiva ou mesmo principalmente por crianças. Acredita-se que a maioria deles, tal como os abusadores sexuais de crianças, como Ian, é casada com outros adultos, muitas vezes com filhos próprios, dos quais podem ou não abusar. Obter dados detalhados e precisos a esse respeito é sempre um desafio, mas os órgãos internacionais de polícia sabem o suficiente sobre a indústria e seus lucros para extrapolar que existem dezenas de milhões desses consumidores em todo o mundo.[5] A verdade incômoda é que esse público deve incluir uma proporção significativa de pessoas como você e eu, inclusive usuários secretos entre nossos amigos, familiares, vizinhos e educadores — e, sim, até mesmo entre nossos profissionais da saúde. Em anos recentes, foi feito um estudo considerável da conexão entre assistir pornografia on-line e cometer "crimes de contato" que sugere que as pessoas que mudam do virtual para o real são, com maior probabilidade — mas não exclusivamente —, aquelas que exibiram comportamentos criminais ou antissociais anteriores. Um projeto alemão voltado para prevenção e tratamento ganhou o nome de *Dunkelfeld*, aventurando-se no "campo escuro" dos comportamentos de exploração infantil não detectados e não processados criminalmente.[6]

Sentada em meu consultório depois que ele saiu furioso, relembrei de como David se mostrara no início, com sua infância amigável de Facebook, pais maravilhosos e sucesso no trabalho. Sim, ele era bombástico e pomposo, mas tão ostensivamente "normal", para usar essa palavra gasta de novo. Ele era um homem de família, um médico de subúrbio que joga golfe, pelo amor de Deus; não havia nada óbvio de extraordinário ou perigoso nele. Ele praticamente encarnava a ideia, sintetizada nos versos que W. H. Auden escrevera na véspera da Segunda Guerra Mundial, de que "O mal não é espetacular, é sempre humano,/ e compartilha nossa cama e come em nossa própria mesa".[7]

Peguei-me pensando em outros encontros nos quais eu não percebera algo sob a superfície, com pessoas como Lydia, que se apresentava tão bem. Tive de reconhecer que Lydia e David tinham mais ou menos a mesma idade que eu quando trabalhamos juntos e tinham um contexto racial, educacional e social semelhante ao meu. Além disso, David e eu éramos médicos, com uma experiência profissional compartilhada, até certo ponto, e ambos prestes a nos aposentarmos. Apesar de toda a formação e experiência que tive, aquela predisposição teve alguma influência: "normal" é autodefinidor, e eles eram "como eu". Pelo menos com David, senti desde o início que havia algo sombrio e preocupante por baixo, e continuei trabalhando com ele por muito mais tempo do que eu pretendia apenas por esse motivo. Meu alarme interno estava tocando desde o momento em que ele entrou pela primeira vez em meu consultório.

Com o benefício da visão retrospectiva, também posso ver que, por ter passado tanto tempo trabalhando com criminosos violentos, muitos deles com experiências horríveis na primeira infância — pessoas como Charlotte, Sharon ou Gabriel —, eu estive inclinada a desconsiderar a adversidade muito mais sutil que David conhecera. Afinal, ter pais ocupados no trabalho, ser criado por babás e morar em internatos solitários e de alta pressão são coisas que parecem relativamente inofensivas. Elas são comuns em nossa cultura, e o vasto número de britânicos que passam por experiências semelhantes raras vezes infringe qualquer lei, muito menos recorre à violência. Em um estágio avançado da minha carreira, narrativas de infância como a de David me deram uma compreensão renovada da importância do trauma na primeira infância e sua influência em nosso desenvolvimento mental, bem como em nossa propensão para a violência. Isso pode ser tão sutil, tão cheio de nuances; não requer abuso precoce óbvio. A experiência do que pode ser considerado um tipo de "negligência benigna", quando se combina com outros fatores de risco, também pode ser prenunciadora de violência ou autolesão, ou ambos.

Mais uma vez concebi, como faço com frequência, a imagem de um cadeado de bicicleta e alinhei os outros "números" de risco que David tinha, como seu gênero, seu isolamento social e talvez também o uso indevido de álcool ou drogas, algo sobre o qual me perguntei algumas vezes no decorrer de nosso trabalho conjunto e que também é desproporcionalmente comum na profissão médica. Qual teria sido o "último número" que abrira aquele cadeado para ele? Qual teria sido seu equivalente à risada inocente de uma namorada para Marcus ou a simples frase "até logo" para Kezia? O que ele havia visto ou pensado nos momentos antes de tomar a decisão de clicar em sua primeira imagem de uma criança sendo terrivelmente explorada e abusada — e depois outra, e mais outra, adentrando no vórtice? Nunca saberei porque ele "não sabia dizer", assim como não conseguia falar sobre o conteúdo de seus pesadelos. Ainda me lembro de Tony, um de meus primeiros pacientes, e da descrição de seu olhar final e fatal nos olhos azuis da vítima, antes de tirar sua vida e o menino se transformar durante o sono de Tony numa medonha cabeça de Medusa. Achei que era provável que David desprezasse Tony se o conhecesse e, na superfície, ninguém os veria como tendo algo em comum. Mas eu vi. Eu havia voltado ao ponto inicial de um homem que explorava os jovens e vulneráveis para evitar seus sentimentos e era atormentado por horrores durante o sono; pelo menos Tony foi capaz de me contar sobre seus pesadelos.

Quando lhe perguntei no início o que ele fazia quando seus pesadelos o acordavam, David falou sobre sair da cama e "entrar na internet". Assim como algumas pessoas dissolvem seu sofrimento no álcool, ligar um computador e assistir outra pessoa sendo atormentada e vulnerável fazia alguma coisa por David psicologicamente. Talvez o fizesse recuperar a sensação de poder quando aqueles sonhos perturbadores o deixavam fraco e com medo. Isso não era muito diferente da função do abuso de Ian de seus filhos vulneráveis, ou do que Sam havia contado ao Grupo dos Homicidas sobre seu pai tê-lo chamado por um apelido infantil e sua necessidade de se afirmar como homem ao dominar o pai. Se David fosse buscar tratamento para o uso de pornografia, do mesmo modo como ocorre no tratamento para o vício em drogas, ele seria solicitado a se abster a fim de entender o que sua "droga" fizera para ele e ajudá-lo a encontrar um substituto mais saudável. Há alguns anos, minha paciente Zahra teve de aprender a expressar sua raiva e tristeza sem colocar fogo em si mesma ou em qualquer outra pessoa; o caminho de recuperação de David, se ele escolhesse tomá-lo, envolveria encontrar o seu próprio modo de expressar aqueles sentimentos com segurança.

Enquanto me acalmava com algumas respirações profundas, lembrei da fala característica de David sobre seu pai: "Ele estava... lá e não estava lá". Eu havia observado que essa era uma ótima descrição dele também, de como eu o percebi na terapia. Agora eu me perguntava se ele via seu eu criminoso através dessa lente: se ele nunca estava "lá", apenas porque não estava de fato numa sala fazendo coisas terríveis com uma criança drogada ou presa, ele pode ter se persuadido por um longo tempo que estava livre para continuar com seu "hobby". Em algum momento, esse raciocínio ficou precário, o que o trouxe ao meu consultório. Com um sobressalto, me dei conta de que, se David havia me procurado depois de me ouvir falar sobre meu trabalho no rádio, então ele pode ter me escolhido porque sabia que eu havia trabalhado com criminosos sexuais. Era possível, mesmo que fosse inconsciente, que ele quisesse levar seu eu agressor para terapia a fim de que fosse detectado.

Procurei aconselhamento jurídico e consultei alguns colegas, depois telefonei para o GMC. Agradeceram minha preocupação, anotaram os detalhes e pronto. Escrevi uma carta ao clínico geral que encaminhara David para mim e lhe disse que a terapia terminara abruptamente, sem ter resolvido os problemas dele. Não tive mais notícias dele. Também não esperava que David entrasse em contato comigo novamente, e ele tampouco o fez. O GMC poderia envolver a polícia, mas um processo contra ele talvez nunca fosse adiante se ele negasse tudo e destruísse as provas. Outro desdobramento possível era que ele poderia ser processado criminalmente e enviado para a prisão, com uma sentença de até cinco anos. Achei que isso poderia ser catastrófico para ele. Se fosse identificado como criminoso, perderia muito mais do que sua licença para clinicar ou sua liberdade; ele poderia se sentir como se toda a sua história tivesse sido apagada. Sua identidade como médico se estendia até a infância, até mesmo ao seu nascimento, quando foi batizado em homenagem ao pai, clínico geral.

Acho que evitei deliberadamente tentar descobrir mais sobre o destino de David porque temia saber o que havia acontecido. Em teoria, ele tinha muito potencial de recuperação, mas muito dependeria do que ele queria e se ele poderia ao menos definir isso. Ele costumava usar expressões como "Não saberia dizer" ou "Não consigo pensar" quando eu o questionava, como um ator sem falas ou que tem um branco, pistas que me indicavam seu sofrimento subjacente. Se ele pudesse encontrar um novo vocabulário que lhe permitisse "falar o que está em sua mente", haveria uma chance de que pudesse mudar; poderia até ter uma aposentadoria tranquila e um terceiro ato mais feliz. Até mesmo o pouco que ele me revelara de si mesmo foi provavelmente o máximo que ele já mostrara a alguém do que estava por trás de sua fachada. Foi um começo, o início de um diálogo essencial.

Eu esperava que ele pudesse procurar ajuda de novo um dia. A esperança não é fantasiosa ou ingênua; é uma defesa madura contra a tristeza e a perda. Eu não tinha gostado de trabalhar com ele, mas, no caso improvável de que ele voltasse a me procurar, eu o receberia e tentaria mais uma vez, e talvez ele se permitisse ser vulnerável. Considerei se o havia decepcionado; era possível que, na ausência de uma equipe de apoio ao meu redor que pudesse me ajudar a processar minhas respostas negativas, eu o tivesse deixado me irritar, a ponto de não ser tão útil quanto poderia ter sido. A verdade é que, não importa quanto tempo eu esteja neste trabalho, ainda sou um ser humano, com gostos e desgostos humanos. Todo o treinamento e experiência do mundo não apagam isso, e não acho que eu gostaria que isso acontecesse.

Conclusão

As muitas histórias de vida que ouvi no decorrer do meu trabalho me deram um respeito infinito pela complexidade da mente. Quanto mais fundo eu vou, mais percebo o quanto é impossível conhecê-la totalmente, como os vastos oceanos ou o próprio universo. Espero que, ao final deste livro, o leitor venha à tona, feliz com o ar fresco e a liberdade, com uma perspectiva modificada sobre o que chamamos de "mal". É de fato um termo, muito parecido com a beleza, que diz mais sobre o observador do que sobre o objeto. Contar estas histórias de sofrimento e violência terá servido a um propósito se, da próxima vez que você ler uma notícia ou vir um filme sobre algum "monstro malévolo", for possível olhar para ele com uma nova consciência, sabendo que todos nós somos mais parecidos do que diferentes. Agradeço sua disponibilidade para dedicar tempo e reflexão a esse tema, assim como sou grata pela coragem dos homens e mulheres que compartilharam seus pensamentos e sentimentos comigo durante toda uma vida profissional.

Existem poucos países no mundo onde os gastos com saúde

mental são suficientes para atender às necessidades da população, porque os governos não estão dispostos a priorizá-los. Desejo que meus bisnetos psiquiátricos olhem para este período como se estivessem revisitando os tempos medievais, balançando a cabeça para o modo como nossa sociedade e o establishment médico colocaram tanto pensamento e dinheiro em avanços dos cuidados cardíacos ou na cirurgia a laser, ou na substituição em massa de órgãos vitais e, no entanto, pouco ajudaram as pessoas a curarem ou redescobrirem suas mentes, dentro e fora de instituições.

Muito mais do que punições ou sanções, reconhecer a humanidade comum pode mudar as mentes para melhor. Precisamos de legislações e alocações de recursos públicos melhores, que promovam medidas que encorajem atitudes pró-sociais e reduzam a adversidade na infância. Entre as nossas intervenções, deveria estar uma ajuda maior e melhor para pessoas com vícios e que estejam socialmente isoladas, e assistência para pais com problemas de saúde mental; também precisamos de mais investimentos em terapias psicológicas especializadas para problemas complexos. A analogia com o cadeado de bicicleta nos diz quais são os fatores de risco, portanto agora precisamos de vontade política e social para reduzir seu impacto e até mesmo abolir alguns deles. Sim, isso nos custará tempo e dinheiro, mas as recompensas não terão preço.

A obra de pensadores contemporâneos inspiradores, como o juiz ativista americano Bryan Stevenson, o padre, professor e filósofo Richard Rohr e alguns líderes religiosos, entre eles o papa Francisco, lembra-nos que a luta por paz, restauração e empatia nunca termina e requer solidariedade e esperança. Há muito bem a ser feito, se mergulharmos nele com nossas mentes abertas e nossos corações dispostos. Se as pessoas que estão neste livro ficarem com você no mesmo espaço em que invocamos ideias do diabo, vale lembrar que, "não fosse pela graça de Deus", qualquer um de nós poderia estar lá.

Agradecimentos

A mente humana é complexa demais para ser entendida se usarmos apenas uma maneira de pensar ou um tipo de técnica. Se para criar um filho é preciso uma aldeia, para mudar uma mente é preciso que muitas pessoas trabalhem juntas de maneiras diferentes. Sou mais grata do que posso dizer àqueles que me ensinaram, supervisionaram e trabalharam comigo na tentativa de ajudar criminosos a mudarem suas mentes e a expressar como isso acontece. Essas pessoas estão em maior número do que as estrelas no céu e são numerosas demais para serem nomeadas, mas as que brilham no contexto deste livro são Sophie Lambert, Laura Hassan e Kathy Belden.

Embora a maioria dos criminosos sejam homens, a maioria dos homens não é criminosa, e Eileen e eu queremos dedicar este livro aos nossos homens favoritos. Agradeço aos meus queridos filhos Dan e Jack, que todos os dias demonstram graça, bondade e humor, apesar dos anos de negligência (no geral) benigna. Também ofereço esta obra à memória de meu saudoso pai, Sam Adshead, que sempre me disse: "É *claro* que você pode escrever um livro". Eileen agradece a seu marido Greg por sua ilimitadas paciência, sabedoria e generosidade de espírito, e por encarnar a ideia de amor de Tomás de Aquino como "desejar o bem do outro".

Notas

INTRODUÇÃO [pp. 11-23]

1. Algumas reflexões a mais em torno da ideia de mal podem ser encontradas em: G. Adshead, "Capacities and Dispositions. What Psychiatry and Psychology Have to Say about Evil". In: MASON, T. (Org.), *Forensic Psychiatry: Influences of Evil* (Nova Jersey: Humana Press, 2006), pp. 259-71.

2. De "Maggie and Milly and Molly and Mae", de e. e. cummings. In: FIRMAGE, G. J. (Org.), *The Complete Poems 1904-1962*. Copyright © 1956, 1984, 1991 Trustees for the E. E. Cummings Trust (Nova York: Harcourt Brace Jovanovich, 1972).

3. Ver Prison Reform Trust, *Bromley Briefings Prison Factfile: Autumn 2018* (Londres: PRT, 2018). Ministry of Justice, *Prison Receptions 2018* (Londres: Ministry of Justice, 2018).

4. Era de quase 5% nos estudos do PRT de 2018, mas os números crescem anualmente. Ver o boletim informativo do PRT de abril de 2019 intitulado "Why Women/England and Wales" para mais detalhes.

5. M. A. Cox, "Dark Lamp: Special Hospitals as Agents of Change: Psychotherapy at Broadmoor", *Criminal Justice Matters*, 21:1, 10-11, 1995.

1. TONY [pp. 29-66]

1. K. Haggerty e A. Ellerbrok, "The Social Study of Serial Killers", *Criminal Justice Matters*, 86:1, 6-7, 2011.

2. Estudo de Radford: M. G. Aamodt, "Serial Killer Statistics", 4 set. 2016. Extraído de: <http://maamodt.asp.radford.edu/serial killer information center/ project description.htm>.

3. C. Grover e K. Soothill, "British Serial Killing: Towards a Structural Explanation", *British Criminology Conferences: Selected Proceedings*, v. 2, p. 2, 1999.

4. H. Cleckley, *The Mask of Sanity* (St Louis: C. V. Mosby Company, 1941).

5. Site de Hare: www.hare.org.

6. S. Yochelson e S. Samenow, *The Criminal Personality: The Change Process* (Lanham, MD: Rowman & Littlefield, 1994).

7. S. O. Lilienfeld, A. L. Watts e S. F. Smith, "Successful Psychopathy: A Scientific Status Report", *Current Directions in Psychological Science*, 24:4, 298--303, 2015.

8. J. Bowlby, *A Secure Base* (Londres: Psychology Press, 1988).

9. R. J. Lifton, *The Nazi Doctors: Medical Killing and the Psychology of Genocide* (Nova York: Basic Books, 1986).

10. R. J. Morton et al. (Org.), *Serial Murder Symposium 2008* (National Center for the Analysis of Violent Crime, Quantico, 2008).

2. GABRIEL [pp. 67-101]

1. P. Taylor e N. Kalebic, "Psychosis and Homicide", *Current Opinion in Psychiatry*, 31:3, 223-30, 2018.

2. R. Rohr, *Things Hidden: Scripture as Spirituality* (Cincinnati, OH: Franciscan Media, 2008), pp. 24-5.

3. Juiz federal T. Henderson em *Madrid vs. Gomez*, 889 F. Supp. 1146, 1265 (N.D. Cal. 1995).

4. Ver os valiosos trabalhos de Lorna Rhodes (*Total Confinement*, University of California Press, 2004) e Craig Haney ("Restricting the Use of Solitary Confinement", *Annual Review of Criminology*, 1, 285-310, 2018).

5. K. van Schie, S. C. van Veen, I. M. Engelhard, I. Klugkist e M. A. van den Hout, "Blurring Emotional Memories Using Eye Movements: Individual Differences and Speed of Eye Movements", *European Journal of Psychotraumatology*, 7, 29, 476, 2016.

3. KEZIA [pp. 102-33]

1. G. Adshead, "Damage: Trauma and Violence in a Sample of Women Referred to a Forensic Service", *Behavioral Sciences & the Law*, 12:3, 235-49, 1994.

2. Ver K. Halvorsrud, J. Nazroo, M. Otis *et al.*, "Ethnic Inequalities and Pathways to Care in Psychosis in England: A Systematic Review and Meta-Analysis", *BMC Medicine*, 16, 223, 2018.

3. J. Read, R. Bentall, e R. Fosse, "Time to Abandon the Bio-Bio-Bio Model of Psychosis: Exploring the Epigenetic and Psychological Mechanisms by Which Adverse Life Events Lead to Psychotic Symptoms", *Epidemiologia e Psichiatria Sociale*, 18, 299-310, 2009.

4. M. D. Enoch e W. H. Trethowan, "The Othello Syndrome". In: ENOCH, M. D.; TRETHOWAN, W. H. (Org.), *Uncommon Psychiatric Syndromes* (Bristol: John Wright & Sons Ltd, 1979).

5. Ver Nações Unidas, *Global Study on Homicide 2013 — Trends, Context, Data.* Disponível em: <https://www.unodc.org/documents/gsh/pdfs/2014_GLOBAL_HOMICIDE_BOOK_web.pdf>.

6. D. Bhugra e M. A. Becker, "Migration, Cultural Bereavement and Cultural Identity", *World Psychiatry*, 4:1, 18-24, 2005.

4. MARCUS [pp. 134-61]

1. L. Dixon e K. Browne, "The Heterogeneity of Spouse Abuse: A Review", *Aggression and Violent Behaviour*, 8:1, 107-30, 2003.

2. M. Liem et al., "Intimate Partner Homicide by Presence or Absence of a Self-Destructive Act", *Homicide Studies*, 13:4, 339-54, 2009.

3. F. Pfäfflin e G. Adshead (Org.), *A Matter of Security: Attachment Theory and Forensic Psychiatry and Psychotherapy* (Londres: Jessica Kingsley, 2003).

4. J. Bowlby, *Attachment and Loss* (Nova York: Basic Books, 1969).

5. O poema de Browning pode ser encontrado em: <https://www.poetryfoundation.org/poems/43768/mylastduchess>.

6. Um desses estudos é de M. R. Leary et al., "Interpersonal Rejection as a Determinant of Anger and Aggression", *Personality and Social Psychology Review*, 10:2, 111-32, 2006.

7. O manifesto integral se encontra em: <https://www.documentcloud.org/documents/1173808elliotrodgermanifesto.html>.

8. S. Maruna, *Making Good: How Ex-Convicts Reform and Rebuild Their Lives* (Washington DC: American Psychological Association, 2001).

5. CHARLOTTE [pp. 162-89]

1. Prison Reform Trust, "Prison: The Facts. Bromley Briefings Summer 2019". A publicação se encontra em: <http://www.prisonreformtrust.org.uk/Portals/0/Documents/Bromley%20Briefings/Prison%20the%20facts%20Summer%202019.pdf>.

2. Mais detalhes no mesmo relatório do PRT. Ver também o relatório da baronesa Corston de 2007 sobre mulheres na prisão: <http://criminaljusticealliancc.org/wpcontent/uploads/2017/07/Corstonreport2007.pdf>.

6. ZAHRA [pp. 190-220]

1. T. A. Gannon, "Female Arsonists: Key Features, Psychopathologies and Treatment Needs", *Psychiatry: Interpersonal and Biological Processes*, 73, 173--89, 2010. E ainda G. Dickens, P. Sugarman, F. Ahmad, S. Edgar, K. Hofberg e S. Tewari, "Gender Differences Amongst Adult Arsonists at Psychiatric Assessment", *Medicine, Science and the Law*, 47:3, 233-8, 2007.

2. Ver o relatório trimestral do Ministério da Justiça, "Safety in Custody" (jul. 2020): <https://www.gov.uk/government/statistics/safetyincustodyquarterlyupdatetomarch2020>; também o artigo de Maya Oppenheim, "You Could See Their Distress" (2020) é apenas um de um vasto número de reportagens sobre essa lamentável tendência entre mulheres: <https://www.independent.co.uk/independentpremium/uknews/selfharmwomenprisongendermenstatsa9332401.html>.

3. G. Adshead, "Written on the Body: Deliberate Self-Harm as Communication", *Psychoanalytic Psychotherapy*, 24:2, 69-80, 2010.

4. De "A Servant to Servants", de Robert Frost. In: *The Poetry of Robert Frost*, organizado por Edward Connery Lathem. Copyright © 1930, 1939, 1969 Henry Holt and Company. Copyright © 1958 Robert Frost, copyright © 1967 Lesley Frost Ballantine.

5. Em F. Pfäfflin e G. Adshead (Org.), *A Matter of Security: Attachment Theory and Forensic Psychiatry and Psychotherapy* (Londres: Jessica Kingsley, 2003), pp. 147-66.

6. D. Kahneman, *Thinking Fast and Slow* (Nova York: Farrar Straus and Giroux, 2013).

7. IAN [pp. 221-50]

1. Jim Gilligan escreveu muito sobre esse tema, mas o leitor pode começar por *Violence: Reflections on a National Epidemic* (Nova York: Vintage, 1997); ver também o sempre relevante *Why Some Politicians Are More Dangerous than Others* (Malden, MA: Polity Press, 2013).

2. C. Burns, "The Young Paedophiles Who Say They Don't Abuse Children", artigo da BBC on-line, 2017. Disponível em: <https://www.bbc.com/news/uk41213657>.

3. Disponível em: <https://www.csacentre.org.uk/documents/scaleandnaturescopingreport2018/>.

4. Relatório Break the Silence: <https://breakthesilence.org.uk/wpcontent/uploads/2017/06/StatisticalInformation.pdf>.

5. A. Gewirtz-Meydan e D. Finkelhor, "Sexual Abuse and Assault in a Large National Sample of Children and Adolescents", *Child Maltreatment*, 25:2, 203-14, 2020.

6. E. Chenier, "The Natural Order of Disorder: Pedophilia, Stranger Danger and the Normalising Family", *Sexuality & Culture*, 16, 172-86, 2012; <https://doi.org/10.1007/s121190119116z>.

7. A. Bentovim, "Why Do Adults Sexually Abuse Children?", *British Medical Journal*, 307:6,897, 144-5, 1993; <https://doi.org/10.1136/bmj.307.6897.144>. Ver também J. M. Bailey, K. J. Hsu. e P. A. Bernhard, "An Internet Study of Men Sexually Attracted to Children: Sexual Attraction Patterns", *Journal of Abnormal Psychology*, 125:7, 976-88, 2016.

8. K. Faller, "Why Sexual Abuse? An Exploration of the Intergenerational Hypothesis", *Child Abuse and Neglect*, 13, 543-8, 1989.

9. R. K. Hanson, R. Gizzarelli e H. Scott, "Attitudes of Incest Offenders", *Criminal Justice and Behaviour*, 21:2, 187-202, 1994; <http://www.ncjrs.gov/App/publications/abstract.aspx?ID=148915>.

10. Estudo de Perkins dos SOTPS: D. Perkins, S. Hammond, D. Coles e D. Bishopp, D. *Review of Sex Offender Treatment Programmes* (Broadmoor, UK: High Security Psychiatric Services Commissioning Board, 1998). Também E. Welldon, "Group Therapy for Victims and Perpetrators of Incest", *Advances in Psychiatric Treatment*, 4:2, 82-8, 1998.

11. Estudo canadense: K. Barile, "Sexual Abuse in the Childhood of Perpetrators", INSPQ, Quebec, 2020; <https://www.inspq.qc.ca/en/ sexualassault/factsheets/sexualabusechildhoodperpetrators>.

12. E. Waugh, *Brideshead Revisited: The Sacred and Profane Memories of Captain Charles Ryder* (6ª ed.) (Harmondsworth: Penguin, 1981).

13. L. Shengold, *Soul Murder* (New Haven, CT: Yale University Press, 1989).

14. Trata-se de uma antiga ideia sobre a vergonha e foi também amplamente atribuída a Carl Jung.

8. LYDIA [pp. 251-79]

1. W. James, *The Principles of Psychology* (Nova York: Henry Holt and Company, 1890).

2. Dados do Crime Survey sobre *stalking*: <https://www.ons.gov.uk/ people-populationandcommunity/crimeandjustice/datasets/stalkingfindingsfromthecrimesurveyforenglandandwales>.

3. www.suzylamplugh.org.

4. J. R. Meloy, *Violent Attachments* (Nova York: Jason Aronson Inc., 1997).

5. D. G. Dutton, K. Saunders, A. Starzomski e K. Bartholomew, "Intimacy-Anger and Insecure Attachment as Precursors of Abuse in Intimate Relationships 1", *Journal of Applied Social Psychology*, 24:15, 1367-86, 1994.

6. J. R. Meloy, K. Mohandie e M. Green, "The Female Stalker", *Behavioral Sciences and the Law*, 29, 240-54, 2011. Ver também S. Strand e T. E. McEwan, "Violence Among Female Stalkers", *Psychological Medicine*, 42:3, 545-55, 2012.

9. SHARON [pp. 280-305]

1. G. Adshead, D. Brooke, M. Samuels, S. Jenner e D. Southall, "Maternal Behaviors Associated with Smothering: A Preliminary Descriptive Study", *Child Abuse & Neglect*, 24:9, 1175-83, 2000. Ver também G. Adshead e K. Bluglass, "Attachment Representations in Mothers with Abnormal Illness Behaviour by Proxy", *British Journal of Psychiatry*, 187:4, 328-33, 2005.

2. Reportagem sobre esse estudo: <https://www.bbc.com/news/ukengland london37048581>.

3. Um desses estudos americanos: K. Jaghab, K. B. Skodnek, e T. A. Padder, "Munchausen's Syndrome and Other Factitious Disorders in Children: Case Series and Literature Review", *Psychiatry (Edgmont)*, 3:3, 46-55, 2006.

4. Alguns colegas americanos discutem isso em C. Angelotta e P. Applebaum, "Criminal Charges for Child Harm from Substance Use in Pregnancy", *Journal of the American Academy of Psychiatry and the Law*, 45, 193-203, 2017. Ver minha resposta de uma perspectiva britânica em G. Adshead, "No Apple Pie", ibid., 204-7, 2017.

5. K. Broadhurst et al., "Vulnerable Birth Mothers and Recurrent Care Proceedings, Final Main Report", Centre for Child and Family Justice Research, out. 2017.

6. Disponível em: <https://www.pause.org.uk>.

10. SAM [pp. 306-37]

1. M. Hillbrand e J. L. Young, "Instilling Hope into Forensic Treatment: The Antidote to Despair and Desperation", *Journal of the American Academy of Psychiatry and the Law*, 36:1, 90-4, 2008.

2. G, Adshead, "Stories of Transgression". In: COOK, C. H., POWELL, A. e SIMS, A. (Org.), *Spirituality and Narrative in Psychiatric Practice: Stories of Mind and Soul* (Londres: Royal College of Psychiatrists, 2016). Ver também M. Ferrito, A. Vetere, G. Adshead e. Moore, "Life After Homicide: Accounts of Recovery and Redemption of Offender Patients in a High Security Hospital — A Qualitative Study", *Journal of Forensic Psychiatry and Psychology*, 23:3, 1-18, 2012.

3. C. Garland, *Understanding Trauma* (Londres: Routledge, 2002).

4. N. Filer, *This Book Will Change Your Mind about Mental Health* (Londres: Faber & Faber, 2019).

5. S. E. Estroff et al., "Risk Reconsidered: Targets of Violence in the Social Networks of People with Serious Psychiatric Disorders", *Social Psychiatry and Psychiatric Epidemiology*, 33, S95-S101, 1998. Ver também "Raising Cain: The Role of Serious Mental Illness in Family Homicides", relatório de junho de 2016 do Office of Research and Public Affairs.

6. C. Heeke, C. Kampisiou, H. Niemeyer e C. Knaevelsrud, "A Systematic Review and Meta-Analysis of Correlates of Prolonged Grief Disorder in Adults Exposed to Violent Loss", *European Journal of Psychotraumatology*, 8 (sup. 6), 1,583,524, 2017.

7. G. Adshead e S. Sarkar, "Justice and Welfare: Two Ethical Paradigms in Forensic Psychiatry", *Australian and New Zealand Journal of Psychiatry*, 39, 1011-17, 2005.

8. *Vitaly Tarasoff* et al. vs. *Regents of the University of California* et al. (S.F. Nº. 23042. Supreme Court of California. 1º jul. 1976).

9 . Há uma excelente discussão sobre as questões da privacidade em medicina em A. Allen, "Privacy and Medicine". In: ZALTA, E. N. (Org.), *The Stanford Encyclopedia of Philosophy* (edição do inverno de 2016); <https://plato.stanford.edu/archives/win2016/entries/privacymedicine/>.

10. A referência dele é ao livro clássico de Victor Frankl, *Man's Search for Meaning* (Boston: Beacon Press, 1962; primeira edição em inglês traduzida por Ilse Lasch). [Ed. bras.: *Em busca de sentido*. Petrópolis: Vozes, 1991.]

11. DAVID [pp. 338-71]

1. De "Doctors", de Anne Sexton. In: *The Complete Poems of Anne Sexton* (Boston: Houghton Mifflin Harcourt). Copyright © 1981 Linda Gray Sexton e Loring Conant, Jr.

2. Mindfulnessfordoctors.co.uk.

3. De "This Be the Verse", de Philip Larkin. In: LARKIN, P., *High Windows* (Nova York: Farrar, Straus and Giroux; Londres: Faber & Faber, 1974).

4. G. E. Vaillant, N. C. Sobowale e C. McArthur, "Some Psychologic Vulnerabilities of Physicians", *New England Journal of Medicine*, 287:8, 372-5, 1972.

5. Derek Perkins, a cuja obra me referi acima em relação a Ian, oferece um insight valioso a esse respeito. Uma revisão recente — "Child Exploitation Materials Offenders", *European Psychologist*, maio 2018 — encontra-se em: <https://econtent.hogrefe.com/doi/abs/10.1027/10169040/a000326>.

6. K. M. Beier, D. Grundmann, L. F. Kuhle, G. Scherner, A. Konrad e T. Amelung, T., "The German Dunkelfeld Project: A Pilot Study to Prevent Child Sexual Abuse and the Use of Child Abusive Images", *Journal of Sexual Medicine*, 12:2, 529-42, 2015.

7. Trecho de "Herman Melville", de W. H. Auden. Copyright © 1940 W. H. Auden, renovado. Citado com permissão de Curtis Brown, Ltd.

Leituras complementares

Existem tantos autores cujos trabalhos neste campo me influenciaram ao longo das últimas três ou quatro décadas, e pude fazer referência ou dar crédito neste livro apenas a um punhado deles. Para os leitores que talvez se sintam estimulados por essas histórias e queiram se aprofundar um pouco mais na vasta literatura sobre o estudo da mente, da crueldade humana e de seu tratamento, eis aqui uma seleção dos meus preferidos. Incluí algumas obras de ficção policial porque esse gênero pode ser um recurso útil para um estudante de psiquiatria forense, como sempre foi para mim. A ficção policial requer um exercício de imaginação e empatia, e os melhores autores são muito intensos ao tratarem das relações envolvidas em crimes de violência.

BATEMAN, A.; FONAGY, P. *Handbook on Mentalising in Mental Health Practice.* Washington DC: American Psychiatric Association, 2019.

BROWNING, C. *Ordinary Men.* Nova York: Harper Perennial, 1998.

BURLEIGH, M. *Death and Deliverance: "Euthanasia" in Germany, c. 1900 to 1945.* Cambridge: Cambridge University Press, 1995.

CHESTERTON, G. K. *Father Brown: The Essential Tales.* Nova York: Modern Library Classics, 2005.

CHRISTIE, A. *The Murder of Roger Ackroyd: A Hercule Poirot Mystery*. Nova York: William Morrow and Co., 2020 (reimpressão). [Ed. bras.: *O assassinato de Roger Ackroyd: Um caso de Hercule Poirot*. Rio de Janeiro: Globo Livros, 2014.] E ainda a série completa de Miss Marple.

CLARE, A. *Psychiatry in Dissent: Controversial Issues in Thought and Practice*. Londres: International Behavioural and Social Sciences Library; Tavistock Institute, 2001.

COX, M. *Shakespeare Comes to Broadmoor: "The Actors are Come Hither"* — *The Performance of Tragedy in a Secure Psychiatric Hospital*. Londres: Jessica Kingsley, 1992.

DOIDGE, N. *The Brain that Changes Itself: Stories of Personal Triumph from the Frontiers of Brain Science*. Nova York: Penguin Books, 2007.

DUNBAR, R. *Grooming, Gossip, and the Evolution of Language*. Londres: Faber & Faber, 1996/2004.

FINE, C. *Delusions of Gender: How Our Minds, Society, and Neurosexism Create Difference*. Nova York: W. W. Norton and Co., 2011.

FOX KELLER, E. *Reflections on Gender and Science*. New Haven: Yale University Press, 1996.

GILL, A. *The Journey Back from Hell*. Nova York: William Morrow, 1989.

GILLIGAN, C. *In a Different Voice: Psychological Theory and Women's Development*. Boston: Harvard University Press, 1982.

HOLMES, J. *John Bowlby and Attachment Theory*. Abingdon: Routledge, 2009.

JAMES, P. D. *Innocent Blood*. Londres: Faber & Faber; Nova York: Scribner, 1980.

KANDEL, E. *In Search of Memory: The Emergence of a New Science of the Mind*. Nova York: W. W. Norton and Co., 2006.

LEON, D. *Death at La Fenice* e demais livros da série do Commissario Brunetti. Nova York: Grove Atlantic, 2004.

LEVI, P. *If This Is a Man*. Nova York: Orion, 1959.

LIVESLEY, W. J. *Practical Management of Personality Disorder*. Nova York: Guilford Press, 2003.

MCADAMS, D. *The Art and Science of Personality Development*. Nova York: Guilford Press, 2015.

MCDERMID, V. *The Wire in the Blood* e suas obras reunidas. Londres: Harper Collins, 1997.

MILLER, E. J.; MILLER, T.; GWYNNE, G. V. *Life Apart*. Nova York: Van Nostrand Reinhold, 1972.

PARKER, T. *Life After Life: Interviews with Twelve Murderers*. Londres: Secker and Warburg, 1990 e *The Twisting Lane: Some Sex Offenders*. Londres: Hutchinson, 1969.

RANKIN, I. *Knots and Crosses*, todos os romances de Rebus e suas outras obras. Londres: Orion, 1987.

ROHR, R. *Falling Upward: A Spirituality for the Two Halves of Life*. San Francisco: Jossey-Bass, 2011.

SAPOLSKY, R. *Junk Food Monkeys: And Other Essays on the Biology of the Human Predicament*. Londres: Headline, 1997.

SHEM, S. *The House of God*. Nova York: Richard Marek, 1978.

STONE, I. *The Passions of the Mind: A Biographical Novel of Sigmund Freud*. Nova York: Doubleday, 1971.

SZASZ, T. *The Myth of Mental Illness: Foundations of a Theory of Personal Conduct*. Londres: Secker and Warburg, 1962.

TUCKETT, D. *Minding the Markets*. Londres: Palgrave Macmillan, 2011.

VAILLANT, G. *The Wisdom of the Ego*. Boston: Harvard University Press, 1993.

VAN DER KOLK, B. *The Body Keeps the Score: Brain, Mind and Body in the Healing of Trauma*. Nova York: Viking, 2014.

VINE, B. *A Dark-Adapted Eye* e todas as outras obras dela e de Ruth Rendell. Nova York: Bantam, 1986.

WELLDON, E. *Mother, Madonna, Whore: The Idealisation and Denigration of Motherhood*. Abingdon: Routledge, 1992.

WILLIAMS, M.; TEASDALE, J.; SEGAL, Z.; KABATZINN, J. *The Mindful Way Through Chronic Depression*. Nova York: Guildford Press, 2007.

YALOM, I. *Staring at the Sun: Overcoming the Terror of Death*. San Francisco: Jossey-Bass, 2009.

ESTA OBRA FOI COMPOSTA EM MINION PELO ACQUA ESTÚDIO E IMPRESSA
EM OFSETE PELA GRÁFICA SANTA MARTA SOBRE PAPEL PÓLEN SOFT DA SUZANO S.A.
PARA A EDITORA SCHWARCZ EM FEVEREIRO DE 2023

A marca FSC® é a garantia de que a madeira utilizada na fabricação do papel deste livro provém de florestas que foram gerenciadas de maneira ambientalmente correta, socialmente justa e economicamente viável, além de outras fontes de origem controlada.